Kohlhammer

Die Autorinnen

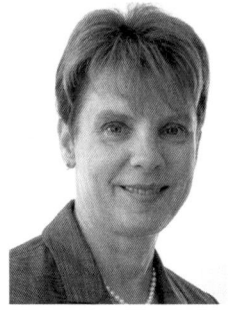

Prof. Dr. Christa Büker, Pflege- und Gesundheitswissenschaftlerin. 2010 bis 2015 Professorin für Pflegewissenschaft an der Hochschule München, seit 2015 an der Fachhochschule Bielefeld; jeweils Leitung grundständiger Bachelor-Pflegestudiengänge. Schwerpunkte in der Lehre: Ambulante Pflege, Multiprofessionelle Versorgungsgestaltung, Edukative Aktivitäten in der Pflege. Forschungsschwerpunkte im Bereich der Bildungsforschung (Entwicklung pflegebezogener Masterstudiengänge) und Versorgungsforschung (Familien mit einem pflegebedürftigen Kind, Case Management). Vorstandsmitglied der Deutschen Gesellschaft für Pflegewissenschaft e. V.

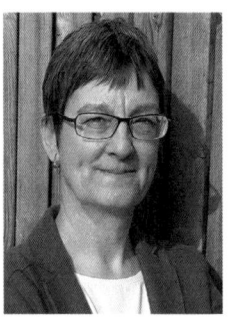

Prof. Dr. Julia Lademann, seit 10 Jahren Professorin für Pflegewissenschaft, zunächst an der Hochschule München, seit 2013 an der Frankfurt University of Applied Sciences. An beiden Hochschulen Entwicklung und Leitung grundständiger Bachelor-Pflegestudiengänge. Die Schwerpunkte in Lehre und Forschung sind Professionalisierung und Akademisierung der Pflegeberufe, Pflege und Familie (pflegende Angehörige, ambulante Schwerstkrankenpflege), Gesundheitswissenschaften (Gesundheitsförderung und Prävention) sowie qualitative Gesundheits- und Pflegeforschung. Mitglied der Deutschen Gesellschaft für Pflegewissenschaft e. V. (DGP) und Mitherausgeberin der Fachzeitschrift »Pflege & Gesellschaft«.

Christa Büker/
Julia Lademann

Beziehungsgestaltung in der Pflege

Verlag W. Kohlhammer

Dieses Werk einschließlich aller seiner Teile ist urheberrechtlich geschützt. Jede Verwendung außerhalb der engen Grenzen des Urheberrechts ist ohne Zustimmung des Verlags unzulässig und strafbar. Das gilt insbesondere für Vervielfältigungen, Übersetzungen, Mikroverfilmungen und für die Einspeicherung und Verarbeitung in elektronischen Systemen.

Die Wiedergabe von Warenbezeichnungen, Handelsnamen und sonstigen Kennzeichen in diesem Buch berechtigt nicht zu der Annahme, dass diese von jedermann frei benutzt werden dürfen. Vielmehr kann es sich auch dann um eingetragene Warenzeichen oder sonstige geschützte Kennzeichen handeln, wenn sie nicht eigens als solche gekennzeichnet sind.

Es konnten nicht alle Rechtsinhaber von Abbildungen ermittelt werden. Sollte dem Verlag gegenüber der Nachweis der Rechtsinhaberschaft geführt werden, wird das branchenübliche Honorar nachträglich gezahlt.

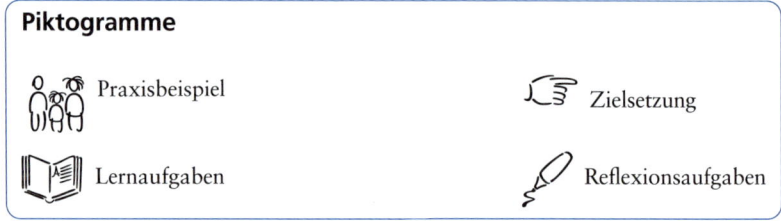

1. Auflage 2019

Alle Rechte vorbehalten
© W. Kohlhammer GmbH, Stuttgart
Gesamtherstellung: W. Kohlhammer GmbH, Stuttgart

Print:
ISBN 978-3-17-032113-7

E-Book-Formate:
pdf: ISBN 978-3-17-032114-4
epub: ISBN 978-3-17-032115-1
mobi: ISBN 978-3-17-032116-8

Für den Inhalt abgedruckter oder verlinkter Websites ist ausschließlich der jeweilige Betreiber verantwortlich. Die W. Kohlhammer GmbH hat keinen Einfluss auf die verknüpften Seiten und übernimmt hierfür keinerlei Haftung.

Inhaltsverzeichnis

Vorwort der Reihenherausgeberinnen 9

Einleitung 11

1 Die Pflegebeziehung – Begriff, Besonderheiten, Bedeutung 15
Christa Büker

    1.1 Beziehung als immanenter Bestandteil professioneller Pflege 17
    1.2 Beziehungsbegriff 18
    1.3 Merkmale und Besonderheiten der Pflegebeziehung 22
        1.3.1 Körpernähe der Pflegebeziehung 23
        1.3.2 Konfrontation mit existentiellen Situationen 24
        1.3.3 Asymmetrie der Beziehung 25
        1.3.4 Verschränkung mit der Lebenswelt von Patienten 26
    1.4 Risiken und Spannungsfelder in der Pflegebeziehung 28
    1.5 Bedeutung der Pflegebeziehung 30
        1.5.1 Bedeutung der Pflegebeziehung für Menschen mit Pflegebedarf 30
        1.5.2 Die Pflegebeziehung aus Sicht der Pflegenden 34
    1.6 Pflegebeziehung als Bündnisbeziehung 37
    1.7 Fazit 39
    Literatur 41

2 Pflegebeziehung gestern und heute 44
Julia Lademann

    2.1 Wandel von pflegerischem Berufsbild und Patientenrolle 46
        2.1.1 Historisch geprägtes Berufsbild Pflege 47
        2.1.2 Pflegebedürftige, Patient, Klientin, Nutzer, Kundin 49

2.2	Zwischen Aufopferung und professioneller Dienstleistung	55
	2.2.1 Helfersyndrom und gesellschaftlich-berufliche Rahmenbedingungen	56
	2.2.2 Gefühlsarbeit, Emotionsarbeit und Empathie	61
	2.2.3 Wege zur professionellen Arbeit mit Gefühlen	67
2.3	Fazit	69
	Literatur	72

3 Theoretische Grundlagen von Kommunikation und Interaktion ... 75
Julia Lademann

3.1	Kommunikationsmodelle	76
	3.1.1 Das Modell der zwischenmenschlichen Kommunikation *(Watzlawick)*	77
	3.1.2 Das Vier-Seiten-Modell der Kommunikation *(Schulz von Thun)*	80
	3.1.3 Transaktionsanalyse *(Berne)*	82
	3.1.4 Wertschätzende und auf Empathie basierende Kommunikationskonzepte	84
3.2	Pflegewissenschaftliche Interaktionstheorien	85
	3.2.1 Peplau: Interpersonale Beziehungen in der Pflege	86
	3.2.2 Orlando: Die lebendige Beziehung zwischen Pflegenden und Patienten	89
	3.2.3 Travelbee: Interpersonale Aspekte der Pflege	90
3.3	Körper und Leib in Interaktion und Kommunikation	90
	3.3.1 Embodied Communication	91
	3.3.2 Leibphänomenologie in der Pflege	92
3.4	Aktuelle pflegewissenschaftlich fundierte Ansätze	95
	3.4.1 Kritisch-emanzipatorischer Ansatz *(Friesacher)*	96
	3.4.2 Kommunikative Kompetenz in der Pflege *(Darmann-Finck, Muths & Partsch)*	98
	3.4.3 Personenbezogene und beziehungsbasierte Pflegeorganisationssysteme	100
3.5	Fazit	102
	Literatur	104

4	Gestaltungselemente einer professionellen Pflegebeziehung	107
	Christa Büker	
4.1	Ethisch-reflexive und patientenorientierte Grundhaltung	108
4.2	Umgang mit Nähe und Distanz	114
4.3	Professionelle Kommunikation	119
4.4	Bewusste Gestaltung von Körperkontakten	122
4.5	Realistische Erwartungen an die Pflege-Patienten-Beziehung	127
4.6	Bewusstsein der Grenzen der Pflegebeziehung	129
4.7	Fazit	131
	Literatur	133

5	Pflegebeziehung mit spezifischen Zielgruppen	136
	Christa Büker	
5.1	Menschen mit einer dementiellen Erkrankung	137
5.2	Menschen mit psychischen Störungen	140
5.3	Menschen in der letzten Lebensphase	142
5.4	Patienten in der Isolierung	144
5.5	Beziehungsgestaltung bei Stigmatisierungsgefahr	146
5.6	Menschen mit starker Beeinträchtigung der Wahrnehmung	148
5.7	Beziehungsgestaltung mit Angehörigen	153
5.8	Fazit	157
	Literatur	158

6	Voraussetzungen effektiver Beziehungsgestaltung in der Pflege	161
	Julia Lademann	
6.1	Professionelles Berufsverständnis und Berufsethik	162
6.2	Pflegewissenschaftlich fundierte Beziehungskonzepte	166
6.3	Pflegerische Kompetenzentwicklung	168
6.4	Rahmenbedingungen von Pflege in Gesellschaft und Institution	174
6.5	Fazit	176
	Literatur	178

Register	181

Vorwort der Reihenherausgeberinnen

Seit etwa zehn Jahren besteht in Deutschland im Rahmen von Modellvorhaben die Möglichkeit, eine Ausbildung in einem Pflegeberuf auf Hochschulniveau abzuschließen. Gleichzeitig kann ein akademischer Abschluss erworben werden. Seitdem haben sich an zahlreichen Studienorten sogenannte primärqualifizierende Studiengänge etabliert. In dem im Jahr 2017 verabschiedeten Pflegeberufereformgesetz wurde nun (ergänzend zur fachberuflichen Pflegeausbildung) eine bundesgesetzliche Grundlage für eine primärqualifizierende hochschulische Pflegeausbildung geschaffen. Damit ist die Option einer hochschulisch fundierten pflegerischen Qualifikation gemäß internationaler Gepflogenheiten auch für Deutschland gesetzlich festgeschrieben. Mit der Akademisierung der Erstausbildung soll einerseits den steigenden Anforderungen in der pflegerischen Versorgung entsprochen werden und andererseits die Attraktivität des Pflegeberufs erhöht werden.

Bislang liegt eine Lehrbuchreihe zur hochschulischen Erstausbildung in der Pflege in Deutschland nicht vor – diese Lücke wird nun geschlossen. Die Curricula der bisherigen Studiengänge sind recht heterogen. Dennoch gibt es eine Reihe an Themen, welche hochschulübergreifend gelehrt werden und im Rahmen dieser Buchreihe behandelt werden. Im Zentrum stehen Themenfelder, die von grundlegender Bedeutung für Studium und Beruf sind. Dazu zählen beispielsweise »Pflege als Beruf«, »Beziehungsgestaltung in der Pflege«, »Evidenzbasierte Pflege«, »Pflegewissenschaft und -forschung«, »Edukative Aktivitäten in der Pflege«, »Gesundheitsförderung und Prävention in der Pflege« und »Rechtliche Grundlagen für Pflegeberufe«.

In der Buchreihe wird ein einheitliches didaktisches Konzept verfolgt. So zeichnen sich die einzelnen Bände durch eine enge Verknüpfung von Theorie, Empirie und pflegerischer Praxis aus. Hiermit wird deutlich, dass pflege- und bezugswissenschaftliche Theorien und Konzepte sowie aktuelles, evidenzbasiertes Wissen eine elementare Grundlage für pflegeberufliches Handeln bilden. Durch den deutlichen Praxisbezug der Bände soll das Ziel zur Vermittlung von Grundlagen zur Entwicklung einer wissenschaftsbasierten Pflegepraxis unterstützt werden.

Zielgruppe dieser Lehrbuchreihe sind in erster Linie Studierende, aber auch Lehrende primärqualifizierender Bachelorstudiengänge in der Pflege. Eine weitere Zielgruppe sind Studierende und Lehrende in berufsbegleitenden Bachelorstudiengängen für Pflegende mit abgeschlossener Berufsausbildung. Die Lehrbücher können zur Vor- und Nachbereitung von

Lehrveranstaltungen und Prüfungen sowie als Nachschlagewerke eingesetzt werden. Der Praxisbezug dient der Veranschaulichung und regt zur Reflexion eigener Erfahrungen in der pflegerischen Praxis an. Die relevanten und aktuellen Literaturhinweise führen zu einer weiteren vertieften Bearbeitung der dargestellten Themen.

Die Herausgeberinnen sind erfahrene Pflegepraktikerinnen und ausgewiesene Pflegewissenschaftlerinnen, die seit Beginn der Entwicklung grundständiger Pflegestudiengänge an deren Umsetzung und Weiterentwicklung an verschiedenen Studienstandorten maßgeblich mitwirken. Bei der Auswahl der Autoren und Autorinnen für die Einzelbände erfolgt ebenfalls eine Orientierung an diesen Kriterien. Als Herausgeberinnen einer ersten Lehrbuchreihe für primärqualifizierende Pflegestudiengänge ist es uns ein Anliegen, einen Beitrag zu einer innovativen Weiterentwicklung von Pflege und Pflegeberuf zu leisten.

Christa Büker und Julia Lademann
Bielefeld und Frankfurt, im Dezember 2018

Einleitung

Nach dem ersten Band »Moderne Pflege heute« der Lehrbuchreihe *Bachelor Pflegestudium* widmet sich der zweite Band einem Kernelement pflegerischen Handelns, nämlich der Beziehung zwischen professionell Pflegenden und Menschen mit Pflegebedarf. In nahezu allen Lehrbüchern wird auf die hohe Bedeutung der Pflegebeziehung hingewiesen. Die Ausführungen bleiben jedoch häufig eher oberflächlich oder einer abstrakten Ebene verhaftet; Hinweise zur *konkreten* Ausgestaltung der Pflegebeziehung finden sich eher selten. Es scheint nicht nur eine gewisse Sprachlosigkeit, sondern auch Ratlosigkeit über dieses so wichtige Thema zu herrschen. Der einzelnen Pflegenden wird die Verantwortung für die Beziehungsgestaltung übertragen, es bleibt jedoch ihrem individuellen Vermögen überlassen, inwieweit sie dieser Aufgabe gerecht werden kann. Dabei hat bereits im Jahr 1991 Ruth Schröck, die erste Professorin für Pflege und Sozialwissenschaften in Deutschland an der Fachhochschule Osnabrück, darauf hingewiesen, dass Beziehungen zu anderen aufzunehmen, zu gestalten, zu bewahren und zu beenden, *gelernt* sein muss (Schröck 1991, S. 699 ff)[1].

Mit dem vorliegenden Band werden zwei Zielsetzungen verfolgt:

- Zum einen wird der Versuch unternommen, die Pflegziehung sowohl konzeptionell als auch in ihrer konkreten Ausgestaltung zu fassen. Indem der Blick für das von einer gewissen »Konturlosigkeit« betroffene Gebilde geschärft wird, kann das Buch im besten Fall eine Hinführung zu theoretischem Hintergrundwissen bieten sowie als Hilfe im Praxisalltag dienen, insbesondere für die Zielgruppe der Studierenden als »Neulinge« im Feld der Pflege.
- Zum anderen sollen mit der Publikation Impulse für eine stärkere Beschäftigung mit der Pflegebeziehung gesetzt werden, sowohl in Lehre und Forschung als auch in der Praxis. Das Buch erhebt nicht den Anspruch, alle Facetten des Themas abzubilden; es bleibt viel Raum für weitergehende, fruchtbare Diskussionen.

Wie bereits im ersten Band der Lehrbuchreihe werden auch hier die einzelnen Kapitel (bis auf das letzte) jeweils mit einem praktischen Beispiel mit

---

1 Schröck R (1991). Das Beginnen und das Beenden einer Beziehung. Deutsche Krankenpflegezeitschrift 10, S. 699–705

Einleitung

Bezug zu den nachfolgenden Inhalten eingeleitet. Am Ende der Kapitel finden sich zunächst Lernfragen zu den theoretischen Inhalten. Die darauffolgenden Reflexionsfragen sind wiederum eher praxisbezogen und sollen die Leserinnen und Leser zu einer vertieften Auseinandersetzung anregen.

Das *erste Kapitel* versteht sich als Einführung in die Thematik. Es widmet sich zunächst dem Begriff der Beziehung und der Unterscheidung zwischen einer privaten und einer beruflichen Beziehung. Ferner beschäftigt es sich mit den Merkmalen der Pflegebeziehung und stellt damit ihre Besonderheiten im Vergleich zu anderen beruflichen Beziehungen heraus. Auf Grundlage von Forschungserkenntnissen wird die Bedeutung der Pflegebeziehung sowohl für die Menschen mit Pflegebedarf als auch für die professionell Pflegenden herausgearbeitet. Es schließt mit einem Plädoyer für die Pflegebeziehung als Bündnisbeziehung (▶ Kap. 1).

Im *zweiten Kapitel* wird die Entwicklung der Pflegebeziehung beleuchtet. Inwieweit sowohl der Wandel des pflegerischen Berufsbildes, als auch der Wandel der Rolle von Patienten und Patientinnen die Beziehungsgestaltung beeinflusst, ist hier dargestellt. Thematisiert wird auch die pflegerische Arbeit zwischen Aufopferung und Dienstleistung. Empathie nimmt fraglos einen wichtigen Platz in der pflegerischen Beziehung ein, aber wann ist ein professionelles Mitfühlen angebracht und wie genau sieht dies aus? Fragen zum Umgang mit Gefühlen, sowohl mit den eigenen als Pflegefachperson als auch mit den Gefühlslagen der Pflegebedürftigen werden hier bearbeitet (▶ Kap. 2).

Theoretische Grundlagen von Kommunikation und Interaktion sind die Themen im *dritten Kapitel*. Kurz und prägnant werden die wichtigsten Kommunikationsmodelle präsentiert. Bereits in den 1950er Jahren haben erste US-amerikanische Pflegewissenschaftlerinnen Interaktionstheorien entwickelt. Es läge auf der Hand anzunehmen, sie könnten heute – fast 70 Jahre später – etwas »verstaubt« sein. Das Gegenteil ist der Fall: Sie erweisen sich auch aus heutiger Perspektive als innovativ und anregend. Dass in der Pflege der menschliche Körper und auch Körperkontakt stets eine Rolle spielen ist zwar bekannt, sie werden aber als Phänomene bislang wenig theoretisch beleuchtet. Erste Überlegungen dazu werden hier vorgestellt. Das Kapitel schließt mit aktuellen pflegewissenschaftlichen Ansätzen, die im Hinblick auf eine moderne professionelle Beziehungsgestaltung wichtige Grundlagen liefern (▶ Kap. 3).

Das *vierte* Kapitel nähert sich der Handlungsebene und steckt den Rahmen für die konkrete Ausgestaltung einer professionellen Pflegebeziehung. Im Mittelpunkt stehen Gestaltungselemente und notwendige Beziehungskompetenzen wie die Entwicklung einer ethisch-reflexiven und patientenorientierten Grundhaltung, die Fähigkeit zum Umgang mit Nähe und Distanz, die Fähigkeit zur professionellen Gestaltung von Kommunikation und Körperkontakten, eine realistische Erwartung an die Pflegebeziehung und das Bewusstsein für die Grenzen einer Pflegebeziehung (▶ Kap. 4).

Auch im *fünften Kapitel* geht es um die Praxis der Pflegebeziehung. Hier stehen verschiedene Zielgruppen im Mittelpunkt, u. a. Menschen mit einer dementiellen Erkrankung, Menschen mit schweren Wahrnehmungsbeeinträchtigungen, Menschen mit Migrationshintergrund sowie Menschen in der letzten Lebensphase. Anliegen des Kapitels ist es, sich der jeweiligen spezifischen Bedürfnisse bewusst zu werden, die bei der Beziehungsgestaltung und der Gestaltung der pflegerischen Versorgung zu berücksichtigen sind (▶ Kap. 5).

Im *sechsten Kapitel* geht es schließlich darum, die Erkenntnisse aus den vorangegangenen Kapiteln zu bündeln. Die wichtigsten Ansätze und Voraussetzungen zur effektiven Gestaltung einer professionellen pflegerischen Beziehung werden zusammengefasst. Diskutiert wird die Entwicklung eines professionellen Berufsverständnisses und wissenschaftlich fundierter Beziehungskonzepte sowie die Notwendigkeit zur Ausbildung spezieller pflegerischer Kompetenzen. Nicht zuletzt ist kritisch zu fragen, inwieweit gesellschaftliche und institutionelle Rahmenbedingungen die Beziehungsgestaltung in der Pflege fördernd und hemmend beeinflussen können (▶ Kap. 6).

Hinweise und Dank

In dem Buch werden Berufstätige in der Pflege als Pflegende, professionell Pflegende, Pflegefachpersonen sowie – entsprechend der neuen Berufsbezeichnung im Pflegeberufegesetz – als Pflegefachfrau und Pflegefachmann angesprochen. Die Empfänger von Pflege werden als Patientinnen und Patienten, Klientinnen und Klienten, Pflegebedürftige oder Menschen mit Pflegebedarf bezeichnet. Wechselweise werden die weibliche oder männliche Form oder beide verwendet.

Gelegentlich sind in dem Buch Originalzitate in englischer Sprache vorzufinden. Dabei erfolgt bewusst keine Übersetzung ins Deutsche, da die Autorinnen davon ausgehen, dass im Rahmen eines Pflegestudiums die Verwendung englischsprachiger Literatur selbstverständlich ist.

Einen besonderen Dank möchten die Verfasserinnen an Prof. Dr. Klaus Müller für seine vielfältigen Anregungen zu den Inhalten des Buches und seine stete Bereitschaft zur konstruktiven Diskussion der nicht einfachen Thematik aussprechen.

1 Die Pflegebeziehung – Begriff, Besonderheiten, Bedeutung

Christa Büker

> Das erste Kapitel dient zum einen der Einführung in das Thema des Buches, zum anderen der Sensibilisierung der Leserinnen und Leser für die Bedeutung der Pflegebeziehung. Zu Beginn erfolgt eine Klärung des Begriffs der Beziehung bzw. der Pflegebeziehung. In diesem Zusammenhang wird auch die – zunächst vielleicht trivial erscheinende – Unterscheidung zwischen einer privaten und einer beruflichen Beziehung getroffen. Diese Unterscheidung ist jedoch insofern von Bedeutung, da es sich bei der Pflege um einen Beruf handelt, bei dem die Grenzen zwischen privater und beruflicher Beziehung leicht verwischen können. Die Ursache dafür liegt in den Besonderheiten der Pflegebeziehung, wie die oftmals enge Verwobenheit mit der Lebenswelt von Patientinnen und Patienten. Diese und weitere Besonderheiten, aus denen auch Risiken für die Beteiligten resultieren können, werden ebenfalls in diesem Kapitel thematisiert. Welche Bedeutung die Pflegebeziehung sowohl für die Pflegebedürftigen als auch für die Pflegenden selbst hat, wird anschließend auf der Grundlage von Forschungsbefunden näher betrachtet. Das Kapitel schließt mit einem Blick auf die »Wurzeln« der Pflegebeziehung.

Zu Beginn dieses Buches bedarf es noch eines wichtigen Hinweises: In den Ausführungen geht es einzig um die Beziehung zwischen der Pflegefachperson und dem Menschen mit Pflegebedarf (und ggf. seinen nächsten Angehörigen). Thematisiert werden *nicht* die Beziehungen von Pflegenden untereinander, die Beziehung zu Vorgesetzten oder Beziehungen im interdisziplinären Team. Zum einen würde dies den Rahmen sprengen und zum anderen unterscheiden sich diese Beziehungsarten nicht unerheblich von der Beziehung zwischen Pflegenden und Gepflegten.

Judith Mattern[2] befindet sich im dritten Semester ihres ausbildungsintegrierenden Bachelorstudiums. Momentan absolviert sie einen Praxiseinsatz in einem ambulanten Pflegedienst. Dort ist sie einer Mitarbeiterin fest zugeordnet, die über eine Ausbildung als Praxisanleiterin verfügt. Während einer zwischenzeitlichen Erkrankung dieser Mitarbeiterin wird Judith anderen Kolleginnen zugeteilt.

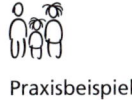

Praxisbeispiel

---

2 fiktiver Name

> Viele Klienten des ambulanten Dienstes werden bereits seit mehreren Jahren versorgt. Judith Mattern beobachtet, dass das Verhältnis zwischen den Pflegenden und den Familien häufig sehr vertraut ist. Nicht nur die Kolleginnen kennen viele Details aus dem Familienleben der Klienten, auch die pflegebedürftigen Menschen und ihre Angehörigen haben oftmals umfangreiche Einblicke in das Privatleben der sie betreuenden Pflegepersonen. So ist Judith zufällig dabei, als eine Mitarbeiterin einer Patientin von ihrer bevorstehenden Scheidung, eine andere von den schlechten Schulnoten ihrer Kinder berichtet. Von einigen Mitarbeiterinnen werden Leistungen erbracht, die im Pflegevertrag nicht vereinbart sind und dementsprechend nicht finanziert werden, wie beispielsweise die Zubereitung des Frühstücks oder das Aufhängen von Wäsche. Eine Kollegin erledigt in ihrer Freizeit Einkäufe für einen Patienten und bringt sogar an dessen Geburtstag einen selbstgebackenen Kuchen mit. Die Pflegende bittet allerdings Judith darum, dies vor den anderen Kolleginnen und gegenüber der Pflegedienstleitung geheim zu halten. Auf die Frage von Judith, warum sie denn ein solches Engagement zeige, antwortet sie: »Der alte Herr ist immer so nett! Er erinnert mich an meinen verstorbenen Großvater. Außerdem hat er niemanden, der sich um ihn kümmert. Wer soll denn sonst für ihn einkaufen?« Bei einer anderen Patientin hingegen beobachtet Judith, dass die gleiche Kollegin kurz angebunden ist, den Blickkontakt meidet und so rasch wie möglich die vertraglich vereinbarte Körperpflege durchführt. Auf die Bitte der Patientin, den Müll mitzunehmen, reagiert sie barsch und lehnt unter Verweis auf ihre knappe Zeit ab.
>
> In den gemeinsamen Dienstbesprechungen fällt Judith Mattern auf, dass es offensichtlich beliebte und weniger beliebte Klienten gibt. Geschätzt werden Patientinnen und Patienten, die sich dankbar zeigen sowie Angehörige, die bei der Versorgung mithelfen. Unbeliebt sind Klienten, die »sich hängen lassen« oder Angehörige, die Forderungen stellen. Die Berichte der Pflegenden sind stark von Sympathie und Antipathie geprägt. Bei als sympathisch empfundenen Klienten wird offenbar ein höheres Engagement gezeigt als bei eher unsympathischen Klienten. Dass dieses Engagement auch Probleme mit sich bringen kann, zeigt der Bericht einer Kollegin. Sie versorgt seit längerer Zeit eine Patientin, die zu ihr offensichtlich eine intensive Beziehung aufgebaut hat. Die Patientin möchte nur noch von ihr betreut werden und lehnt andere Pflegende ab. Während die Mitarbeiterin sich zunächst geschmeichelt fühlte und für die Patientin aus Mitleid zahlreiche Gefälligkeiten erledigte, sieht sie sich inzwischen überfordert. Judith Mattern bemerkt eine große Hilflosigkeit der Kollegin im Umgang mit der Situation.

1.1 Beziehung als immanenter Bestandteil professioneller Pflege

Mit mehr als einer Million Beschäftigter stellt die professionelle Pflege mit Abstand die größte Berufsgruppe im deutschen Gesundheitswesen (Statistisches Bundesamt 2017). Pflegerische Aktivitäten finden in allen Bereichen der gesundheitlichen Versorgung statt: Im Kontext von Gesundheitsförderung und Prävention, Kuration und Rehabilitation sowie in der Langzeitversorgung und Palliativversorgung. Pflegende arbeiten in zahlreichen Settings wie beispielsweise in Krankenhäusern, Rehakliniken, stationären Pflegeeinrichtungen und ambulanten Diensten, in Einrichtungen für Menschen mit Behinderung, Hospizen oder Beratungsstellen. Dementsprechend vielfältig ist das Aufgabengebiet von Pflegenden. Es umfasst die Unterstützung bei Lebens- und Alltagsaktivitäten, die Durchführung spezieller pflegerischer Maßnahmen, die Anleitung, Schulung und Beratung von Patienten und Angehörigen, Aufgaben in der Versorgungssteuerung und im Case Management, Assistenz bei Diagnostik und Therapie, und vieles mehr (Büker et al. 2018).

Pflege als größte Berufsgruppe im Gesundheitswesen

Bei der Pflege handelt es sich jedoch nicht nur um eine große und vielfältig tätige Berufsgruppe im Gesundheitswesen, sondern auch um die Profession mit dem dichtesten Kontakt zu kranken und pflegebedürftigen Menschen. Am offensichtlichsten wird dies bei der Betrachtung von Häufigkeit und Dauer der Begegnung. In Krankenhäusern und Altenheimen, in denen eine Versorgung zu allen Tages- und Nachtzeiten sichergestellt werden muss, erfolgt eine pflegerische Betreuung rund um die Uhr und Pflegende stellen dort die primären Ansprechpersonen für Patientenanliegen aller Art dar. Auch in der häuslichen Pflege findet sich eine hohe Kontakthäufigkeit durch eine oftmals tägliche oder sogar mehrmals tägliche Versorgung. In Einrichtungen der Langzeitpflege kennen Pflegende und Pflegebedürftige sich in der Regel über Monate, wenn nicht gar über Jahre hinweg.

Dichter Kontakt der Pflege zum kranken Menschen

Ein dichter Kontakt besteht auch in Bezug auf die Kommunikation als immanenter Bestandteil der Begegnung zwischen Patient und Pflegefachperson. Pflegende gestalten Aushandlungsprozesse mit Patienten, sie informieren und beraten, beantworten Fragen und klären auf, leisten Unterstützung bei der Krankheitsbewältigung, geben Trost und Hoffnung oder führen einfach nur Alltagsgespräche. Auch körpernahe pflegerische Maßnahmen sind eingebettet in Kommunikation. Dort, wo Pflegende auf Menschen mit eingeschränkter Fähigkeit zur Kommunikation treffen, beispielsweise bei schwerstbehinderten oder demenziell erkrankten Menschen, werden spezielle Kommunikations- und Interaktionskonzepte wie Validation oder Basale Stimulation eingesetzt, um in Kontakt treten zu können. Zugewandtheit, Aufmerksamkeit und taktile Berührung sind in diesen Situationen zentrale pflegerische Interventionen einer »leiblichen Kommunikation« (Uzarewicz & Moers 2012, S. 106) (▶ Kap. 3.3).

Bedeutung von Kommunikation und Interaktion

»Eckpfeiler« Pflegebeziehung

Kommunikation und Interaktion sind wesentliche Bestandteile der *Pflegebeziehung*, um die es in diesem Buch geht und die von Sheldon (2013, S. 61) als »Eckpfeiler« (cornerstone) der pflegerischen Versorgung bezeichnet wird. Die Beziehung beginnt mit der ersten Begegnung von Patient und Pflegefachperson. Beziehungsaufbau, Beziehungsgestaltung und auch die Beendigung der Beziehung sind gleichsam prägende und immanente Bestandteile der beruflichen Pflege. Sie bilden die Grundlage für die gemeinsame Arbeit an den gesundheitlichen, pflegerischen und alltagsbezogenen Problemlagen eines Patienten. Dabei wird der Beziehungsprozess von verschiedenen Faktoren beeinflusst, wie beispielsweise dem Alter, dem Geschlecht und der Art der Erkrankung des Patienten bzw. der Patientin und mit den damit verbundenen Bedürfnissen. Auch das Setting, in dem die Begegnung stattfindet, spielt eine Rolle: So bestehen im Pflegealltag einer somatischen Station eines Akutkrankenhauses andere Erwartungen an die Beziehungsgestaltung als in einer psychiatrischen Klinik oder in Einrichtungen der Langzeitpflege (▶ Kap. 1.5.1).

Pflegeprozess als Problemlösungs- und Beziehungsprozess

Die Bedeutung des Beziehungsaspekts in der Pflege wird unterstrichen durch das herrschende Verständnis vom Pflegeprozess als *Problemlösungs- und Beziehungsprozess* (Fiechter & Meier 1992). Als Problemlösungsprozess besteht er aus mehreren logisch aufeinander aufgebauten Schritten, die auf ein bestimmtes Ziel ausgerichtet sind. Im Sinne eines Regelkreises enthält er einen Rückkopplungseffekt, d. h. bei Veränderungen oder Abweichungen wird eine Neuanpassung ermöglicht. In der pflegerischen Arbeit geht es jedoch um mehr als nur die (technische) Lösung eines Problems durch eine systematische Abfolge aus verschiedenen Schritten. Vielmehr geht es auch und zuallererst um einen zwischenmenschlichen Beziehungsprozess, bei dem zwei Personen (die professionell Pflegende und die pflegebedürftige Person, ggf. auch Angehörige) in Kontakt treten, um idealerweise an einer gemeinsamen Zielsetzung zu arbeiten. Den engen Zusammenhang zwischen beiden Begriffen verdeutlichen Fiechter & Meier (1992, S. 32): »Der Problemlösungsprozess wird erst wirksam durch die Qualität der Beziehung, die zwischen Schwester und Patient zustande kommt«. Diese Aussage lässt den Schluss zu, dass einer guten Beziehung sogar eine therapeutische Wirkung zukommt und sie zur Genesung des Patienten beitragen kann. Dieser Aspekt wird noch verschiedentlich aufzugreifen sein (▶ Kap. 1.2 und ▶ Kap. 1.5).

1.2 Beziehungsbegriff

Der Begriff der Beziehung wird alltäglich genutzt, häufig im Zusammenhang mit Verbindungen im privaten, persönlichen Bereich. Es gibt die Paarbeziehung, die Geschwisterbeziehung, die Beziehung zwischen Eltern und Kindern, Beziehungen zu Freunden, Nachbarn oder Arbeitskolleginnen und -kollegen, usw. Beziehungen sind lebenswichtig: »Menschen als soziale Wesen erhalten und sichern insbesondere über persönliche Beziehungen zu anderen ihre Sozialität und ihre soziale Integration. Persönliche Beziehungen ermöglichen und prägen unser Leben von Geburt bis zum Tod« (Lenz & Nestmann 2009, S. 9). Häufig wird der Begriff mit einem Adjektiv verbunden, welches auf die Qualität der Beziehung verweist: es gibt freundschaftliche, liebevolle, zärtliche und helfende Beziehungen, aber auch distanzierte, kühle oder gar feindliche Beziehungen. Etymologisch geht der Begriff der Beziehung auf *beziehen* = »zusammenziehen, eine Verbindung herstellen« zurück (Kluge 2011, S. 119). Der Duden definiert eine Beziehung als »Verbindung, Kontakt zwischen Einzelnen oder Gruppen« (Duden Online-Wörterbuch 2017) und nennt beispielhaft verschiedene Formen von Beziehungen: politische, kulturelle, geschäftliche, private, zwischenmenschliche, zwischenstaatliche, internationale Beziehungen.

In dem vorliegenden Buch geht es explizit um die Gestaltung einer *beruflichen Beziehung*. Dazu ist es zunächst einmal erforderlich, den Unterschied zwischen einer privaten und einer beruflichen Beziehung zu verdeutlichen (▶ Tab. 1.1).

Merkmale einer privaten Beziehung	Merkmale einer beruflichen Beziehung
zumeist freiwillig gewählt	nicht freiwillig gewählt
an die sie konstituierenden Personen gebunden	Personalwechsel möglich
eher von langer Dauer; zeitlich offen	eher von kurzer Dauer; zeitlich begrenzt
Sympathie als konstituierendes Merkmal	Berufliche Funktion bzw. vertragliche Regelung als konstituierendes Merkmal
enge emotionale Nähe und Vertrautheit	eher Distanz
offene, »zwanglose« Begegnungen; häufig in der Freizeit	Zweckgebundenheit, Zielorientierung in der Begegnung
ideell abgegolten	monetär abgegolten

Tab. 1.1: Unterschied private und berufliche Beziehung (Höwler 2013, Rogoll-Adam et al. 2011, Lenz & Nestmann 2009)

Eine *private Beziehung* ist in der Regel freiwillig gewählt, mit Ausnahme familiärer bzw. verwandtschaftlicher Beziehungen. Sie besteht oftmals langjährig und die Beteiligten blicken auf eine gemeinsame Vergangenheit mit gemeinsamen Erfahrungen und Erlebnissen, Höhen und Tiefen zurück. Die zeitliche Dauer einer privaten Beziehung ist offen; Freundschaften können »aufgekündigt«, verwandtschaftliche Beziehungen abgebrochen werden. Konstituierendes Merkmal von Freundschaften ist die gegenseitige Sympathie. Typisch für private Beziehungen sind eine enge emotionale Nähe und Zusammengehörigkeitsgefühl. Sorgen und Nöte des anderen gehen sehr nahe, Freud und Leid werden geteilt. Persönliche Beziehungen

Merkmale einer privaten Beziehung

sind an die beteiligten Personen gebunden. Lenz & Netzmann (2009) bezeichnen dies mit dem Begriff der »personellen Unersetzbarkeit« (ebd., S. 10). Auch Werte und Normen sowie die Vorstellungen vom Leben ähneln sich häufig, es gibt eine gemeinsame »Wellenlänge«. Zusammentreffen geschehen zwanglos und bedürfen keiner expliziten Zielorientierung. Sie finden häufig in der Freizeit statt. Eine private Beziehung erwartet keine materielle Entlohnung; das in sozialen Beziehungen wirksame Prinzip der Reziprozität (Gegenseitigkeit) findet eher in ideeller Form statt (ebd.).

Merkmale einer beruflichen Beziehung

Im Gegensatz zur privaten Beziehung ist eine *berufliche Beziehung* in der Regel nicht freiwillig gewählt (Höwler 2013; Rogoll-Adam et al. 2011). Konstituierend für die Entstehung der Beziehung sind die berufliche Funktion einer Person, zumeist in Verbindung mit einer vertraglichen Regelung sowie mit klar definierten Aufgaben und Leistungen. Die Erbringung dieser Leistungen wird monetär entlohnt. In vielen beruflich begründeten Beziehungen besteht ein gewisses Machtgefälle. Es gibt einen Experten (den Leistungserbringer) und einen fachlichen Laien (den Leistungsnehmer), der auf die Expertise angewiesen ist. So bedarf es beispielsweise bei der Reparatur einer Heizung einer Person, die sich mit den technischen Anforderungen auskennt und über die entsprechenden Kompetenzen verfügt. Eine solche Beziehung ist durch Fachlichkeit geprägt. Die Erbringung der Leistung ist auf ein klares Ziel gerichtet (Wiederherstellung der Funktionsfähigkeit der Heizung) und endet mit der Zielerreichung. Die Beziehung in dieser eher kurzen Begegnung bleibt oberflächlich und ist in der Regel von freundlicher Distanz geprägt; gegenseitige Sympathie (oder Antipathie) sind von nachrangiger Bedeutung.

Pflegebeziehung als berufliche Beziehung

Auch in der Beziehung zwischen professionell Pflegenden und Menschen mit Pflegebedarf handelt es sich dem Wesen nach um eine *berufliche Beziehung*. Sie entsteht aufgrund der Funktion einer Pflegefachperson, die diese in einem Krankenhaus, einem Pflegeheim, einem ambulanten Pflegedienst oder einer anderen Einrichtung ausübt. Dort wird sie für ihre Leistungserbringung bezahlt, zwar nicht unmittelbar vom Klienten, jedoch von ihrem Arbeitgeber. Ihre Aufgaben sind in einer Stellenbeschreibung definiert. Die zu versorgenden Patientinnen und Patienten können von der Pflegenden nicht freiwillig oder nach Sympathie und Antipathie ausgewählt werden, ebenso wenig, wie die Menschen mit Pflegebedarf dies tun können.

Nach der Beschäftigung mit dem Alltagsverständnis von Beziehung und der Unterscheidung zwischen einer privaten und beruflichen Beziehung geht es nun um das Begriffsverständnis im Gesundheits- und Pflegebereich. Das klinische Wörterbuch *Pschyrembel Online* definiert den Begriff der Beziehung wie folgt:

> »Qualität der Verbundenheit oder Distanz sowie der Verbindung zwischen Menschen aufgrund von Austauschprozessen, z. B. Sprache, Gestik, Mimik, Berührung (Kommunikation). Beziehungen sind immer wechselseitig und entstehen sowohl bei aktivem, scheinbar einseitigem oder vermeintlich nichtvorhandenem Austausch (z. B. gemeinsames Schweigen)« (Pschyrembel Online 2016, o.S.).

Auch der *Pschyrembel Online* unterscheidet zwischen privaten Beziehungen (Eltern-Kind-Beziehung, Geschwisterbeziehung, Liebesbeziehung) und beruflicher Beziehung (therapeutische Beziehung, Arzt-Patient-Beziehung, Pflegender-Patient-Beziehung) (ebd.). Basis einer jeden Beziehung sind Verbundenheit, Wechselseitigkeit und Kommunikation. Letztere kann in unterschiedlicher Form und Intensität stattfinden, gemäß dem bekannten Axiom von Paul Watzlawick »Man kann nicht nicht kommunizieren« (Watzlawick et al. 2000). Beziehung findet somit – ebenso wie Kommunikation – immer statt (▶ Kap. 3.1). Ein zentraler Faktor ist die Qualität der Beziehung. Auch der *Pschyrembel Pflege* (Wied & Warmbrunn 2012) betont diesen Aspekt in seiner Definition des Begriffs der Beziehung bzw. Pflegebeziehung.

> **Beziehung/Pflegebeziehung**
>
> »(engl.) *relationship*: Pflegebeziehung; Qualität der Verbundenheit oder Distanz sowie der Verbindung zwischen Menschen (Patienten und Pflegenden) aufgrund von Austauschprozessen wie z. B. Sprache, Gestik, Mimik, Berührung […]; Beziehung bezeichnet immer Wechselseitigkeit. Sowohl bei Austauschprozessen höchster Aktivität (z. B. bei Anleitung, Beratung und Durchführung von Pflegeverrichtungen) als auch bei scheinbarem Nichtvorhandensein von Austausch (z. B. beim gemeinsamen Schweigen) entsteht eine bestimmte Qualität von Beziehung« (Wied & Warmbrunn 2012, S. 130).

Die Beziehung ist das Ziel des Pflegeprozesses und der eigentliche Gegenstand der Pflege. Die Verantwortung für den Aufbau einer Beziehung liegt bei der Pflegeperson. Pflegerische Beziehungsarbeit bedeutet die gezielte und bewusste Gestaltung der zwischenmenschlichen Aspekte und der gegenseitigen Abhängigkeiten einer Pflegeperson-Patienten-Beziehung im Pflegeprozess. Inhalte von Beziehungsarbeit und Beziehungspflege sind das beiderseitige Erleben und Verarbeiten einer Erkrankung sowie der Umgang mit der Krankheit und den Krankheitsfolgen (Wied & Warmbrunn 2012, S. 132).

Beziehung als eigentlicher Gegenstand der Pflege

> Der Begriff der Beziehungspflege ist übrigens nicht zu verwechseln mit dem Begriff der *Bezugspflege*. Bei der Bezugspflege handelt es sich um ein Arbeitsorganisationssystem, bei dem eine Pflegeperson die Pflegeverantwortung für einen Patienten bzw. eine Patientin während des gesamten Aufenthaltes übernimmt (ebd.). Planung, Durchführung und Evaluation der Pflege liegen bei der Bezugspflegeperson (auch Primary Nurse genannt). Die Arbeit im Bezugspflegesystem bildet allerdings eine wichtige Voraussetzung für die Gestaltung einer vertrauensvollen und tragfähigen Pflegebeziehung und wird an späterer Stelle noch näher betrachtet (▶ Kap. 3.4.3).

1 Die Pflegebeziehung – Begriff, Besonderheiten, Bedeutung

Definition aus dem angloamerikanischen Raum

Deutlich selbstbewusster als hierzulande wird im angloamerikanischen Raum nicht nur von der »Pflegebeziehung« sondern von der »therapeutischen Pflegebeziehung« gesprochen, wie die Definition der kanadischen *Nurses Association of New Brunswick (2015, S. 5)* zeigt:

> »The therapeutic nurse-client relationship is a planned, time-limited and goal-directed connection between a registered nurse and a client and his significant others, for the purpose of meeting the client's health care needs. Regardless of the context or length of the interaction, the therapeutic nurse-client relationship protects the patient's dignity, autonomy and privacy and allows for the development of trust and respect.«

Pflegebeziehung als therapeutische Beziehung

Der Definition zufolge handelt es sich bei der therapeutischen Pflegebeziehung um eine geplante, zeitlich begrenzte und zielgerichtete Verbindung zwischen einer Pflegefachperson, einem Klienten und seinen Angehörigen. Der Zweck der Pflegebeziehung ist die Zuständigkeit für die gesundheitlichen Bedürfnisse des Klienten. Ferner werden bereits wichtige ethische Prinzipien der Pflegebeziehung formuliert, wie der Schutz von Würde, Autonomie und Privatheit des Patienten, so dass die Entwicklung von Vertrauen und Respekt ermöglicht wird. Aufgrund ihrer Klarheit und Aussagekraft bietet sich die Definiton durchaus als Orientierung auch im deutschsprachigen Raum an.

Die Pflegebeziehung unterscheidet sich wesentlich von anderen beruflichen Beziehungen. So kann beispielsweise die Dauer von Pflegebeziehungen sehr unterschiedlich sein. Sie reicht von wenigen Tagen während eines Krankenhausaufenthaltes einer Person bis hin zur jahrelangen Versorgung von Heimbewohnerinnen und -bewohnern oder Klienten eines ambulanten Pflegedienstes. Im Folgenden werden weitere Merkmale und Besonderheiten der Pflegebeziehung herausgearbeitet.

1.3 Merkmale und Besonderheiten der Pflegebeziehung

Für alle Berufsgruppen im Sozial- und Gesundheitswesen stellt sich die Notwendigkeit der Gestaltung einer professionellen Beziehung zu Klientinnen und Klienten, so auch für die Medizin, die Psychologie, die Soziale Arbeit oder die Therapieberufe. Als einzige Berufsgruppe, die rund um die Uhr in der Nähe des Patienten ist und über den dichtesten Kontakt zu kranken und pflegebedürftigen Menschen verfügt, lassen sich jedoch für die Pflege bestimmte Merkmale und Besonderheiten identifizieren, die für die anderen Professionen nicht oder nicht in diesem Ausmaß gegeben sind. Zu den für die Pflegebeziehung konstituierenden Merkmalen gehören die *Körpernähe der Pflegebeziehung* (▶ Kap. 1.3.1), die *Konfrontation mit existentiellen Situationen* (▶ Kap. 1.3.2), die *Asymmetrie der Beziehung* (▶ Kap. 1.3.3) und die *Verschränkung mit der Lebenswelt von Patientinnen und Patienten* (▶ Kap. 1.3.4).

1.3.1 Körpernähe der Pflegebeziehung

Eine der zentralen Besonderheiten der Pflegebeziehung liegt in ihrer *Körpernähe*. Zahlreiche Pflegemaßnahmen sind mit Körperkontakten und -berührungen verbunden. Professionelle Berührungen finden zwar auch in anderen beruflichen Kontexten außerhalb der Pflege statt, wie beispielsweise beim Friseurbesuch, bei der Fußpflege, bei der Massage oder Physiotherapie sowie beim Arztbesuch. Im Unterschied zu den meisten anderen berührungsintensiven Berufen gibt es in der Pflege jedoch sehr intime und sehr unterschiedliche Arten von Körperkontakt mit jeweils eigener Zielsetzung (Williams, 2001; Böhnke, 2012). Einen großen Bereich bilden die körpernahen Maßnahmen zur Unterstützung der Selbstpflege, etwa in Form der Hilfe beim Waschen oder bei der Ausscheidung. Eine weitere Gruppe sind die instrumentellen Handlungen, die im Zusammenhang mit bestimmten Prozeduren oder Therapien stehen, wie das Anlegen eines Verbandes, das Messen von Blutdruck und Puls oder die Gabe einer Injektion. Andere Körperkontakte wiederum verfolgen eher pflegetherapeutische Ziele, z. B. in Form von speziellen Bewegungs- oder Berührungskonzepten. Schließlich gibt es noch Körperkontakte auf der emotionalen Ebene wie das Halten einer Hand oder eine spontane Umarmung, um Mitgefühl auszudrücken oder Menschen zu trösten. Pflege ist somit ein »Beziehungs- und Berührungsberuf« (Uzarewicz, 2003, S. 13), d. h. Berührung und Beziehung sind elementare Bestandteile der Pflegepraxis und stehen in einem engen Zusammenhang. Körperkontakte in der Pflege sind häufig aber auch Grenzsituationen, insbesondere wenn Berührungen in intimsten Körperregionen stattfinden und mit Nacktheit und Entblößung verbunden sind. So werden bei der Inkontinenzversorgung oder beim Katheterisieren Eingriffe in die Intimsphäre der Person vorgenommen und Schamgrenzen auf beiden Seiten überschritten. Gerade solche intimen Momente haben einen bedeutenden Einfluss auf die Beziehungsgestaltung zwischen Pflegenden und Gepflegten.

Arten von Körperkontakten

Andere Menschen berühren oder sich berühren zu lassen, ist zum einen durch gesellschaftliche Normen und Konventionen, zum anderen durch die ganz eigene, individuelle Berührungsgeschichte beeinflusst (Sielert & Mahnert 2012, S. 164). Berührung ist eng verbunden mit Intimität, Sinnlichkeit und Sexualität. In der Regel dürfen uns nur Menschen berühren, die wir gut kennen und denen wir vertrauen. Eine professionell Pflegende ist zunächst einmal eine fremde Person, zu der dieses Vertrauen erst aufgebaut werden muss. Während jedoch für die Pflegefachperson Körperkontakte und Berührungen zum Arbeitsalltag gehören und eine weitgehende Selbstverständlichkeit darstellen, sind sie für Patienten ungewohnt, mitunter beschämend oder sogar mit Missempfindungen, Schmerzen und Angst verbunden. Außerdem sind sie zumeist passive »Empfänger« von Berührungen und befinden sich in einer Abhängigkeitssituation. Umso mehr bedarf es einer bewussten und sensiblen Gestaltung von Körperkontakten in der Pflegebeziehung. Ausführlicher wird darauf im Kap. 4.4 einzugehen sein (▶ Kap. 4.4).

Berührung als intimes Geschehen

1.3.2 Konfrontation mit existentiellen Situationen

Krisen und Grenzsituationen in der Pflege

Eine zweite Besonderheit der Pflegebeziehung ist die *Konfrontation mit existentiellen Situationen*, d. h. mit Krisen- und Grenzsituationen, die den Kern des menschlichen Daseins oder die Integrität einer Person berühren. In nahezu allen Settings erleben Pflegende Krankheit, Verfall, Leid und Schmerzen. Im Krankenhaus führen sie Gespräche mit Menschen, die gerade die Mitteilung einer schweren Diagnose erhalten haben und nicht wissen, wie es weitergehen soll. Sie sehen sich Frischoperierten gegenüber, denen gerade eine Brust amputiert worden ist oder die einen künstlichen Darmausgang erhalten haben, die sich selbst nicht mehr anschauen mögen oder gar vor sich selbst ekeln. Sie stehen vor Eltern, die soeben erfahren haben, dass ihr neugeborenes Kind von einer schweren Behinderung betroffen ist. Sie treffen im Pflegeheim auf Hochaltrige, die über ihr bisheriges Leben trauern und angesichts des Heimeinzugs keinen Sinn mehr im Leben sehen. Sie versorgen Patienten in der Häuslichkeit, die durch das Erleben des eigenen körperlichen und geistigen Verfalls Suizidgedanken äußern. Sie begleiten Sterbende bis in den Tod und stehen trauernden Angehörigen bei. Gerade in diesen Situationen spielt die Beziehung zu Patienten und Familien eine elementare Rolle, um eine angemessene Begleitung durch Phasen von Hoffnung, Verzweiflung, Trauer und Abschied leisten zu können.

Monika Krohwinkel

Eine verstärkte Sensibilisierung für oftmals existentielle Situationen von Patientinnen und Patienten verdanken wir insbesondere der deutschen Pflegewissenschaftlerin Monika Krohwinkel, Begründerin des *Modells der Aktivitäten und existentiellen Erfahrungen des Lebens (AEDL)*, später umbenannt in *Modell der Aktivitäten, Beziehungen und existentiellen Erfahrungen des Lebens (ABEDL)* (Krohwinkel 2007 und 1993). In Orientierung am Strukturierungsmodell von Liliane Juchli mit den zwölf Aktivitäten des täglichen Lebens (ATLs) fügte Krohwinkel eine dreizehnte AEDL »mit existentiellen Erfahrungen des Lebens umgehen« hinzu, die von ihr unterteilt wird in *die Existenz fördernde Erfahrungen* (z. B. sich zugehörig fühlen, Glauben, Vertrauen, Geborgenheit erfahren), *die Existenz gefährdende Erfahrungen* (z. B. unter Ungewissheit leiden Angst haben, isoliert sein, Hoffnung verlieren) und *Erfahrungen, welche die Existenz fördern oder gefährden können* (z. B. lebensgeschichtliche und kulturgebundene Erfahrungen).

Monika Krohwinkel legt Wert darauf, dass existentielle Erfahrungen nicht nur negativ konnotiert sind. Positive existentielle Erfahrungen können beispielsweise sein, wenn eine Patientin trotz der schlechten Prognose ihrer Krankheit sich von ihrer Familie gestützt und getragen weiß, oder wenn ein Patient nach einem schweren Schlaganfall wieder in der Lage ist, sich mit einem Rollator selbstständig fortzubewegen. Andere Erfahrungen, wie der Glaube, können existenzfördernd oder existenzgefährdend sein, wenn beispielsweise Schwerkranke entweder Trost finden im Glauben an ein Leben nach dem Tod oder mit Gott hadern.

Der Unterstützung von Patientinnen und Patienten bei der Bewältigung von Krisen- und Grenzerfahrungen kommt eine hohe Bedeutung in der Pflege zu. Professionell Pflegende können hier einen wertvollen Beitrag leisten und existentielle Erfahrungen positiv beeinflussen, beispielsweise durch Training der funktionellen Fähigkeiten zur Förderung der Selbstständigkeit von Patientinnen und Patienten, durch eine angepasste Kommunikation oder durch Beratung und Anleitung von pflegenden Angehörigen (▶ Kap. 5.7).

1.3.3 Asymmetrie der Beziehung

Ein drittes Charakteristikum betrifft die Tatsache, dass es sich bei der Pflegebeziehung dem Wesen nach um eine *asymmetrische Beziehung* handelt (Pillen 2002). Die Begegnung zwischen einer pflegebedürftigen Person und einer professionell Pflegenden ist keine Begegnung auf Augenhöhe. Darüber kann auch nicht der Begriff des »Kunden« hinwegtäuschen, der inzwischen häufig als Bezeichnung für Patienten und Patientinnen genutzt wird und sich mitunter auch in Leitbildern von Pflegeeinrichtungen, ambulanten Pflegediensten oder Krankenhäusern wiederfindet (▶ Kap. 4.1). Schaut man sich den Kundenbegriff jedoch näher an, wird deutlich, dass er nur eingeschränkt auf Menschen mit Pflegebedarf angewendet werden kann (▶ Kap. 2.1.2). Vorwiegend wird dieser Begriff in der Geschäftswelt, d. h. in der Wirtschaft und im Marketing, genutzt. Ein Kunde ist ein Empfänger oder Käufer von Waren oder Dienstleistungen (Hochheimer 2011), der souverän und selbstbewusst seine Wünsche und Bedürfnisse äußern kann. Häufig informieren sich Kunden bereits im Vorfeld über die Qualität eines Produktes oder einer Dienstleistung, prüfen Alternativen und treffen anschließend ihre Kaufentscheidung. Wichtig ist die Kundenzufriedenheit, damit der Kunde möglichst oft wiederkommt; ansonsten besteht die Gefahr, dass der Kunde den Anbieter wechselt.

Zwar lässt sich in den letzten Jahrzehnten durchaus eine gesteigerte Patientensouveränität feststellen (▶ Kap. 2.1.2). So haben dank der im bundesdeutschen Gesundheitssystem bestehenden freien Arzt- und Krankenhauswahl Patientinnen und Patienten eine gewisse Entscheidungsfreiheit, wo und von wem sie behandelt werden möchten. Auch können die Menschen sich heutzutage dank Internet umfangreich über Erkrankungen, Diagnose- und Behandlungsverfahren erkundigen. Gleichwohl bleibt eine gewisse *Informationsasymmetrie*, d. h. ein Unterschied im Hinblick auf den Informationsstand zwischen den Nachfragenden und den Anbietern (Experten) von Gesundheitsdienstleistungen (Behrens & Langer 2016, S. 93). Dies gilt insbesondere für Notfälle, bei schwerer Krankheit, hohem Pflegebedarf, dementieller Erkrankung oder im Sterbeprozess. In diesen Situationen ist der Mensch kein souveräner Kunde, der eine informierte Entscheidung zwischen verschiedenen Angeboten treffen kann. Er bleibt ein Patient (lat. patiens = der Leidende), für den die Bedingungen des freien Marktes nicht zutreffen (Käppeli 2005).

Informationsasymmetrie

Neben der Informationsasymmetrie gibt es auch die *Angstasymmetrie* (Behrens & Langer 2016, S. 93 f). Patientinnen und Patienten haben

Angstasymmetrie

verständlicherweise Angst, z. B. vor einer Spritze, einer diagnostischen Maßnahme, einer Operation oder einer schweren Diagnose. Selbst wenn jemand über seine Situation gut informiert ist, bleibt die Angst bestehen. Selbst wenn jemand weiß, dass das Ärzteteam eine bestimmte Operation bereits häufig durchgeführt hat und sehr erfahren ist, bleibt die Angst. Für die betroffene Person ist der Eingriff nämlich keineswegs Routine, sondern erstmalig und einzigartig. Bei der Bewältigung von Angst und Unsicherheit spielt die Pflegebeziehung eine wesentliche Rolle, denn häufig sind es die Pflegenden, die mit der Angst der Patienten konfrontiert werden und deren Kompetenz als Gesprächspartner gefragt ist.

Machtasymmetrie Ein weiteres, der Pflegebeziehung inhärentes Merkmal ist die *Machtasymmetrie*, die in dem Abhängigkeitsverhältnis der pflegebedürftigen Person von den professionell Pflegenden ihren Ausdruck findet (Pillen 2002, S. 167). Ein Mensch mit Pflegebedarf ist auf die Anteilnahme und interessierte Aufmerksamkeit der betreuenden Personen angewiesen. Durch dieses Angewiesensein ist die Beziehung zwangsläufig als Machtverhältnis bestimmt. Angesichts der Abhängigkeit von den professionell Pflegenden fehlt es an Reziprozität, d. h. der Gegenseitigkeit im sozialen Austausch. Hier liegt zugleich ein Grund, warum bei vielen Menschen eine große Angst vor Pflegebedürftigkeit im Alter besteht, denn der Verlust der Selbstständigkeit ist gerade in unserem Kulturkreis mit seinem hohen Wert der individuellen Autonomie ein Schreckensbild. Teising (2004) analysiert diese Furcht vor dem Hintergrund entwicklungspsychologischer Konzepte. Er sieht hier Parallelen zur frühkindlichen Pflegebeziehung mit dem Streben des Kindes nach Unabhängigkeit bei gleichzeitig bestehendem Bedürfnis nach Bindung. Die aus seiner Sicht oft lebenslang geübte Verleugnung des letzteren kann mit zunehmender Pflegebedürftigkeit im Alter nicht mehr aufrechterhalten werden und löst die Angst vor dem Angewiesen sein auf andere aus. Im Wissen um diese Asymmetrie und ihre Hintergründe kommt der professionellen Pflege eine hohe Verantwortung zu, die dadurch entstehende Macht über den Patienten verantwortlich zu nutzen (▶ Kap. 4.1).

1.3.4 Verschränkung mit der Lebenswelt von Patienten

Nicht zuletzt liegt eine weitere Besonderheit in der *Verschränkung der professionellen Pflegebeziehung mit der Lebenswelt von Patientinnen und Patienten*. Unter der Lebenswelt wird die subjektive, dem Individuum zugehörige Welt, in der es vertraut lebt, verstanden (Wied & Warmbrunn 2012, S. 523). Die Lebenswelt (oder auch Alltagswelt) ist durch mehrere Dimensionen gekennzeichnet, u. a. eine räumliche und zeitliche Dimension, das soziale Umfeld, Wertvorstellungen, gesellschaftliche und kulturelle Einflüsse. Sich mit der Lebenswelt eines Menschen zu befassen, fördert das Verstehen für seine Situation (Fallverstehen) und hat damit Auswirkungen auf die pflegerische Versorgung.

1.3 Merkmale und Besonderheiten der Pflegebeziehung

Fallverstehen

> Der Begriff des *Fallverstehens* kommt aus der Objektiven Hermeneutik, einer sozialwissenschaftlichen Methode zur Interpretation und Rekonstruktion sozialer Situationen auf ihren Sinn hin. Beim Fallverstehen in der Pflege geht es um das Verstehen eines Falls vor dem Hintergrund der Biografie, der Lebenswelt und der Problemkonstellationen eines Menschen sowie vor dem Hintergrund der Beziehung zum Klienten und den institutionellen Gegebenheiten. Erst nach der Entwicklung eines Fallverständnisses erfolgt die Entscheidung über geeignete pflegerische Interventionen (Matolycz 2013; Hildenbrand 2005).

Problem der Abgrenzung

Zwar gründet die beruflich ausgeübte Pflege nicht – wie in privaten Pflegebeziehungen, wo sich Angehörige um ein erkranktes und hilfebedürftiges Familienmitglied kümmern – auf Beziehungen mit einer gemeinsamen Vergangenheit und einer langjährig gewachsenen persönlichen Bindung. Allerdings lässt die besondere Eigenart der pflegerischen Arbeit mitunter eine Nähe zum Patienten entstehen, die eine klare Abgrenzung zwischen professioneller und privater Beziehung schwierig werden lässt (Pillen 2002; Stemmer 2003). Dies wird besonders in der ambulanten Pflege deutlich. Die dort tätigen Pflegenden passieren quasi täglich eine Grenze, wenn sie die Schwelle zum Haus eines Patienten überschreiten. Sie dringen tief in die Alltagswelt der zu versorgenden Person ein und lernen das jeweilige persönliche Schicksal kennen. Indem Pflegebedürftige ihre persönlichen Probleme mitteilen und auch Pflegende mitunter Details aus ihrem Privatleben preisgeben, können sich intensive Beziehungen entwickeln, wie Piercy (2000) und auch Boes (2003) aufzeigen. Sie ermitteln, dass nicht selten freundschaftliche Beziehungen entstehen. Mitunter werden die Pflegenden ihrer Wahrnehmung nach sogar zu einem »Teil der Familie«, insbesondere bei einer hohen Kontinuität der Betreuung in Verbindung mit einem schwach ausgeprägten sozialen Netz des Pflegebedürftigen. Auch in einer Untersuchung von Hellige (2003) zu Leben und Pflege von Menschen mit Multipler Sklerose zeigt sich, dass die Betroffenen versuchen, Pflegende als Ersatz für verloren gegangene zwischenmenschliche Beziehungen einzusetzen und diese Beziehungen zu familiarisieren.

Gefahr der Grenzüberschreitung

Nicht nur in der häuslichen Pflege, auch in anderen Settings, in denen Menschen mit Pflegebedarf längerfristig institutionell betreut werden (z. B. Pflegeheime, Demenz-Wohngemeinschaften, Einrichtungen des Betreuten Wohnens, Behinderteneinrichtungen), besteht eine enge Verschränkung mit der Lebenswelt der zu Pflegenden. Häufig handelt es sich um ältere Menschen, die aufgrund chronischer Krankheit und Pflegebedürftigkeit ihre gewohnte Lebenswelt aufgeben mussten, Verluste und Trennungen erfahren haben. Oftmals bleiben ihnen in der neuen Umgebung nur die professionell Pflegenden als zentrale Bezugspersonen, auch für ihre emotionalen Bedürfnisse. Die entsprechende Unterstützung zu leisten, entspricht durchaus dem Berufsverständnis vieler Pflegender, insbesondere in Einrichtungen der Langzeitversorgung (Ball et al. 2009). Indem jedoch durch diese Verschränkung die Unterscheidung zwischen einer privaten und professionellen Beziehung zu verwischen droht, kann es zu einer Überschreitung der

Grenze zwischen professionellem und nicht-professionellem Handeln kommen. Wie dem begegnet werden kann, wird noch an anderer Stelle aufzugreifen sein (▶ Kap. 4.6).

1.4 Risiken und Spannungsfelder in der Pflegebeziehung

Die aufgezeigten Unterschiede und Besonderheiten der Pflegebeziehung im Vergleich zur Klientenbeziehung in anderen Dienstleistungs- und Gesundheitsberufen bergen zugleich gewisse Risiken. Diese Risiken betreffen sowohl die zu versorgenden Menschen mit Pflegebedarf als auch die professionell Pflegenden:

Risiken für beide Seiten

- So besteht die Gefahr, dass durch körperbezogene Pflegeinterventionen, die mit einer Entblößung des Körpers verbunden sind, durch unprofessionelles Handeln schnell demütigende Situationen für Patienten entstehen, wenn beispielsweise in einem Mehrbettzimmer nicht für ausreichenden Sichtschutz gesorgt wird (Böhnke 2012).
- Eine als ritualisierte Pflegehandlung vorgenommene Waschung kann negative Emotionen hervorrufen, wenn der Körper des Patienten auf ein Objekt reduziert wird und ein verinnerlichtes Verständnis von Pflege als handwerkliches Tun vorliegt, abgekoppelt von der Beziehungsarbeit (Bartholomeyczik 2007).
- Bezogen auf die Asymmetrie der Pflegebeziehung kann die Macht missbräuchlich in einer Weise genutzt werden, dem Pflegebedürftigen seine Abhängigkeit vor Augen zu führen und seinen Anliegen gleichgültig gegenüber zu stehen (Teising 2004, Darmann 2000).
- In der Konfrontation mit existentiellen Situationen liegt die Gefahr einer erheblichen emotionalen Belastung der Pflegenden (Pohlmann 2006). Unzureichend auf solche Situationen vorbereitet und unter restriktiven Rahmenbedingungen arbeitend, stehen sie oftmals dem Leid der Patienten hilflos gegenüber und werden damit weder dem Patienten noch sich selbst gerecht.
- Bei einer fehlenden klaren Konturierung zwischen professioneller und privater Pflegebeziehung gerät die Balance zwischen Nähe und Distanz in Gefahr. Sichtbares Zeichen dafür ist beispielsweise die Erbringung von »Extra-Leistungen« in der häuslichen Pflege, die nicht offiziell vereinbart sind und dementsprechend nicht honoriert werden (Pillen 2002; Boes 2003). Rasch geraten Pflegende bei einem derartigen persönlichen Engagement in ein Spannungsverhältnis, welches in eine Überforderung münden kann.
- Problematisch wird es, wenn Pflegende sich – ähnlich wie in privaten Beziehungen – von Sympathie und Antipathie leiten lassen (Pohlmann

2005). Indem zu »sympathischen« Patienten eine intensivere Beziehung aufgebaut wird, besteht die Gefahr für die Pflegeperson, dass die Grenzen zwischen Privat- und Berufsleben verwischen. Indem zu »unsympathischen« Patienten ein näherer und persönlicher Kontakt vermieden wird, besteht für diese Patienten das Risiko einer unzureichenden Erfüllung ihrer Bedürfnisse.

Ein bislang noch nicht benanntes Spannungsfeld mit Einfluss auf die Beziehungsgestaltung ist die zunehmende Ökonomisierung unseres Gesundheitswesens. Deutlich wird dies am Beispiel der ambulanten Pflege: Die Erbringung einer pflegerischen Leistung wird in der Tourenplanung mit einem bestimmten Zeitfenster belegt, beispielsweise 25 Minuten für eine Unterstützung bei der Körperpflege. Die geplante Zeitspanne orientiert sich nicht unbedingt an den Bedürfnissen des Klienten (die sich durchaus täglich anders darstellen können), sondern an den Erlösen, die der ambulante Pflegedienst vom Kostenträger (der Pflegekasse) erhält. Professionell Pflegende geraten in solchen Situationen rasch in Konflikt mit ihrem Berufsverständnis und ihren eigenen Vorstellungen von Pflegearbeit. Eine gute Beziehung zu gestalten, hängt somit nicht nur vom individuellen Vermögen einer Pflegenden ab, sondern auch von den äußeren Bedingungen, d. h. institutionellen, gesundheitssystembezogenen und gesellschaftlichen Gegebenheiten (Pillen 2002, S. 165). Auch dieser Aspekt wird noch verschiedentlich aufzugreifen sein (▶ Kap. 4.1 und ▶ Kap. 6.4).

Spannungsfeld Ökonomisierung des Gesundheitswesens

Woran aber erkennt man nun die Risiken, die aus den Besonderheiten der Pflegebeziehung resultieren können? Unerlässlich sind grundsätzliches Wissen um die Gefahren sowie Sensibilität und offenes Ansprechen, wenn beispielsweise demütigende Situationen für Patienten oder Anzeichen von Machtmissbrauch beobachtet werden. Angesprochen werden sollte auch die Wahrnehmung von Problemen bei der Unterscheidung zwischen einer privaten und beruflichen Beziehung. Hilfestellung beim Erkennen solcher Probleme gibt das *College of Nurses of Ontario*. Dieser kanadische Pflegeverband hat einen Standard zur Gestaltung einer professionellen Pflegebeziehung entwickelt, in dem auch *Warnsignale* aufgeführt werden, die auf eine Grenzüberschreitung in der Beziehung zum Patienten hinweisen (College of Nurses of Ontario 2006).

Erkennen von Risiken

> **Die Gefahr einer Grenzüberschreitung in der pflegerischen Beziehung ist gegeben, wenn …**
>
> - eine Pflegeperson mehr Zeit mit einem Patienten verbringt, als es dessen pflegerischen Bedarfe erfordern,
> - sie zusätzliche Leistungen für den Patienten erbringt, die über den eigentlichen pflegerischen Auftrag hinausgehen,
> - sie der Überzeugung ist, dass niemand aus dem Pflegeteam den Patienten so gut versteht und versorgt wie sie selbst,

Warnsignale

- sie sich außerhalb der Arbeit häufig gedanklich mit der Situation eines Patienten beschäftigt,
- sie den Patienten in ihrer Freizeit aufsucht,
- sie eine Rechtfertigungshaltung einnimmt, wenn sie auf ihr Verhalten gegenüber dem Patienten angesprochen wird,
- sie wichtige Informationen über den Patienten zurückhält und z. B. nicht in der Pflegedokumentation vermerkt,
- sie dem Patienten ihre persönlichen Kontaktdaten (Telefonnummer, Anschrift) gibt oder Verbindung über soziale Netzwerke hält,
- der Patient nur noch von dieser bestimmten Pflegeperson versorgt werden möchte und nicht von anderen Mitgliedern des Pflegeteams

(College of Nurses of Ontario 2006, Übersetzung durch die Verfasserin, C. B.).

1.5 Bedeutung der Pflegebeziehung

Die Beziehungsarbeit bzw. Beziehungspflege – also die bewusste, durch gezielte Handlungen beeinflusste Beziehungsgestaltung – ist Teil einer jeden Pflegehandlung, die im direkten Kontakt zwischen einer pflegebedürftigen Person und einer Pflegefachperson stattfindet. Bereits eingangs (▶ Kap. 1.1) wurde kurz die Bedeutung der Pflegebeziehung erläutert. Nachfolgend werden Erkenntnisse aus diversen Untersuchungen vorgestellt, die sich dieser Bedeutung widmen, schwerpunktmäßig aus Patientenperspektive, aber auch aus Perspektive der Pflegenden. Während in den 1980er und 1990er Jahren die Pflegebeziehung relativ häufig Gegenstand wissenschaftlicher Erhebungen war, ist es seit der Jahrtausendwende eher ruhig geworden. Die vorgestellten Arbeiten stammen ausnahmslos aus dem Zeitraum der letzten zwanzig Jahre und erheben daher keineswegs den Anspruch auf Vollständigkeit, sondern verstehen sich als Einblick in die Forschungslage zum Thema.

1.5.1 Bedeutung der Pflegebeziehung für Menschen mit Pflegebedarf

Welche Bedeutung hat die Pflegebeziehung für die Empfänger von Pflegeleistungen, also für die Patientinnen und Patienten? Welchen Einfluss hat sie auf die wahrgenommene Pflegequalität? Wie steht um die Wirkung der Pflegebeziehung? Verschiedene Studien aus dem englischsprachigen Raum widmen sich im Folgenden diesen Fragestellungen. Zu beachten ist, dass die Untersuchungen in unterschiedlichen Bereichen (Akutversorgung, Langzeitpflege) durchgeführt wurden und die Gegebenheiten des jeweiligen Settings eine nicht unwesentliche Rolle spielen.

Beitrag zur Bewältigung von Ängsten, Sorgen und Vulnerabilität

Die Pflegebeziehung hat eine zentrale Bedeutung für die Bewältigung von Ängsten, Sorgen und empfundener Abhängigkeit während eines Krankenhausaufenthalts. Dies zeigen zwei qualitative Studien von Blockley & Alterio (2008) und Shattell (2005). Colette Blockley & Maxine Alterio befragten in Neuseeland zwölf Patientinnen und Patienten zu ihren Erfahrungen während der ersten Tage ihres stationären Aufenthaltes (Blockley & Alterio 2008). Alle befanden sich zum ersten Mal aufgrund einer akuten Erkrankung in einem Krankenhaus. Die beiden Forscherinnen interessierten sich insbesondere dafür, welche Form von Unterstützung von den Patienten als hilfreich empfunden wurde und warum. Die Interviews zeigten, dass ein plötzlicher Krankenhausaufenthalt bei den Betroffenen starke Ängste und Sorgen auslöste. Die Patienten waren sich ihrer Hilflosigkeit und Abhängigkeit bewusst und fühlten sich in ihrer Autonomie eingeschränkt. Eine zentrale Rolle bei der Bewältigung der angstbesetzten Situation und der Reduzierung der empfundenen Vulnerabilität spielte die Beziehung zu den professionellen Akteuren, insbesondere zu den Pflegenden. Die Patienten entwickelten enge Beziehungen zu Pflegenden, von denen sie sich selbst bei hoher Arbeitsbelastung als Person wahrgenommen fühlten, die sich um sie sorgten und nicht nur praktische Hilfe, sondern auch psychische Unterstützung leisteten. Auch in der US-amerikanischen Untersuchung von Mona Shattell stand die empfundene Vulnerabilität von Patientinnen und Patienten und die damit verbundenen Auswirkungen auf die Pflegebeziehung im Mittelpunkt (Shattell 2005). Die Forscherin führte acht Interviews mit Patientinnen und Patienten kurz nach deren Aufenthalt auf einer chirurgischen Station eines Akutkrankenhauses und wertete sie unter Verwendung eines phänomenologischen Ansatzes aus. Die Ergebnisse zeigten, dass sich die Patienten im Bewusstsein ihrer Vulnerabilität aktiv in die Pflegebeziehung einbrachten, insbesondere bei schwerer Erkrankung und hoher Abhängigkeit. Sie bemühten sich um ein freundschaftliches Verhältnis zu den Pflegenden, zeigten sich als möglichst angenehme, »einfache« Patienten und versuchten, die Aufmerksamkeit der Pflegenden zu erreichen. Durch ein zuvorkommendes Verhalten gegenüber den Pflegenden erwarteten sie im Sinne von Reziprozität, dass diese sich ihnen gegenüber ebenfalls zugewandt zeigten. Angesichts existentieller Nöte und tiefgreifender Verunsicherung erhofften sie sich durch eine positive Beziehung eine gute Versorgung und eine Erfüllung ihrer Bedürfnisse. Wie diese Erkenntnisse nahelegen, sind Aufbau und Gestaltung einer Pflegebeziehung kein einseitiges Geschehen, welches überwiegend von den Pflegenden ausgeht. Vielmehr kommt den Patienten eine weitaus größere Rolle zu als gemeinhin angenommen.

Bewältigung von Ängsten, Sorgen und Vulnerabilität

Indikator für die Wahrnehmung der Qualität der Versorgung

Welche Bedeutung die Pflegebeziehung auf die wahrgenommene Qualität der Versorgung hat, zeigt eine qualitative Untersuchung von Moira Attree

Wahrgenommene Qualität der Versorgung

(Attree 2001). Die englische Pflegewissenschaftlerin befragte Patienten und Angehörige zu ihrem Eindruck und ihren Erfahrungen in Bezug auf die Qualität der Versorgung während eines Aufenthaltes in einem Akutkrankenhaus (Attree 2001). Ziel ihrer Untersuchung war es, Schlüsselkriterien einer »guten« Versorgungsqualität zu identifizieren. Mit insgesamt 34 Patientinnen und Patienten sowie 7 Angehörigen wurden kurz vor der Entlassung der Erkrankten semistrukturierte Interviews durchgeführt. Die Interviewten wurden zunächst um einen allgemeinen Eindruck von der erhaltenen Versorgung gebeten. Anschließend sollten sie anhand von Beispielen schildern, wann sie die Qualität der Versorgung als gut bzw. nicht so gut empfunden hatten. Abschließend konnten sie Empfehlungen für eine Verbesserung der Versorgungsqualität aussprechen.

Wenngleich die Befragung sich auf alle Berufsgruppen im Krankenhaus bezog, standen häufig die Pflegenden im Mittelpunkt der Äußerungen. Im Ergebnis konnten zwei Hauptebenen von Versorgungsqualität identifiziert werden: die *Ebene der Leistungserbringung* (z. B. in Bezug auf Individualität, Bedürfnisorientierung und Patientenorientierung) und die *Beziehungsebene* (z. B. in Bezug auf die entstandene Bindung, die Kommunikation und die Wahrnehmung des Patienten als Person). Nachfolgend werden die beiden Ebenen und die jeweiligen Merkmale einer guten bzw. weniger guten Versorgungsqualität zunächst tabellarisch – der Originalquelle entsprechend in englischer Sprache – aufgelistet (▶ Tab. 1.2).

Tab. 1.2: Ebenen und Merkmale von Versorgungsqualität (Attree 2001, S. 459)

Themes of quality care	»Good Quality Care«	»Not so Good, Could be Improved« Quality Care
Nature of care provided	• Patient focused • Involves patients • Acknowledges patients individuality • Individualized, holistic • Related to need • Needs anticipated • Help offered willingly	• Patients uninvolved • Not acknowledged • Routine, standard, nonindividualized • Unrelated to need • Needs unanticipated; has to ask for help • Help unforthcoming
Nature of patient relationship	• Close, sociable relationship • Patients known as people • Develops bond/rapport • Open communication and information passage • Demonstrates kindness, concern, compassion and sensitivity • Available and accessible to patients • Takes and spends time	• Distant relationship • Patients not known as people • Little rapport • Limited communication and information • Little kindness, concern, compassion and sensitivity • Unavailable and inaccessible • Little time for patients
Care outcomes	• Feeling cared for and about	• Not feeling cared for and about

In Bezug auf die *Art der Leistungserbringung* wurde diese von den Befragten als »gut« empfunden, wenn sie patientenorientiert und orientiert an den individuellen Bedürfnissen erbracht wurde. Wichtig waren ferner ein respekt- und würdevoller Umgang, die Beachtung von Privatheit sowie das Einbezogen sein in Entscheidungen. Als »weniger gut« wurde die Versorgung beurteilt, wenn sie eher standardmäßig erfolgte, individuelle Bedürfnisse nicht beachtet wurden und die Patienten sich nicht einbezogen fühlten. Die Befragten empfanden es ferner als negativ, wenn ihr Hilfebedarf von den Pflegenden nicht gesehen wurde und sie immer erst um Hilfe bitten mussten.

In Bezug auf die *Gestaltung der Beziehung* wurde es von den Patienten geschätzt, wenn das Personal freundlich, geduldig und zuvorkommend war und ein echtes Interesse an ihrer Person zeigte. Positiv empfunden wurden Kontakt- und Kommunikationsfreudigkeit sowie Humor. Als essentielle Bestandteile einer guten Beziehung galten eine offene, vertrauensvolle Kommunikation über Probleme, Wünsche und Bedürfnisse des Patienten sowie aufrichtige Besorgnis, Mitgefühl und Einfühlungsvermögen von Seiten der Pflegenden. Den Patienten war es wichtig, dass Pflegende sich Zeit nehmen, zuhören sowie Informationen, Ratschläge und emotionale Unterstützung geben. Negativ beurteilt wurde es, wenn Pflegende distanziert und desinteressiert wirkten, fehlende Anteilnahme zeigten, nähere soziale Kontakte zum Patienten mieden und kaum mit ihnen redeten. Weitere Kritikpunkte waren Ungeduld, ständige Eile, wenig Zeit für Gespräche und mangelndes Zuhören.

Wie die Untersuchung zeigt, ist die Beziehung zu den professionellen Akteuren im Krankenhaus, speziell zu den Pflegenden, ein *Schlüsselfaktor* für die empfundene Versorgungsqualität. Zweifelsohne erwarten Patienten in einem Krankenhaus auch eine fachgerechte und kompetente Behandlung und Betreuung auf hohem Niveau. Zum Wesen einer guten Versorgung gehört jedoch mehr als nur der technische Aspekt; ebenso wichtig ist die zwischenmenschliche Ebene mit der Gestaltung einer positiven Beziehung.

<small>Schlüsselfaktor für Versorgungsqualität</small>

Soziale Funktion der Pflegebeziehung in der Langzeitversorgung

Im Unterschied zur Akutversorgung hat die Pflegebeziehung in Langzeitsettings noch eine ganz andere Bedeutung, nämlich eine wichtige soziale Funktion, wie Sophie Corbett und Fiona Williams in einer qualitativen Untersuchung im Setting der ambulanten Pflege in einer ländlichen Gegend in Wales feststellten (Corbett & Williams 2014). Ihren Erkenntnissen zufolge kann eine enge Beziehung zwischen älteren, pflegebedürftigen Menschen und den professionell Pflegenden zu einer *Steigerung des psychischen und sozialen Wohlbefindens* von Patienten beitragen. Die Interviews ergaben, dass insbesondere den Alltagsgesprächen zwischen den Pflegenden und den Pflegebedürftigen eine zentrale Bedeutung zukam. Da die Beteiligten in der Regel aus der gleichen Region stammten und sich mitunter bereits langjährig kannten, ging es in ihren Gesprächen häufig um lokale

<small>Soziale Funktion der Pflegebeziehung</small>

Ereignisse und Neuigkeiten aus dem Gemeindeleben. Die Pflegebedürftigen, die oftmals das Haus nicht mehr verlassen und nur wenige neue Erfahrungen machen konnten, fühlten sich durch diese Kommunikation ein Stück weit aus ihrer sozialen Isolation geholt und mit der Welt draußen verbunden. Außerdem wurden sie zumindest kurzzeitig von ihren gesundheitlichen Beschwerden abgelenkt, indem nicht ausschließlich ihre Erkrankung im Mittelpunkt der Gespräche stand. Im Wissen um den Zusammenhang zwischen sozialer Isolation und chronischen Schmerzen kommt der Konversation somit durchaus ein gewisser *therapeutischer* Wert zu.

1.5.2 Die Pflegebeziehung aus Sicht der Pflegenden

Welche Bedeutung messen die Pflegenden selbst der Pflegebeziehung bei? Wie erleben sie die Beziehung zum Patienten? Wie versuchen sie, die Pflegebeziehung zu gestalten? Gibt es Faktoren, die dem Aufbau einer Beziehung förderlich oder hinderlich sind? Im Weiteren werden zwei Untersuchungen vorgestellt – ein Review aus England (Bridges et al. 2013) sowie eine Promotionsarbeit aus Deutschland (Pohlmann 2005), – die diesen Fragen nachgehen.

Beziehungsgestaltung als Kernaufgabe unter restriktiven Arbeitsbedingungen

Beziehungsgestaltung als Kernaufgabe

Mithilfe einer systematischen Übersichtsarbeit mit insgesamt 16 eingeschlossenen, qualitativen Studien gehen Bridges et al. (2013) dem Erleben der Pflegebeziehung aus Sicht professionell Pflegender in einem Akutkrankenhaus nach. Dabei interessieren sich die Forscherinnen konkret dafür, welche Bedeutung der Pflegebeziehung beigemessen wird, welche Strategien zum Aufbau einer Pflegebeziehung zum Einsatz kommen, welche Auswirkungen die Pflegebeziehung auf die Pflegenden hat und welche Faktoren die Pflegebeziehung beeinflussen.

Wissen um die hohe Bedeutung der Pflegebeziehung

Den Ergebnissen zufolge wissen die Pflegenden um die hohe Bedeutung der Pflegebeziehung für das Versorgungsgeschehen. Eine enge Pflegebeziehung ermöglicht ihren Aussagen zufolge nicht nur eine individuelle und bedarfsgerechte Versorgung sowie emotionale Unterstützung. Sie ist auch von Bedeutung, wenn es um Entscheidungsfindungen, Aushandlungsprozesse zwischen Patienten, Angehörigen und Health Professionals oder eine anwaltschaftliche Begleitung von Patienten geht. Viele Pflegende weisen der Pflegebeziehung eine therapeutische bzw. nahezu therapeutische Bedeutung zu. Zentrale Strategien im Bemühen um den Aufbau einer vertrauensvollen Beziehung zum Patienten sind die Aneignung eines umfassenden Wissens über den Patienten und seine Bedürfnisse, das Zeigen von Präsenz und Engagement sowie Beratung und Einbeziehung des Patienten bei versorgungsrelevanten Entscheidungen.

Einfluss auf das emotionale Befinden

Wie die Übersichtsarbeit weiter zeigt, hat die Pflegebeziehung auch Einfluss auf das emotionale Befinden der Pflegenden, sowohl in positiver als auch in negativer Hinsicht. Kann die Versorgung wie geplant durchgeführt werden und zeigen sich Fortschritte beim Patienten, stellen sich Gefühle von persönlicher Zufriedenheit und Dankbarkeit ein. Hingegen kommt es zu Frustration, Stress und Burnout, wenn dem Leiden von Patienten nicht abgeholfen werden kann oder wenn aufgrund organisationaler Restriktionen keine adäquate Versorgung geleistet werden kann und Pflegende in ein moralisches Dilemma geraten. Starre Hierarchien, fehlende Berücksichtigung der pflegerischen Perspektive bei der Erstellung von Behandlungsplänen, mangelnde zeitliche Ressourcen oder die Wahrnehmung von Einschränkungen der Patientenautonomie können auf Dauer eine Begrenzung des Engagements bewirken. In Folge meiden Pflegende den Aufbau einer näheren Beziehung zum Patienten und entwickeln eher eine Haltung zum »Dienst nach Vorschrift«. Auf diese zentrale Erkenntnis des Reviews zu den Auswirkungen der Arbeitsbedingungen auf die Herstellung und Gestaltung einer Pflegebeziehung wird an späterer Stelle noch ausführlicher einzugehen sein (▶ Kap. 6.4).

Ambivalenz zwischen Nähe und Distanz

In einer der wenigen deutschsprachigen Untersuchungen zur Pflegebeziehung geht Martin Pohlmann der Frage nach, wie professionell Pflegende die Beziehung zum Patienten erleben (Pohlmann 2005 und 2006). Mittels qualitativer Interviews wird der Blickwinkel von beruflich Pflegenden im Setting Akutkrankenhaus auf die Beziehung zum Patienten im Kontext der realen Pflegepraxis erhoben. Dabei betrachtet Pohlmann – ebenso wie Bridges et al (2013) – auch die Rolle der Arbeitsbedingungen mit ihrem fördernden oder behindernden Einfluss auf den Beziehungsprozess.

Ambivalenz Nähe – Distanz

Im Rahmen einer phänomenologischen Analyse von insgesamt 16 Interviews arbeitet der Autor acht Dimensionen als Wesensmerkmale der Pflegebeziehung heraus. Im Mittelpunkt seiner Erkenntnisse steht die Ambivalenz der Pflegenden zwischen Nähe und Distanz zum Patienten. Pflegende bewegen sich in der Beziehung zum Patienten zwischen verschiedenen Gegenpolen. Dazu gehören die Gegenpole *Sympathie – Antipathie, Emotionale Beteiligung – Emotionale Belastung, Helfen können – Hilflosigkeit, Positives Feedback – Negatives/kein Feedback* (▶ Abb. 1.1).

Gegenpole Sympathie – Antipathie: Der Untersuchung von Pohlmann zufolge ist der Grad der Nähe in der Beziehung zum Patienten davon abhängig, ob die Person als sympathisch oder unsympathisch empfunden wird. Wesentliche Voraussetzung für eine intensivere Beziehung ist Sympathie. Für diese Patienten wird sich mehr Zeit genommen und es wird häufiger das Gespräch gesucht. Zu unsympathischen Patienten wird keine emotionale Beziehung aufgebaut. Sie werden zwar pflegerisch gut versorgt – man tut seine Pflicht –, ein persönlicher Kontakt wird jedoch vermieden.

Gegenpole Emotionale Beteiligung – Emotionale Belastung: Das Leid der Patienten berührt die Pflegenden und löst Gefühle aus, die sich sowohl positiv als auch negativ auf die Beziehung auswirken können. Die von

Abb. 1.1:
Verschiedene Gegenpole in der Beziehung und Ambivalenz zwischen Nähe und Distanz (Pohlmann 2005, S. 154)

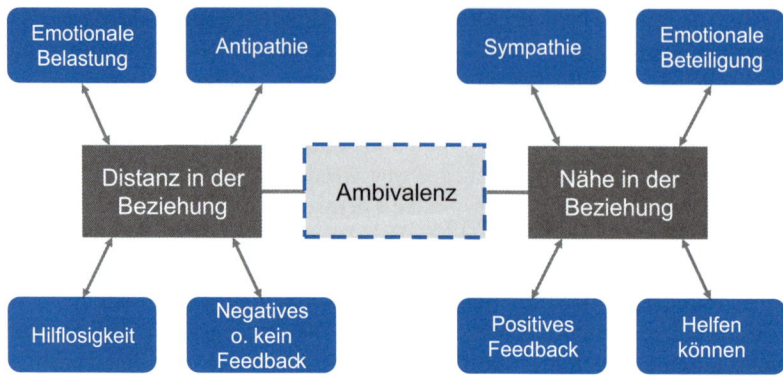

Pohlmann befragten Pflegenden unterschieden zwischen Mitgefühl und Mitleid. Während Mitgefühl offensichtlich einen eher positiven Einfluss auf die Beziehung ausübt und die Pflegenden zu verstärkter Hilfeleistungen gegenüber dem Patienten motiviert, ist Mitleid eher belastend, da es schwer auszuhalten ist und die Abgrenzung vom Patienten erschwert. Im Versuch sich selbst zu schützen, wird in Folge Distanz zum Patienten aufgebaut.

Gegenpole Helfen können – Hilflosigkeit: Wenn es gelingt, Patienten zu helfen und ihnen mit bestimmten pflegerischen Maßnahmen Linderung zu verschaffen, kann dies positive Gefühle auslösen und ist der Beziehung zum Patienten förderlich. Als belastend hingegen wird das Gefühl von Hilflosigkeit gegenüber der Situation von Patienten, z. B. im Zusammenhang mit Sterben und Tod, erlebt. Pflegende fühlen sich häufig überfordert, wenn Patienten mit malignen Erkrankungen oder deren Angehörige Gesprächsbedürfnisse äußern. Besonders belastend ist es, wenn im hektischen Stationsablauf keine Zeit für Gespräche bleibt.

Gegenpole Positives Feedback – Negatives/kein Feedback von Patienten: Positive Rückmeldungen von Patienten wirken motivierend auf die Pflegenden und fördern die Beziehung. Dazu gehört es beispielsweise, dass Patienten Dankbarkeit, Anerkennung oder Verständnis für die Arbeitsbelastung des Pflegepersonals zeigen, was von den Pflegenden durchaus erwartet wird. Wird die Erwartung nicht erfüllt oder gibt es möglicherweise sogar ein negatives Feedback durch »fordernde« Patienten, befördert dies eine eher distanzierte Haltung gegenüber den Betreffenden.

Distanz als Schutzfaktor

Die Beziehung zwischen Pflegenden und Patienten findet zwischen den beschriebenen Gegenpolen statt und führt zu einer Ambivalenz der Pflegenden zwischen Nähe und Distanz (Pohlmann 2005, S. 159). Dabei überwiegt der Untersuchung zufolge eher die Distanz, die sowohl vor den eigenen Emotionen als auch vor (fordernden) Patienten Schutz bietet. Dies und die Anwendung von Alltagsmustern in der Beziehungsgestaltung (z. B. Bedeutung von Sympathie und Antipathie) legen den Verdacht nahe, dass Pflegenden kaum systematische Strategien zur professionellen Gestaltung von Beziehungen zur Verfügung stehen. Diese Erkenntnis steht im Widerspruch zu der in der Literatur herausgehobenen Bedeutung der Pflegebeziehung sowie pflegetheoretischen Vorstellungen. Pohlmann (2005, S. 162) zieht daraus ein klares Resümee: »Es müssen praxisbezogene Konzepte zur Gestaltung professioneller Beziehungen entwickelt werden. Hierbei sollten realistische Anforderungen an die Pflegenden definiert und evaluiert werden, die im Arbeitsalltag von Pflegenden umgesetzt werden können und gleichzeitig den berechtigten Erwartungen der Patienten in ihrer spezifischen Situation entsprechen.«

Wie die Forschungserkenntnisse zeigen, kommt der Pflegebeziehung sowohl für Patientinnen und Patienten als auch für die professionell Pflegenden eine hohe Bedeutung zu. Pflegebedürftige Menschen sind sich ihrer Vulnerabilität und Abhängigkeit sehr wohl bewusst. Umso mehr sind sie angewiesen auf einen persönlichen, einfühlsamen und wertschätzenden Umgang, auf das Erkennen ihrer Bedürfnisse und das Engagement der Pflegenden. Die sozialen Kompetenzen wiegen in der Beurteilung der Versorgungsqualität ebenso schwer wie die fachlichen Kompetenzen der professionell Pflegenden (theoretisches Wissen, technische Fertigkeiten, Beratungskompetenz usw.). Eine besonders hohe Bedeutung kommt den sozialen Kompetenzen in Settings der Langzeitversorgung zu, wo die Beteiligten oftmals über Monate oder gar Jahre verbunden sind.

Gleichrangigkeit von sozialer und fachlicher Kompetenz

Im Wissen um die Bedeutung der Pflegebeziehung bemühen sich Pflegende bewusst um den Aufbau einer Beziehung zu Patientinnen und Patienten. Problematisch wird es jedoch bei unzureichender Vorbereitung auf die systematische Gestaltung von Beziehungen sowie bei Hilflosigkeit im Umgang mit emotional belastenden Situationen (▶ Kap. 2.2). Negativ beeinflusst wird der Beziehungsaufbau unter Umständen durch restriktive Arbeitsbedingungen und organisationale Unzulänglichkeiten (▶ Kap. 6.4).

1.6 Pflegebeziehung als Bündnisbeziehung

Den Abschluss dieses ersten Kapitels bildet ein Blick auf die »Wurzeln« der Pflegebeziehung. Dazu wird schwerpunktmäßig Bezug genommen auf einen viel beachteten Grundsatzartikel der Schweizer Pflegewissenschaftlerin Silvia Käppeli zur Pflegebeziehung (Käppeli 2005). Darin stellt sie zwei mögliche, der pflegenden Beziehung zugrundeliegende Paradigmen[3] gegenüber: das traditionelle, religiös-ethisch begründete Bündnis und den geschäftsorientierten, juristisch abgestützten Vertrag. Hintergrund ihrer Auseinandersetzung mit der Thematik bildet die aus ihrer Sicht vorliegende Gefährdung der professionellen Pflege durch eine zunehmende Ökonomi-

»Wurzeln« der Pflegebeziehung

---

3 = Grundüberzeugungen bzw. Grundannahmen

sierung und Technologisierung des Gesundheitswesens sowie eine einseitige Betonung des naturwissenschaftlichen Ansatzes der Wissenschaft.

Die Grundlage einer mitmenschlichen Beziehung ist Käppeli zufolge das *Bündnis*, welches zugleich Ausdruck einer moralischen Geisteshaltung ist. Charakteristika einer Bündnisbeziehung sind Zusammengehörigkeit, gegenseitige Rücksichtnahme, Anteilnahme, Verlässlichkeit, Beistand, das Einstehen für die Würde, Rechte und Interessen des anderen, die Gegenseitigkeit von Geben und Nehmen sowie die Treue zum Bündnis (Käppeli 2005, S. 188). Daraus ergibt sich zugleich ein Versprechen und eine Verpflichtung.

Bündnisbeziehung als Grundlage der Pflegebeziehung

Die religiös-ethisch begründete, traditionelle *Bündnisbeziehung* – welche dem heutigen Begriff des »caring« entspricht – bildet für Käppeli die Grundlage der *Pflegebeziehung*. Indem die Pflegenden für die Bedürfnisse der kranken Menschen eintreten und in ihrem Interesse handeln, können diese sich vertrauensvoll in ihre Hände begeben. Im Sinne der Gegenseitigkeit sind aber auch die Patienten mitverantwortlich für das Gelingen der Beziehung, indem sie sich kooperativ zeigen. Aber auch bei autonomieeingeschränkten oder unkooperativen Patienten bleiben Versprechen und Verpflichtung der Pflegenden durch das Prinzip der Bündnistreue gewährleistet. Auf Seiten der Pflegenden bewirkt die Bündnisbeziehung Sinnstiftung sowie persönliches und fachliches Wachstum.

Gefahr durch ökonomischen Druck

Der ökonomische Druck und die zunehmende Kommerzialisierung im Gesundheitswesen lässt Käppeli um das Bündnisparadigma fürchten. An die Stelle der Bündnisbeziehung tritt der geschäftsmäßige Vertrag als Grundlage einer pflegerischen Beziehung. Dieser berücksichtigt jedoch ausschließlich rechtliche Aspekte und nicht moralisch-ethische. Pflege wird zum Produkt mit genauer Definition der zu erbringenden Leistung und ihrem jeweiligen Preis. Der Vertrag kann seinem Wesen nach »nur jene pflegerischen Bedürfnisse berücksichtigen, welche bei Vertragsabschluss bekannt sind. Er eignet sich also höchstens zur Regelung jener pflegerischen Standardsituationen, die in definierte, monetär berechenbare Bedürfnis- und Leistungskategorien aufgeschlüsselt werden können. Solche kommen bei hospitalisierten Patienten je länger je weniger vor. Häufig können die zu erwartenden Pflegeprobleme und die zu erbringenden Pflegeleistungen weder vorausgesagt noch endgültig spezifiziert werden« (Käppeli 2005, S. 192). Ein Vertrag erlaubt keine Leistungserbringung über das vertraglich geregelte Minimum. Zudem suggeriert er als juristisches Instrument eine Symmetrie in der (Geschäfts-)Beziehung, die real nicht gegeben ist. Demzufolge passt für Kappeli auch der Kundenbegriff nicht, da der kranke Mensch kein gleichgestellter Partner ist und sich unfreiwillig in Pflege begibt (▶ Kap. 2.1.2).

Bei ihrem Plädoyer für das Bündnisparadigma als Grundlage der Pflegebeziehung und der Pflege geht es Käppeli nicht um »Nostalgie oder um eine sentimental-heroische Überhöhung der Pflegetätigkeit« (Käppeli 2005, S. 193). Ihr geht es auch um die zukünftige Positionierung des Pflegeberufs und der Pflegewissenschaft in Bezug auf die Beziehung zwischen Patient und Pflegeperson:

»Die sich im Dienen und Erdulden erschöpfende Opferrolle der Krankenschwester führte bekanntlich zu einer schwachen beruflichen Position, aus der heraus es schwierig ist, über eine persönliche Betreuung hinaus für Kranke wirksam zu sein. Kranke wollen sich jedoch unter allen Umständen darauf verlassen können, dass sich Pflegende auch in einer der Bündnisethik entgegenwirkenden Spitalrealität möglichst kompromisslos für die Linderung ihrer Leiden einsetzen. Draus ergibt sich eine Qualität der Pflege, die eines gesellschaftlichen Auftrages würdig ist und die gesellschaftliche Relevanz hat« (ebd., S. 193).

Der Pflegeprozess als Problemlösungs- und Beziehungsprozess ist immer auch das Ergebnis eines Aushandlungsprozesses zwischen den professionell Pflegenden und der zu pflegenden Person. Idealtypisch wird ein Bündnis zwischen den Beteiligten geschlossen, in dem gemeinsam an den gesundheitlichen Problemlagen des Patienten gearbeitet wird. Dazu werden in einem kommunikativen Prozess das Pflegeziel vereinbart und – immer unter Berücksichtigung der Autonomie der pflegebedürftigen Person – das Einverständnis über das weitere Vorgehen eingeholt. Dieses Bündnis wird auch als *Arbeitsbündnis* bezeichnet und gilt als zentraler Bestandteil einer evidence-basierten pflegerischen Praxis (Behrens & Langer 2016, S. 29).

Pflegeprozess als Ergebnis eines Aushandlungsprozesses

1.7 Fazit

Bei der Pflegebeziehung handelt es sich eindeutig um eine berufliche Beziehung. Gleichwohl fällt es Pflegenden oftmals schwer, die Beziehung zu Patientinnen und Patienten professionell zu gestalten. Dies liegt nur zum Teil in den Besonderheiten der Pflegebeziehung begründet, die sie von anderen beruflichen Beziehungen unterscheidet: Kaum eine andere Berufsgruppe kommt ihren Klienten derart (körperlich) nah, wird mit vielfältigen, tragischen Schicksalen konfrontiert und dringt tief in die Alltags- und Lebenswelt der zu betreuenden Menschen ein. Ein weitaus wichtigerer Grund kann darin vermutet werden, dass der konkreten Beziehungsarbeit in der pflegerischen Aus- und Weiterbildung nur wenig Aufmerksamkeit geschenkt wird. Zwar wird der Pflegebeziehung generell eine hohe Relevanz zugesprochen, dies mündet jedoch nicht in der Erkenntnis, dass es sich bei der Beziehungsgestaltung um etwas handelt, was gelernt werden muss. Vielmehr bleibt es jeder Pflegenden und ihrem individuellen Vermögen überlassen, inwieweit sie dieser Aufgabe gerecht wird. Allein gelassen und überfordert, können sowohl für die Pflegenden als auch für die Pflegebedürftigen Risiken oder sogar Schäden entstehen.

Zweifelsohne ist die Praxis der Beziehungsgestaltung schwer zu fassen, da sie zu den »unsichtbaren« Tätigkeiten in der Pflege gehört. Ebenso wie das Nachdenken über die komplexe Problemlage eines Patienten oder über potentielle Pflegeinterventionen bleibt dieser Teil von Pflege dem Blick entzogen und wird damit in seiner Bedeutung unterschätzt. Dies hat fatale

Konsequenzen, indem Pflege häufig auf das (sichtbare) handwerkliche Tun reduziert wird und die individuelle Beziehungsarbeit als immanenter Bestandteil jeglicher pflegerischen Tätigkeit nicht mitgedacht wird (Bartholomeyczik 2007). Wenn es auch keine letztgültigen Handlungsanleitungen für eine professionelle Pflegebeziehung geben kann, so sollen im weiteren Verlauf des Buches relevante Aspekte der Beziehungsgestaltung aufgegriffen und das vorwiegend auf einer abstrakten Ebene angesiedelte »Gebilde« einer Operationalisierung bzw. Präzisierung zugeführt werden. Auf diese Weise kann es vielleicht gelingen, diesen *Kern* professioneller Pflege aus seinem Schattendasein zu holen und ihm die Bedeutung zukommen zu lassen, die ihm gebührt.

Lernaufgaben

1. Welche generellen Unterschiede gibt es zwischen einer privaten Beziehung und einer beruflichen Beziehung?
2. Welche besonderen Herausforderungen kennzeichnen die Pflegebeziehung und unterscheiden sie dadurch von anderen Berufen im Gesundheitswesen?
3. In der Pflege als »berührungsintensiver« Beruf gibt es sehr intime und sehr unterschiedliche Arten von Körperkontakt mit jeweils eigener Zielsetzung. In welchen Situationen und aus welchen Anlässen kommt es zu Körperkontakten?
4. Eine Besonderheit der Pflegebeziehung ist ihre Asymmetrie, die sich in verschiedenen Bereichen zeigt (Informationsasymmetrie, Angstasymmetrie, Machtasymmetrie). Was ist jeweils darunter zu verstehen?
5. Welche Anzeichen deuten auf eine potentielle Grenzüberschreitung von Pflegenden in der Beziehung zu Patienten hin?
6. Was ist unter dem Bündnisparadigma und dem Vertragsparadigma zu verstehen?

Reflexionsaufgaben

1. Reflektieren Sie Ihre bisherigen Praxiseinsätze. Konnten Sie bei Kolleginnen und Kollegen Unterschiede in der Patientenversorgung beobachten, die Sie auf Sympathie bzw. Antipathie zurückführen? Wie äußerten sich diese Unterschiede?
2. Reflektieren Sie Ihr eigenes Verhalten gegenüber »unsympathischen« oder »fordernden« Patienten.
3. Eine der Besonderheiten der Pflegebeziehung liegt in der Konfrontation mit existentiellen Situationen und Erfahrungen von Patientinnen und Patienten. Machen Sie sich bewusst, welche existentiellen Erfahrungen eine Patientin mit der Diagnose Morbus Parkinson möglicherweise macht. Orientieren Sie sich dabei an den einzelnen Aktivitäten des täglichen Lebens.

4. Eine Form der Asymmetrie der Pflegebeziehung ist die Machtasymmetrie. Entwickeln Sie Beispiele für potentiellen Machtmissbrauch gegenüber Patientinnen und Patienten. Reflektieren Sie Ihre bisherige Praxis in Bezug auf das Erleben von Machtmissbrauch durch Pflegende.
5. Lesen Sie noch einmal das Fallbeispiel zu Beginn des Kapitels. Welche Folgen kann es Ihrer Meinung nach für die Klienten des ambulanten Pflegedienstes haben, wenn Pflegefachpersonen sich von Sympathie und Antipathie leiten lassen?
6. In dem eingangs dargelegten Fallbeispiel geht es u. a. um die Erbringung von nicht vertraglich vereinbarten und demzufolge nicht vergüteten »Extraleistungen« durch Pflegende. Reflektieren Sie dieses Verhalten der Pflegenden vor dem Hintergrund der von Käppeli aufgeworfenen Diskussion um Bündnis- und Vertragsparadigma.

Literatur

Attree M (2001). Patients' and relatives' experiences and perspectives of ›Good‹ and ›Not so Good‹ quality care. In: Journal of Advanced Nursing. 33. Jg., Heft 4, 456–466.
Ball MM, Lepore ML, Perkins MM, Hollingsworth C & Sweatman M (2009). »They are the reason I come to work«: The meaning of resident-staff relationships in assisted living. Journal of Aging Studies. 23. Jg., Heft 1, 37–47.
Bartholomeyczik S (2007). Pflegezeitbemessung unter Berücksichtigung der Beziehungsarbeit. In: Pflege & Gesellschaft. 12. Jg., Heft 3, 240–248.
Behrens J & Langer G (2016). Evidence based Nursing and Caring. Methoden und Ethik der Pflegepraxis und Versorgungsforschung – Vertrauensbildende Entzauberung der »Wissenschaft«. 4., vollständig überarbeitete und erweiterte Auflage. Bern: Hogrefe.
Blockley C & Alterio M (2008). Patients' experiences of interpersonal relationships during first time acute hospitalisation. In: Nursing Praxis in New Zealand. 24. Jg., Heft 2, 16–26.
Böhnke U (2012). Die bewegten Leibkörper in Pflegesituationen. Körperkontakte pflegeberuflichen Handelns. In: Schmidt R-B, Schetsche M (Hrsg.). Körperkontakt. Interdisziplinäre Erkundungen. Gießen: Psychosozial-Verlag, S. 201–218.
Boes C (2003). Der Beitrag von Pflegefachpersonen ambulanter Pflegedienste in häuslichen Pflegesituationen. In: Pflege. 16. Jg., Heft 6, 349–356.
Bridges J, Nicholson C, Maben J, Pope C, Flatley M, Wilkinson C, Meyer J & Tziggili M (2013). Capacity for care: meta-ethnography of acute care nurses' experiences of the nurse-patient relationship. In: Journal of Advanced Nursing. 69. Jg., Heft 4, 760–772.
Büker C, Lademann J & Müller K (2018). Moderne Pflege heute. Beruf und Profession zeitgemäß verstehen und leben. Reihe Bachelor Pflegestudium. Stuttgart: Kohlhammer.
College of Nurses of Ontario (2006). Therapeutic Nurse-Client Relationship. Practice Standard. Toronto. http://www.cno.org/globalassets/docs/prac/41033_therapeutic.pdf; Zugriff am 15.12.2017).
Corbett S, Williams F (2014). Striking a professional balance: interaction between nurses and their older rural patients. In: British Journal of Community Nursing. 19. Jg., Heft 4, 162–167.

Darmann I (2000). Anforderungen der Pflegeberufswirklichkeit an die kommunikative Kompetenz von Pflegekräften. In: Pflege. 13. Jg., Heft 4, 219–225.

Duden Online-Wörterbuch (2017). Beziehung. (https://www.duden.de/suchen/dudenonline/beziehung; Zugriff am 15.12.2017).

Fiechter V & Meier M (1992). Pflegeplanung. Basel: Recom.

Hellige B (2003). Nähe und Distanz in pflegerischen Langzeitbeziehungen. In: Deutscher Verein für Pflegewissenschaft e.V. (Hrsg.): Das Originäre der Pflege entdecken. Pflege beschreiben, erfassen, begrenzen. Pflege & Gesellschaft Sonderausgabe. S. 63–80.

Hildenbrand B (2005). Fallrekonstruktive Familienforschung: Anleitung für die Praxis. 2. Auflage. Wiesbaden: VS.

Hochheimer N (2011). Das kleine QM-Lexikon. 2., vollständig überarbeitete und erweiterte Auflage. Weinheim: Wiley VCH.

Höwler E (2013). Pflegebeziehung in Balance. Nähe und Distanz – Ein Problem in der Pflege. In: Pflegezeitschrift. 66. Jg., Heft 10, 604–606.

Käppeli S (2005). Bündnis oder Vertrag? Eine Reflexion über zwei Paradigmen der pflegenden Beziehung. In: Pflege. 18. Jg., Heft 3, 187–195.

Kluge (2011). Etymologisches Wörterbuch der deutschen Sprache. 25. Auflage. Berlin: De Gruyter.

Krohwinkel M (2007). Rehabilitierende Prozesspflege am Beispiel von Apoplexiekranken. Fördernde Prozesspflege als System. 2., überarbeitete und erweiterte Auflage. Bern: Huber.

Krohwinkel M (1993). Der Pflegeprozess am Beispiel von Apoplexiekranken. Baden-Baden: Nomos.

Lenz K & Nestmann F (Hrsg.) (2009). Handbuch Persönliche Beziehungen. Weinheim: Juventa.

Matolycz E (2013). Fallverstehen in der Pflege von alten Menschen. Wien: Springer.

Nurses Association of New Brunswick (2015). Standards for the Therapeutic Nurse-Client Relationship. (www.nanb.nb.ca; Zugriff am 30.06.2018).

Piercy KW (2000). When it is more than a job: close relationship between home health aides and older clients. In: Journal of Aging and Health. 12. Jg., Heft 3, 362–387.

Pillen A. (2002). Gerechtigkeit und gute Pflege. In: Pflege. 15. Jg., Heft 5, 163–169.

Pohlmann M (2006). Die Pflegende-Patienten-Beziehung. Ergebnisse einer Untersuchung zur Beziehung zwischen Patienten und beruflich Pflegenden im Krankenhaus. In: Pflege. 19. Jg., Heft 3, 156–162.

Pohlmann M (2005). Beziehung pflegen. Eine phänomenologische Untersuchung der Beziehung zwischen Patienten und beruflich Pflegenden im Krankenhaus. Bern: Huber.

Pschyrembel Online (2016). Beziehung. (https://www.pschyrembel.de/Beziehung/T011G/doc/; Zugriff am 24.07.2018).

Rogoll-Adam R, Josuks H, Adam G & Schleinitz G (2011). Professionelle Kommunikation in Pflege und Management. Ein praxisnaher Leitfaden. 2., aktualisierte Auflage. Hannover: Schlütersche.

Shattell M (2005). Nurse bait: Strategies hospitalized patients use to entice nurses within the context of the interpersonal relationship. In: Issues in Mental Health Nursing. 26. Jg., Heft 2, 205–223.

Sheldon LK (2013). Establishing a therapeutic relationship. In: Sheldon LK & Foust J (Hrsg.). Communication for nurses. Talking with patients. 3. Auflage. Burlington: Jones & Bartlett Learning, S. 59–75.

Sielert U & Mahnert RB (2012). Körperkontakte in pädagogischen Kontexten. In: Schmidt RB & Schetsche M (Hrsg.): Körperkontakt. Interdisziplinäre Erkundungen. Gießen: Psychosozial-Verlag, S. 141–160.

Statistisches Bundesamt (2017). Gesundheit. Personal. Fachserie 12 Reihe 7.3.1. Wiesbaden (https://www.destatis.de/.../Gesundheit/Gesundheitspersonal/PersonalPDF_2120731.pdf%?_blob=publicationFile; Zugriff am 20.07.2018).

Stemmer R (2003). Zum Verhältnis von professioneller Pflege und pflegerischer Sorge. In: Deutscher Verein für Pflegewissenschaft e.V. (Hrsg.): Das Originäre der Pflege entdecken. Pflege beschreiben, erfassen, begrenzen. Pflege & Gesellschaft Sonderausgabe. S. 43–62.

Teising M (2004). Die Pflegebeziehung – Psychodynamische Überlegungen. In: Pflege. 17. Jg., Heft 5, 312–318.

Uzarewicz C (2003). Das Konzept der Leiblichkeit und seine Bedeutung in der Pflege. In: Deutscher Verein für Pflegewissenschaft e.V. (Hrsg.). Das Originäre der Pflege entdecken. Pflege beschreiben, erfassen, begrenzen. Pflege & Gesellschaft, Sonderausgabe. S. 13–26.

Uzarewicz C & Moers M (2012). Leibphänomenologie für Pflegewissenschaft – Eine Annäherung. In: Pflege & Gesellschaft. 17. Jg., Heft 2, 101–119.

Watzlawick P, Beavin JH, Jackson DD (2000). Menschliche Kommunikation: Formen, Störungen, Paradoxien. Bern: Huber.

Wied S & Warmbrunn A (Hrsg.) (2012). Pschyrembel Pflege. 3. Auflage. Berlin: de Gruyter.

Williams A (2001). A literature review on the concept of intimacy in nursing. In: Journal of Advanced Nursing. 33. Jg., Heft 5, 660–667.

Zum Weiterlesen

Fleige G & Philipp M P (2011). Patientensouveränität als Chance – neue Handlungsspielräume für Krankenhäuser. In: Fischer A & Sibbel R (Hrsg.). Der Patient als Kunde und Konsument. Wieviel Patientensouveränität ist möglich? Wiesbaden: Gabler, S. 104–124.

Käppeli, S. (2004). Vom Glaubenswerk zur Pflegewissenschaft. Bern: Huber.

Kleinknecht M, Neuhaus TJ, Gehring TM & Landolt MA (2009). Die Beziehung zum interdisziplinären Behandlungsteam aus Sicht nierentransplantierter Jugendlicher. In: Pflege. 22. Jg., Heft 4, 287–296.

Kraus B (2006). Lebenswelt und Lebensweltorientierung. Eine begriffliche Revision als Angebot an eine systemisch-konstruktivistische Sozialarbeitswissenschaft. In: Kontext. Zeitschrift für systemische Therapie und Familientherapie. 37 Jg., Heft 2, 116–129.

Shattell M (2004). Nurse-patient interaction: a review of the literature. In: Journal of Clinical Nursing. 13. Jg., Heft 6, 714–722.

2 Pflegebeziehung gestern und heute

Julia Lademann

In diesem Kapitel gilt es zu beleuchten, inwieweit der geschichtliche Hintergrund des Pflegeberufes die Gestaltung der pflegerischen Beziehung zwischen Pflegefachperson und Patient bzw. Klientin prägt. So gilt es, sich den Einfluss einer ursprünglich religiösen Motivation zur Pflege bewusst zu machen sowie zu hinterfragen, inwiefern das Ideal der bürgerlichen Frau, die dem Wohle des Patienten dient und der Medizin zu Diensten ist, noch heute auf die Pflege nachwirkt. Durch die zunehmend naturwissenschaftliche Ausrichtung der gesundheitlichen Versorgung von Patienten und Patientinnen geriet seit Beginn des 20. Jahrhunderts der Faktor Menschlichkeit in den Hintergrund. Durch den Aufbau einer »quasifamiliären« Beziehung sollte die Pflege dieses Problem lösen, was allerdings keine professionelle Lösung darstellen kann. Warum es wichtig ist, sich mit der eigenen Motivation für einen Pflegeberuf zu befassen, soll vor allem im Rahmen der Auseinandersetzung mit dem so genannten Helfersyndrom deutlich werden. Dabei gilt es zu betrachten, inwiefern es sich nicht um ein ausschließlich individuell zu verantwortendes Problem handelt: Für den nicht geringen Anteil gesellschaftlicher und beruflicher Rahmenbedingungen soll hier sensibilisiert werden. Weiterhin gilt es den Wandel zu betrachten, dem die Rolle des Patienten im Gesundheitssystem in den letzten zwei bis drei Jahrzehnten unterliegt: Vom passiven Erleider bis zum aktiven Kunden oder Konsumentin einer gesundheitsbezogenen Dienstleistung. Dies hat enorme Auswirkungen auf die Interaktion und Kommunikation und somit auf die berufliche Beziehungsgestaltung. Ebenfalls von hoher Relevanz hinsichtlich einer professionellen Beziehung ist, wie Pflegefachpersonen mit Gefühlen von Patientinnen und Klienten umgehen sowie mit eigenen Gefühlslagen. Empathie, als die Fähigkeit zum bewussten und vorurteilsfreien Nachvollziehen von Gefühlen und Gedanken Anderer stellt eine grundlegende Kompetenz bei helfenden Berufen dar. Dies gilt es näher zu beleuchten, um die Notwendigkeit zur Entwicklung von empathischer Kompetenz im Rahmen einer professionellen Beziehungsgestaltung in der Pflege zu verdeutlichen.

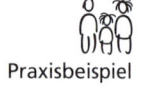
Sonja Klein studiert Pflege im 2. Semester. Wenn sie zwischen den Lehrveranstaltungen Zeit hat, geht sie gerne in die Bibliothek. Will sie nicht gerade für eine Hausarbeit oder ein Referat etwas gezielt recher-

chieren, macht sie es sich im Zeitschriftensaal in einem der Sessel bequem. Hier liegen einige interessante aktuelle pflegerische Fachzeitschriften aus. Sie blättert in der Zeitschrift »Heilberufe / Das Pflegemagazin«. Diese verfügt über eine Rubrik *Schülerseiten* in welcher ihr ein Artikel mit dem Titel »Bist Du bereit, Dich zu opfern?« (Eggert 2015, S. 61) auffällt. Aufmerksam liest sie den von dem Kranken- und Gesundheitspflegeschüler Franz Eggert verfassten Bericht zu seinen Erfahrungen über »Nächstenliebe in der Pflege«. Der Artikel beginnt folgendermaßen: »Wer in die Pflege geht, mag Menschen. Ihn zeichnet in besonderem Maße Empathie und die Bereitschaft, uneingeschränkt den Schwachen und Kranken zu helfen, aus. Nicht selten gehen Pflegende dabei bis zur Selbstaufgabe. Diese Charaktereigenschaften scheinen heute nicht häufig aus Kostengründen ausgenutzt zu werden.« (Eggert 2015, S. 61). Der Autor des Artikels stellt fest, dass nicht wenige seiner Kollegen und Kolleginnen unter Nächstenliebe verstehen, sich für Patienten und Patientinnen aufzuopfern. Im Gespräch mit einem guten Freund und Kollegen gesteht er, dass er sich selbst nicht als »aufopferungsvollen Samariter« sieht. Dieser zeigt sich erschüttert und erläutert, dass es doch gerade darum in der Pflege gehe: Opfer zu bringen, um wahre Nächstenliebe zu beweisen. Dies könne man z. B., indem Überstunden geleistet werden ohne sich arbeitsrechtlich dagegen zu wehren. Auch an Streiks oder berufspolitischen Kundgebungen würde er nicht teilnehmen – schließlich trage man ja die Verantwortung zur Versorgung der Patienten und Patientinnen. Franz Eggert sieht das anders – ein berufspolitisches Engagement hält er gerade für notwendig um eben die pflegerische Versorgung zu verbessern. Den Artikel schließt er so ab: »Keine Frage, ich bin davon überzeugt, dass man den Pflegeberuf nur dann gut ausüben kann, wenn man ein gewisses Maß an Liebe, Sensibilität und Respekt für andere Menschen aufbringen kann. Aber ich denke auch, dass es eine Grenze des Zumutbaren gibt. Und dass es völlig legitim sein müsste, auch mal ›Nein‹ zu sagen – zu Überstunden, chronischer Unterbesetzung aus Kostengründen und wachsenden Aufgabenbereichen. Aus reiner Selbstliebe.« (Eggert 2015, S. 62). Sonja Klein lässt die Zeitschrift langsam sinken und bemerkt, dass sich ein Studienkollege von ihr, Tarek Arslan, neben sie gesetzt hat. »Hier lies mal« hält sie ihm auffordernd die Zeitschrift hin »Lass uns mal einen Kaffee trinken gehen, dann erzähle ich dir meine Erfahrungen dazu.« flüstert er ihr zu, nachdem er ebenfalls den Artikel gelesen hat. Die beiden verlassen die Bibliothek. »Ich habe auch so einen Kollegen« sagt Tarek Arslan, »der brüstet sich immer damit, wie viele Überstunden er dauernd macht und dass man das eben macht als guter Pfleger. Aber ich finde, er verhält sich nicht sehr empathisch im Umgang mit den Patienten.« »Ja« sagt Sonja Klein »und ich kenne Kollegen, die arbeiten weder eine Minute mehr, noch scheinen sie Nächstenliebe oder Empathie überhaupt zu kennen. Aber ich habe gerade eine tolle Praxisanleiterin, die geht so einfühlsam mit den Patientinnen um. Die macht dauernd Überstunden und opfert sich wirklich auf. Ich frage mich, wie

> sie das macht und wie lange das gut geht.« »Es muss doch einen Weg dazwischen geben. Oder was meinst du?« fragt Tarek Arslan. »Ja, unbedingt!« entgegnet Sonja Klein. »Ich glaube ich habe jetzt ein gutes Thema für meine noch ausstehende Hausarbeit gefunden. Ich werde mal mit der Dozentin darüber sprechen.«

2.1 Wandel von pflegerischem Berufsbild und Patientenrolle

Historisches Selbstverständnis der Krankenpflege

Die Geschichte der beruflichen Pflege zeigt, dass das Selbstverständnis pflegerischer Arbeit gerade in den letzten hundert Jahren einem starken Wandel unterlegen war und immer noch ist (Lademann 2018). Dies hat u. a. einen enormen Einfluss auf die Bedeutung und Ausgestaltung der Beziehung zwischen Pflegefachperson und pflegebedürftiger Person. Blickt man historisch zurück wird deutlich, dass die Versorgung von kranken Menschen in christlich geprägten Gesellschaften ganz entscheidend vom Gebot der Nächstenliebe (als Ausdruck von Gottesliebe) motiviert war. Dabei haben sich vor allem Angehörige christlicher Ordensgemeinschaften, d. h. Mönche und Nonnen, der Betreuung Kranker und Armer im Sinne eines »Liebesdienstes« gewidmet. Die Ausübung von Heilkunde war Angelegenheit von Klöstern, die bis zum frühen Mittelalter nicht zwischen Medizin und Pflege unterschied. Mit der Ablösung der Klosterheilkunde durch die naturwissenschaftlich fundierte Medizin wurde die Pflege den Ordensgemeinschaften überlassen. Im Zuge der Reformation und darauf folgenden Säkularisierung kam es vor allem in protestantischen Ländern zur Auflösung vieler Pflegeorden. Infolge dieser Krise in der Kranken- und Armenversorgung haben Städte und Gemeinden mit der Entwicklung öffentlicher Fürsorgesysteme reagiert. Als Personal dienten sogenannte Lohnwärterinnen bzw. Lohnwärter. Es handelte sich bei diesen überwiegend um Frauen und Männer aus sozial prekären Schichten, die ohne Ausbildung und für wenig Lohn erstmals die Krankenpflege als bezahlte und damit im weitesten Sinne als berufliche Tätigkeit ausgeübt haben (Bischoff 1997). Das Selbstbild der frühen Krankenpflege war demnach zunächst von einem spirituellen-religiösen und später einem materiellen-erwerbsmäßigen Entlohnungssystem geprägt. Dies lässt unterschiedliche Auswirkungen auf die Beziehungsgestaltung mit pflegebedürftigen Personen vermuten.

Entwicklung zum modernen Dienstleistungsberuf

Mit der Entwicklung der Pflege von der »Berufung« zum modernen Dienstleistungsberuf und einer Profession, geht seit etwa zwanzig Jahren ein Wandel der Rolle von Patientinnen und Patienten im Gesundheitswesen einher. Dieser beeinflusst die Beziehungsgestaltung ebenfalls maßgeblich: Die moderne Patientenrolle soll sich nicht mehr durch Passivität und bestenfalls aktiver Behandlungs- bzw. Versorgungstreue (Compliance) auszeichnen, sondern durch größtmögliche Selbstbestimmung und Selbstbeteiligung. Flankiert wird diese Diskussion von Effizienzbestrebungen und damit der Einführung marktwirtschaftlicher Elemente im Gesundheitssystem. Das hat zur Folge, dass sich das Rollenspektrum der Nutzerinnen von Patienten über Klientinnen bis hin zu Kundinnen und Verbrauchern erweitert (Dierks & Schwartz 2012, Hoefert & Klotter 2011, Fischer & Sibbel 2011, Müller & Thielhorn, 2000).

2.1.1 Historisch geprägtes Berufsbild Pflege

Mittlerweile lässt sich die Verberuflichung der Krankenpflege nach dem zweiten Weltkrieg in Deutschland als Entwicklung vom »Liebesdienst« zum »modernen Frauenberuf« beschreiben (Kreutzer 2005). In den letzten zwei Jahrzehnten haben darüber hinaus Pionierinnen aus dem Pflegeberuf auch in Deutschland mit dem Weg der Akademisierung einen wichtigen Schritt in Richtung Professionalisierung eingeschlagen (Lademann 2018). Dennoch zeigt sich bis heute, dass Fremd- und Selbstverständnis dieses modernen Gesundheitsberufes noch immer von traditionellen Vorstellungen geprägt sind. Die Entwicklung der Kranken- und Altenpflege zum Beruf ist zum einen auf die Notwendigkeit einer systematischen Qualifizierung für die Ausübung von pflegerischen Tätigkeiten und zum anderen durch die von der Frauenbewegung unterstützten Etablierung der freiberuflichen Krankenpflege zurückzuführen. Die Bedeutung der kirchlichen Pflege hat nicht zuletzt auch deshalb abgenommen, weil deren caritatives Leitbild mit der biomedizinisch orientierten Medizin nur schwer in Einklang gebracht werden konnte. Zusätzlich kam es immer wieder zu Konflikten, die sich aus der Frage ergaben, wem die Pflegenden letztendlich unterstellt seien: Dem Mutterhaus oder der Ärzteschaft? (Panke-Kochinke 2001). Es lässt sich erahnen, dass eine Diskussion dieser Frage kaum im Hinblick auf die Belange der Patienten und Patientinnen (jenseits humanistisch-spiritueller und biomedizinischer Aspekte) geführt wurde.

Konflikte hinsichtlich der Hierarchie zwischen Pflege und Medizin bestehen bis heute. Darüber hinaus scheint die pflegerische Berufsgruppe nach wie vor das »Erbe« der caritativ-humanen Zuwendung zu tragen: Sie soll den Mangel an Menschlichkeit im Gesundheitssystem, der sich in erster Linie aus der krankheitszentrierten Sicht- und Handlungsweise sowie der zunehmenden Ökonomisierung ergibt, mit liebevoller Zuwendung lindern (Bischoff 1997). Die Entwicklung humaner, »ganzheitlicher« oder patientenorientierter Pflegekonzepte können als sinnvolle Ergänzung oder Gegenpart der naturwissenschaftlich dominierten Medizin verstanden werden. Tatsächlich sollten alle modernen Gesundheitsberufe Patienten und Patientinnen mit ihren gesundheitlichen Belangen umfassend betrachten: Eine bio-psycho-soziale Perspektive auf die Situation von Patientinnen und Patienten verspricht jedenfalls eine Öffnung der historisch gewachsenen beruflichen »Scheuklappen«. Der weithin beklagte Mangel an Menschlichkeit geht alle Gesundheitsberufe an. Im Fokus ihrer Bemühungen sollten

Vom »Liebesdienst« zum »modernen Frauenberuf«

»Ganzheitliche« Pflege vs. naturwissenschaftlich dominierte Medizin

die Belange der Patienten und Klientinnen stehen. Allerdings wurden und werden diese bis heute eher als »Objekte« der gesundheitlichen Versorgung verstanden: Was und wie etwas für sie »gut« ist, bestimmt ganz überwiegend der Gesundheitsexperte. Dies prägt die Beziehung zwischen den Patienten und den Professionellen ganz entscheidend. Der derzeitige Wandel der klassischen passiven Patientenrolle zum mündigen aktiven Nutzer im Gesundheitssystem wird die Beziehungsgestaltung deutlich beeinflussen (▶ Kap. 2.1.2).

Vergeschlechtlichung der Pflege

Der moderne Pflegeberuf trägt darüber hinaus noch ein zweites »Erbe«, von dem anzunehmen ist, dass es die Beziehung zwischen Pflegefachpersonen und den zu Pflegenden entscheidend prägt: Die Vergeschlechtlichung ihrer Tätigkeit – einer Entwicklung, die mit der Verberuflichung zu einem »typischen Frauenberuf« einherging. Als Ausgangspunkt kann der Mangel an geeigneten Pflegepersonen (vor allem in der Krankenhausversorgung) betrachtet werden. Das Lohnwärtertum war vor allem aus Sicht der Mediziner keine geeignete Lösung, da die Wärter offenbar ihren Anordnungen intellektuell nicht folgen konnten. Auch die bildungsbezogenen Voraussetzungen der Lohnwärterinnen wurden nicht als ausreichende Grundlage für eine fundierte Ausbildung erachtet (Panke-Kochinke 2001). Mit der Etablierung des Bildungsbürgertums im 19. Jahrhundert entwickelte sich die so genannte bürgerliche Frauenrolle. Bischoff (1997) beschreibt in ihrer Analyse zur Berufstätigkeit von Frauen in der Krankenpflege anschaulich, wie diese die entstandene Lücke im gesundheitlichen Versorgungssystem sehr gut füllen konnten: Sie verfügten über ein gewisses Maß an Bildung sowie über die »weiblichen Tugenden« einer bürgerlichen Frau. Hierzu zählten z. B. die Emotionalität, die sich in der selbstlosen Liebe innerhalb der eigenen Familie ausdrücken sollte, sowie die Unterordnung unter das männliche Geschlecht. Damit schienen Frauen dieser Gesellschaftsschicht geradezu prädestiniert, die Rolle der selbstlos dienenden Hilfskraft für den Patienten und Assistenzkraft für den Arzt einzunehmen. Dabei erfolgte die Begründung dieses Dienstes im Namen der Liebe nicht nur spirituell-religiös sondern auch biologistisch-geschlechtlich motiviert. Da Frauen diese Tugenden »von Natur aus« mitbringen, so die Vorstellung, könnten sie diese – solange sie keine eigene Familie haben – in der Krankenpflege nutzbar machen. An dieser Stelle ist von besonderem Interesse, dass hier erstmals Normen zum Wesen und auch zur Gestaltung der pflegerischen Beziehung gesetzt wurden: Sie sollte analog zur selbstlosen Liebesbeziehung innerhalb von Familie ausgestaltet werden (Bischoff 1997). Frauen mit »bürgerlichen Tugenden« – so die Vorstellung – konnten nicht nur dem Mangel an adäquatem Personal beggnen, sondern, wie bereits oben angemerkt, einen Ausgleich zum zunehmend deutlich werdenden Mangel an Humanität in der Gesundheitsversorgung bieten.

Auswirkungen der Unklarheit im pflegerischen Selbstverständnis auf die Pflegebeziehung

Mittlerweile wird diese »quasi-familiale Beziehung zwischen Patient und Pflegekraft« (Bischoff, 1997, S. 182) unter dem Aspekt der Nähe-Distanz-Problematik der (helfenden) Dienstleistungsberufe kritisch reflektiert (▶ Kap. 4.2). Dennoch ist die Frage, wie eine Beziehung professionell gestaltet werden kann, noch nicht hinreichend beantwortet. Dies liegt nicht nur an offenen Fragen zur direkten Beziehungsgestaltung in der Pflege, sondern auch daran, dass die Frage, was Pflege ist und tut bzw. sein und tun soll, nicht abschließend geklärt ist. Diese Unklarheit im pflegerischen Selbstverständnis überträgt sich auf die berufliche Rolle, was die Ausgestaltung einer professionellen Beziehung maßgeblich erschwert. Selbst wenn die Wirkmacht der dargestellten historischen Leitbilder (vom Liebesdienst im familiären Kontext) kritisch reflektiert wird, scheint eine angemessene berufliche Identität durch ein bloßes »Weglassen« derselben kaum denkbar, weil damit eine Art »ethisches Vakuum« entstünde. Zu füllen wäre dies mit einer beruflichen Ethik, die sich klar von den problematischen Leitbildern emanzipiert und damit die Grundlage für eine professionelle Beziehungsgestaltung bieten kann (▶ Kap. 4.1 und ▶ Kap. 6.1).

2.1.2 Pflegebedürftige, Patient, Klientin, Nutzer, Kundin

Der Wandel vom passiv-erleidenden Patienten und Pflegebedürftigen zur aktiven Kundin begründet sich zum einen darin, dass sich die Betroffenen nicht mehr ausschließlich passiv versorgen lassen wollen. Patienten und Angehörige informieren sich, holen eine Zweitmeinung ein und möchten sich an Entscheidungen hinsichtlich ihrer medizinischen und pflegerischen Behandlung beteiligen. Allerdings wird dies auch zunehmend an sie herangetragen, da das Spektrum an möglichen Interventionen immer größer wird und die Professionellen nicht alleine entscheiden können und wollen. Zum anderen führt die zunehmende Ökonomisierung im Gesundheitswesen dazu, dass Nutzer im Gesundheitswesen mehr oder weniger explizit in der Kundenrolle gesehen und so auch angesprochen werden. Dies ist der Fall, wenn es um den Kauf von pflegerischen und medizinischen Leistungen geht, bei denen ein Geschäftsvertrag die Grundlage bildet, z. B. in der ambulanten Pflege (hier wird vertraglich festgelegt, welche pflegerischen Leistungen wie oft erbracht werden; ▶ Kap. 1.6) oder bei den so genannten individuellen Gesundheitsleistungen, die Ärzte anbieten (IGeL: hierzu zählen beispielsweise bestimmte diagnostische Maßnahmen, die von den gesetzlichen Krankenkassen nicht übernommen werden, da deren Nutzen (bislang) nicht belegt ist).

Wandel in der Patientenrolle

Was prägt eigentlich die unterschiedlichen Begrifflichkeiten, mit denen diejenigen belegt werden, welche der gesundheitlichen Versorgung bedürfen? Nach wie vor weit verbreitet und lange ausschließlich verwendet, ist der Begriff des *Patienten*. Diesem wird in der Regel die klassische Krankenrolle zugeschrieben, erstmals formuliert durch den bekannten Soziologen Talcott Parsons (1951). Demnach wird eine Person in der Regel nicht dafür verantwortlich gemacht, krank zu sein und von bestimmten gesellschaftlichen Pflichten entbunden (z. B. in Form einer Krankschreibung). Gleichzeitig wird erwartet, dass ein erkrankter Mensch Hilfe aufsucht, sich dieser nicht widersetzt und alles tut, um schnellst möglich zu gesunden. Ein Patient befindet sich zumeist in einer krisenhaften Situation, die von Leid – z. B. Schmerzen – geprägt ist und die er nicht selbst lösen

Patient

kann. Damit ist er in seiner Selbstbestimmung (Autonomie) und Selbständigkeit (Souveränität) eingeschränkt und auf fremde Hilfe angewiesen (Schaeffer 2004). Ähnliches kann für eine pflegebedürftige Person angenommen werden. Oftmals werden Pflegebedürftige auch als Patienten bezeichnet, z. B. im Krankenhaus oder in der ambulanten Pflege. Von *Klienten* ist überwiegend im sozialpädagogischen und psychotherapeutischen Kontext die Rede. Auch hier befinden sich die Betroffenen in einer Notsituation und sie bedürfen fremder Hilfe. Diese konzentriert sich auf die Unterstützung von Selbstbestimmung und Selbständigkeit durch Information, Beratung, Reflexion und damit auf Strategien zur Selbsthilfe (Empowerment) (Schaeffer 2004). Während beispielsweise eine Psychiaterin einem Patienten mit einer Depressionserkrankung entsprechende Medikamente verschreibt, unterstützt der Psychotherapeut den Patienten darin, mit möglichen Ursachen und Auswirkungen der Depression souverän umzugehen. Der Begriff der *Kundin* (auch Verbraucherin) betont deren Rolle als Konsumentin einer gesundheitsbezogenen Leistung. So wird beispielsweise in der zunehmend nach marktwirtschaftlichen Gesichtspunkten (d. h. es besteht ein geldwertorientiertes Angebot) organisierten ambulanten Pflege statt von Patienten von Kunden gesprochen. Allerdings unterscheidet sich ein »echter« Kunde dadurch, dass er in seiner Autonomie und Souveränität eben nicht eingeschränkt ist. Ein Kunde kann frei entscheiden ob, wann und bei wem er ein Konsumgut erwirbt. Im Krankheits- und Pflegefall kann eine Person in der Regel nicht frei darüber entscheiden ob, wann und bei wem sie welche Hilfe in Anspruch nimmt (Schaeffer 2004). Der Begriff des *Nutzers* im Gesundheitswesen wird im deutschsprachigen Raum seit etwa 15 Jahren verwendet und ist sehr breit angelegt. Der Sachverständigenrat zur Begutachtung der Entwicklung im Gesundheitswesen hat in seinem Gutachten 2000/2001 folgende Definition vorgelegt:

> »Nutzer des gesundheitlichen Versorgungssystems lassen sich entsprechend der gewählten Perspektive unterschiedlich gruppieren. ›Bürger‹, ›Versicherte‹ und ›Patienten‹ repräsentieren eine Unterscheidung nach Interessenlagen, die Begriffe ›Kunde‹ und ›Konsument‹ orientieren sich eher an ökonomischen Aspekten der Gesundheitsversorgung« (SVR 2000/2001, S. 40).

Dieser Nutzerbegriff umfasst sowohl potenzielle als auch aktuelle Leistungsempfänger im Gesundheitswesen. Er impliziert eine gewisse Neutralität hinsichtlich inhaltlicher Zuschreibungen und verweist gleichzeitig auf die Vieldeutigkeit seiner Verwendung (Ewert 2012).

Interessant ist nun sich zu vergegenwärtigen, wie die verschiedenen Begrifflichkeiten und deren Zuschreibungen die Beziehung zu den Professionellen bestimmen (▶Tab. 2.1). Außerdem führen die unterschiedlichen Begriffe auch zu unterschiedlichen Versorgungsstrategien. Wird eine *Patientin* oder ein *Pflegebedürftiger* als passiv leidender Mensch mit stark eingeschränkter Selbständigkeit und Selbstbestimmung betrachtet, geraten sie leicht zum »Objekt« der Versorgung. Ärztin oder Pflegefachperson begegnen Erkrankten und Pflegebedürftigen in einer wohlmeinend paternalistischen (bevormundenden) Haltung mit der Begründung, dass sie als

Professionelle wissen, was für die Betroffenen »am besten« ist. Dies kann mit einer anwaltschaftlichen Perspektive einhergehen, in der versucht wird, die Situation aus Sicht der Betroffenen zu betrachten und gemäß deren Anliegen zu handeln. Einem *Klienten* wird klar eine teilaktive Rolle zugeschrieben. Es bestehen zwar gewisse Einschränkungen hinsichtlich Selbstbestimmung und Selbständigkeit, welche eine professionelle Intervention erforderlich machen, dennoch bestimmen Klienten ihre Versorgung zunehmend mit. Dies ist auch erklärtes Ziel professioneller Handlungen, indem Autonomie und Souveränität der Klientinnen ausdrücklich unterstützt und gefördert werden. Es handelt sich hierbei um *Empowerment* – einer Strategie, die Menschen dazu befähigen soll, über ihre Belange wieder eigenmächtig zu entscheiden und diese selbst zu gestalten (Gouthier & Tunder 2011). Unter einem *Kunden* wird dagegen ein souverän handelnder Mensch verstanden, welcher Angebote auf freiwilliger Basis und gemäß ökonomischer aber auch individueller Kriterien in Anspruch nimmt. Dies hat zur Folge, dass sich Professionelle in erster Linie als Leistungsanbieter verstehen, die den Kunden die Verantwortung für Entscheidungen ihrer gesundheitlichen Versorgung weitestgehend selbst überlassen. Der Begriff der *Nutzerin* erscheint weitgehend neutral hinsichtlich spezieller Zuschreibungen, womit verschiedene Beziehungskonstellationen und Versorgungsstrategien denkbar sind.

Tab. 2.1: Begrifflichkeiten, Zuschreibungen und Versorgungsstrategien für pflegebedürftige und kranke Menschen im Gesundheitswesen (nach Dierks & Schwartz 2012, Ewert 2012, Gouthier & Tunder 2011, Schaeffer 2004, SVR 2000/2001)

Begriff	Zuschreibung	Beziehungskonstellation Versorgungsstrategie
Patient/in Pflegebedürftige/r	eher passive Krankenrolle mit Rechten und Pflichten; leidend, erduldend, nicht kompetent; Autonomie und Souveränität stark eingeschränkt	paternalistisch bis anwaltschaftlich; Patient als »Versorgungs-Objekt«
Klient/in	teilaktive Rolle im sozialpädagogischen und psychotherapeutischen Kontext; Autonomie und Souveränität eingeschränkt, dennoch teilweise vorhanden	teilweise anwaltschaftlich; Teilautonomie wird anerkannt; Entscheidungs- und Handlungskompetenzen werden gezielt gefördert (Empowerment)
Kunde/Kundin Verbraucher/in Konsument/in	impliziert aktive Rolle; Begriff bezieht sich auf Menschen, die sich nicht in einer existenziellen Notsituation befinden und in ihrer Autonomie uneingeschränkt sind	bestimmt durch marktwirtschaftliche Prinzipien; Verantwortungsübergabe an Kunden
Nutzer/in	beinhaltet aktive und passive Rollenelemente; breite Ansprache hinsichtlich aktueller und potenzieller Nutzung des Gesundheitswesens; erscheint weitgehend neutral hinsichtlich spezieller Zuschreibungen	alle oben genannten Konstellationen und Strategien denkbar

Dass kranke bzw. pflegebedürftige Menschen im Gesundheitswesen nicht mehr als ausschließlich passive Versorgungsempfänger verstanden werden, entspricht sicher zunehmend ihrer Situation und ihren Wünschen. Gerade Betroffene mit chronischen Erkrankungen sind eben nicht *nur* krank und müssen ihr Leben oft jahre- und jahrzehntelang trotz und mit Erkrankung weitgehend selbst gestalten. Der Sachverständigenrat betont daher die aktive Seite der Patienten als künftige Nutzer im Gesundheitssystem:

> »Die Rolle der Patienten ist im Wandel begriffen. Waren sie in der Vergangenheit vor allem diejenigen, die sich auf die Fürsorge, die Bedarfsgerechtigkeit und die Qualität der Entscheidungen anderer verlassen wollten oder mussten, könnten sie zukünftig eine Rolle als eigenständige ›dritte Kraft‹ im Gesundheitswesen übernehmen« (SVR 2000/2001, S. 40).

Ruf nach mehr Selbstbestimmung von Patienten

Der Ruf nach mehr Selbstbestimmung hat sowohl einen gesellschafts- als auch gesundheitspolitischen Hintergrund und wird auch wissenschaftlich-theoretisch begründet: Wer sich selbst aktiv in seine Gesundung einbringt bzw. sein Leben mit einer chronischen Erkrankung weitgehend selbstbestimmt organisiert, kann nachhaltig profitieren (Hoefert & Klotter 2011). Dazu müssen die Betroffenen zunächst einmal von den Professionellen in das Versorgungsgeschehen einbezogen werden. Das Stichwort hierfür lautet *Partizipation* (Hart 2012). In der Medizin kann dies z. B. in Form von »shared decision making« erfolgen. Das bedeutet, dass die Patientin bzw. der Nutzer in die Entscheidungsfindung hinsichtlich der ärztlichen Versorgung einbezogen wird (Gouthier & Tunder 2011). In der Pflege bedeutet es, dass der Pflegebedürftige beispielsweise im Pflegeprozess bei der Bedarfsermittlung, dem Formulieren von Pflegezielen und der Auswahl pflegerischer Interventionen einbezogen wird. Um wirklich partizipieren zu können, benötigen die Betroffenen allerdings gewisse Kompetenzen, um mitentscheiden und sich als »dritte Kraft« (SVR 2003, S. 44) oder als so genannte »Koproduzenten von Gesundheit« (Dierks & Schwartz 2012, S. 355) einbringen zu können. Diese Kompetenzen können beispielsweise mittels Information, Beratung und Schulung entwickelt werden.

Beteiligung, Ermächtigung, Anwaltschaftlichkeit

Beteiligung (*Partizipation*)

Durch die gezielte Beteiligung von Patientinnen und Pflegebedürftigen bei sie betreffenden gesundheitsbezogenen Entscheidungen und ihrer ärztlichen, pflegerischen und weiteren gesundheitlichen Versorgung bringen diese ihre Sichtweisen und Prioritäten ein. So können ihre eigenen Wertvorstellungen berücksichtigt und Abstimmungen mit der individuellen Lebensführung abgesprochen werden. Ziel ist eine möglichst passgenaue und adäquate Versorgung zu erreichen, die sowohl von den Betroffenen (gemäß individuell-subjektiver Kriterien) als auch den Professionellen (gemäß objektiv-fachlicher Kriterien) getragen werden kann.

> **Ermächtigung (*Empowerment*)**
>
> Auch wenn Menschen durch Krankheit, Pflegebedürftigkeit, Behinderung oder andere existenzielle Notlagen in ihrer Selbstbestimmung (Autonomie) und Selbständigkeit (Souveränität) eingeschränkt sind, verfügen sie über Ressourcen. Diese gilt es im Rahmen von Empowerment zu stärken und zu unterstützen. Ziel ist, dass Betroffene über ihre Belange wieder eigenmächtig entscheiden und diese selbst gestalten können. Eine wichtige Voraussetzung hierfür ist Partizipation sowie die Entwicklung von Entscheidungs- und Handlungskompetenzen.
>
> **Anwaltschaftlichkeit (*Advocacy*)**
>
> Wenn Patientinnen oder Klienten nicht in der Lage sind selbst zu entscheiden und/oder zu handeln, übernehmen dies die Professionellen in Form einer anwaltschaftlichen Fürsprache und Interessenvertretung gegenüber Dritten. Dabei agieren sie im Sinne der Betroffenen und orientieren sich an deren (mutmaßlichen) Willen.
> (Hart 2012; Gouthier & Tunder 2011)

Nutzer des gesundheitlichen Versorgungssystems als Kundinnen oder Konsumenten zu betrachten, wird kritisch diskutiert (Fischer & Sibbel 2011, Schaeffer 2004, SVR 2000/2001). Dies erscheint vor allem deswegen nicht angemessen, da Leistungen des Gesundheitssystems in der Regel nicht freiwillig genutzt werden und Autonomie und Souveränität eingeschränkt sind – damit werden wichtige Voraussetzungen eines »echten« Kunden nicht erfüllt (▸ Kap. 1.6). Dennoch werden Nutzer im Gesundheitswesen zunehmend mehr oder weniger explizit in der Kundenrolle gesehen und so angesprochen. Stefan Etgeton bemerkt aus Sicht der Verbraucherberatung:

Kritik am Kundenbegriff

> »Viele (gemeint sind Patienten und Versicherte, JL) werden sich sogar gegen ihren Willen in die Kundenrolle gedrängt sehen. Sie haben dann bei allen Wahloptionen keine Wahl, nicht wählen zu müssen. Ob dies die Zufriedenheit der Verbraucherinnen und Verbraucher mit ihrem Gesundheitswesen erhöht, wird erst die Zukunft zeigen« (Etgeton 2011, S. 47).

Auch wenn die zunehmende Bedeutung der Einbeziehung von Betroffenen und damit die Anerkennung deren (Teil-)Souveränität als positive Entwicklung herausgestellt wird, dürfen Grenzen und Überforderungen nicht übersehen werden (Fischer & Sibbel 2011, Hoefert & Klotter 2011, Schaeffer 2004). Angesichts der Herausforderungen, die sich an eine informierte und partizipierende Nutzerin stellen, kommen Rieder & Giesing (2011) gar zu dem Schluss, den modernen und selbstverantwortlichen Patienten als »arbeitenden Patienten« zu bezeichnen. Er soll sich informieren, muss die Informationen verstehen, soll selbst entscheiden und damit die Verantwortung übernehmen – und dies meist in einer Situation, in der er sich in einer existenziellen Krise befindet oder zumindest eine leidvolle

Überforderungsgefahr

Phase durchlebt. Daher müssen Überforderungen vermieden und Grenzen respektiert werden. In einer Studie über Versorgungsverläufe von Menschen mit HIV/Aids stellt die Autorin fest: »Gerade, weil sie alle bestrebt sind, sich als eigenständige und auf ihre Autonomie bedachte Patienten und Nutzer zu geben, entgeht ihre wachsende Hilfebedürftigkeit und Vulnerabilität der Aufmerksamkeit professioneller Akteure, ebenso ihre zunehmende Überforderung als Nutzer.« (Schaeffer 2004, S. 268). Daher gilt es genau auszuloten, wann Nutzerinnen tatsächlich selbstbestimmt entscheiden und handeln können und wann von professioneller Seite anwaltschaftlich zu agieren ist.

Vertretung von Patienteninteressen

Die neue Patienten- bzw. Nutzerrolle soll nicht nur im direkten Kontakt mit den Professionellen zum Tragen kommen sondern sich auch auf übergeordneter Ebene zeigen (Dierks & Schwartz 2012; Hart 2012). So wird beispielsweise seit 2004 die Perspektive von Patienten auf Bundesebene durch einen Beauftragten der Bundesregierung vertreten. Er unterstützt die Weiterentwicklung von Patientenrechten (z. B. Einführung des Patientenrechtegesetzes im Jahr 2013) und ist das Sprachrohr für Patienteninteressen in der Öffentlichkeit[4]. Darüber hinaus lautet in Deutschland seit dem Jahr 2011 eines der Nationalen Gesundheitsziele »Gesundheitliche Kompetenz erhöhen, Patient(inn)ensouveränität stärken«[5]. Dies soll durch qualitätsgesicherte und unabhängige Informations- und Beratungsangebote erreicht werden. Ein sinnvoller Einbezug von Nutzerinnen und Patienten im gesundheitlichen Versorgungssystem kann nur mithilfe solcher flankierender Maßnahmen erreicht werden.

Interessanterweise kommen Pflegebedürftige und das Versorgungsfeld der Pflege in der deutschsprachigen Diskussion um den Wandel der Patientenrolle kaum explizit vor. Der Diskurs über Patient-Klientin-Kundin-Nutzer wird vorwiegend aus ärztlicher oder institutioneller Perspektive geführt (Fischer & Sibbel 2011, Hoefert & Klotter 2011). In der angloamerikanischen pflegewissenschaftlichen Diskussion haben dagegen Kirk & Glendinning bereits 1998 auf die Bedeutung der Partizipation von Patienten und deren Angehörigen in der ambulanten Pflege verwiesen: Sie zeigen auf, welche Auswirkungen dies auf die Rollen aller Beteiligter hat – vor allem die der professionell Pflegenden sowie die der pflegenden Angehörigen.

Müller und Thielhorn (2000) sowie Ewert (2012) schlagen vor, die Verwendung der Begriffe Patient, Klientin oder Kunde mit Bezug zum jeweiligen Kontext zu verwenden. Möglicherweise ist es auch sinnvoll, verschiedene Facetten in Form von entsprechenden Zuschreibungen oder Eigenschaften dieser Begrifflichkeiten bei jedem Nutzer bzw. jeder Nutzerin von gesundheitsbezogenen Dienstleistungen individuell zu berücksichtigen (▶ Abb. 2.1).

---

4 www.patientenbeauftragter.de
5 www.gesundheitsziele.de

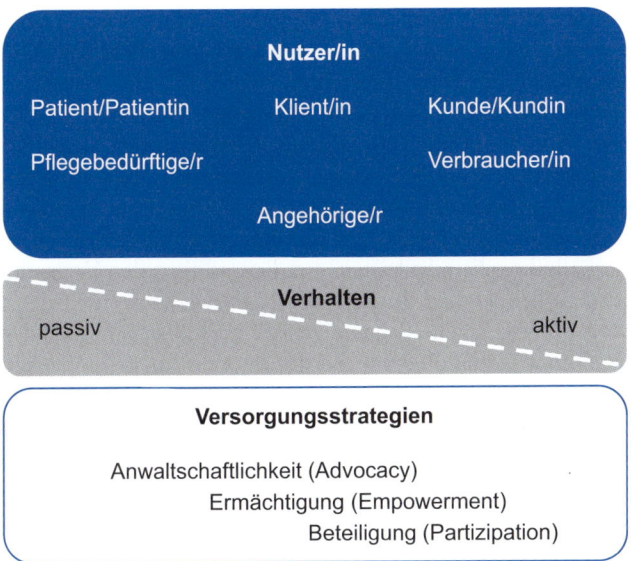

Abb. 2.1: Patienten- bzw. Nutzerrollen im Gesundheitssystem und Versorgungsstrategien (eigene Darstellung)

Für die Frage einer professionellen Beziehungsgestaltung würde dies bedeuten, Pflegebedürftige in dem ganzen Spektrum zwischen aktiver und passiver Ausprägung wahrzunehmen und ihnen entsprechend zu begegnen. Dabei könnten sie bei bestimmten Fragen als weitgehend selbstbestimmende und damit souveräne Kunden verstanden werden und gleichzeitig könnte bei anderen Aspekten eine anwaltschaftliche Haltung angemessen sein (▶ Kap. 4.5).

2.2 Zwischen Aufopferung und professioneller Dienstleistung

Sich gegenseitig zu helfen ist in engen Gemeinschaften seit Menschengedenken üblich und lebensnotwendig. Historisch betrachtet entspringt die Motivation zur beruflichen Pflege religiösen Überlegungen. Hilfebedürftige Menschen zu unterstützen ist Teil christlicher und vieler anderer Religionen und bildet damit ein wichtiges Fundament menschlicher Gesellschaften (Lademann 2018). Aufgrund von gesellschaftlichem Wandel und der Entwicklung moderner Gesundheitssysteme, ist die Versorgung und Betreuung von armen, kranken, sterbenden und anderweitig pflegebedürftigen Menschen zu einer Aufgabe geworden, die nicht mehr ausschließlich in familiären Netzwerken bewältigt werden konnte. Daher haben sich soziale, pflegerische und andere gesundheitsbezogene Berufsgruppen entwickelt. Zuvor jedoch haben Angehörige christlicher Orden (zumindest in der

Pflege als Dienst am Nächsten

europäisch-westlichen Welt) diese Aufgabe übernommen. Dabei schien eine ausgesprochen aufopfernde Haltung zur Übernahme des Dienstes am Nächsten notwendig. Diese Einstellung wurde bei der Entwicklung der modernen Krankenpflege zum Beruf beibehalten. So wurde z. B. Krankenschwestern, die innerhalb christlicher Mutterhäuser ausgebildet und beschäftigt wurden, kaum Privatleben zugestanden. Auch durften sie nicht heiraten bzw. mussten dann den Beruf aufgeben. Eine Frau könne den Dienst am Nächsten entweder im Rahmen einer pflegerischen Tätigkeit oder innerhalb ihrer Familie leisten – so die traditionellen Vorstellungen zu Geschlechterrollen. Damit ›durften‹ sie sich entweder für die einen oder die anderen aufopfern. Eigene Belange zurück zu stellen und sich der männlichen Dominanz (in Familie und Beruf) unterzuordnen kennzeichnet eine traditionelle weibliche Rolle in der Gesellschaft (▶ Kap. 2.1.1).

Spirituelle Belohnung

Vor der Entwicklung moderner Gesellschaften diente als Lohn der Aufopferung das Erreichen des eigenen Seelenheiles und stellt somit eine Art spirituelle Belohnung dar. Trotz der zurückgehenden Bedeutung religiöser Einflüsse auf die Sozial- und Gesundheitsberufe spielt eine im Kern aufopfernde Haltung weiterhin eine bedeutsame Rolle. Der Psychoanalytiker Wolfgang Schmidbauer hat dieses Phänomen unter dem Begriff des »Helfer-Syndroms« beschrieben (Schmidbauer 2002, 2000, 1999). Dabei hat er ein psychologisch erklärbares Phänomen einer sozialpsychologischen Betrachtung unterzogen. Beides zu verstehen – psychologische *und* soziale Ursachen und Folgen des Helfersyndroms – ist notwendig, um Überlegungen zur Entwicklung professioneller Gefühlsarbeit im Rahmen pflegerischer Dienstleistung anstellen zu können.

2.2.1 Helfersyndrom und gesellschaftlich-berufliche Rahmenbedingungen

In der Weiterbildung und Supervision von Menschen in sozialen Berufen (Pflege, Soziale Arbeit, Medizin, Pädagogik, Psychotherapie) stieß Schmidbauer (2000) in den 1970er Jahren auf eine wiederkehrende Problematik: Viele Angehörige helfender Berufe – so seine Beobachtung – engagieren sich sehr stark in der Unterstützung der ihnen anvertrauten und sich ihnen anvertrauenden Menschen. Hierbei erweisen sie sich als starke und kompetente Personen, denen stets am Wohl der Anderen gelegen ist. Außerhalb ihrer beruflichen Helferrolle scheinen sich dagegen viele Berufsangehörige nicht wohl zu fühlen und es kommt nicht selten zu ernsthaften psychischen Problemlagen, wie Ängsten, Depressionen und Burnout. Schmidbauer (2000, 2002) stellt fest, dass hierbei offenbar die Motivation der Helfenden eine zentrale Rolle spielt. Warum identifizieren sich Pflegefachpersonen, Sozialarbeiterinnen, Ärztinnen, Lehrer und Psychotherapeuten mit ihrer beruflichen Rolle in einer derart aufopfernden Art und Weise? Das religiöse Motiv scheint heutzutage eher vernachlässigbar, auch wenn es vor allem in der Pflege sicher noch eine gewisse Vorbildfunktion erfüllt. Vielmehr scheint ein psychisches Phänomen, das so genannte *Helfersyndrom* eine

»Hilflose Helfer«

2.2 Zwischen Aufopferung und professioneller Dienstleistung

zentrale Rolle zu spielen (Schmidbauer 1999, 2000). Schmidbauer (2000) spricht auch von *hilflosen Helfern*, da die Helfer zwar ständig hilfsbereit sind und eine *starke Fassade aufbauen*, um Andere zu unterstützen, aber unfähig sind, ihre eigenen Gefühle und Bedürfnisse wahrzunehmen und zu äußern. Darüber hinaus – so seine Hauptthese – wird das *Helfen als Abwehr sowohl von eigenen Wünschen und (Hilfe-)Bedürfnissen als auch damit verbundener Schwäche und Ängsten* eingesetzt. Hierbei handelt es sich um *psychologisch erklärbare Phänomene, die unbewusst ablaufen*. Salopp formuliert könnte man sagen: Der oder die Helfende rackert sich für Andere ab und merkt gar nicht, dass die Motivation dazu möglicherweise darin liegt, eigenen Problemlagen aus dem Weg zu gehen.

Nun liegt es auf der Hand zu fragen, warum eigene Bedürfnisse sowie Ängste und Schwächen mit einer starken Fassade kaschiert werden. Aus psychologischer Perspektive wird eine so genannte *narzisstische Kränkung in der Kindheit* vermutet (Schmidbauer 2000). Darunter wird ein starker Angriff auf das Selbstwertgefühl einer Person verstanden; dies kann beispielsweise durch eine bewusste oder unbewusste Ablehnung des Kindes durch seine Bezugspersonen erfolgen (Messer 2014). Auf narzisstische Kränkungen reagieren Menschen in der Regel sehr emotional, z. B. mit Wut oder eben mit Abwehr. Dabei erfüllt die zur Abwehr aufgebaute starke Fassade beim Helfersyndrom einerseits einen beruflichen Zweck, nämlich das ständig abrufbare Helfen. Andererseits erfüllt dieses Helfen einen eigennützigen Zweck, nämlich den der Abwehr. Während aus religiöser Perspektive aufopferndes Helfen dem eigenen spirituellen Seelenheil verhilft, stellt es aus psychologischer Perspektive für die vom Helfersyndrom Betroffenen den Versuch dar, ihre narzisstische Kränkung zu »heilen«. Die Abwehr von einem in der eigenen Kindheit erlebten Mangel, beispielsweise von Zuwendung, erfolgt unbewusst und stellt somit eine Schutzfunktion für die eigene Persönlichkeit dar.

Erklärung des Helfersyndroms

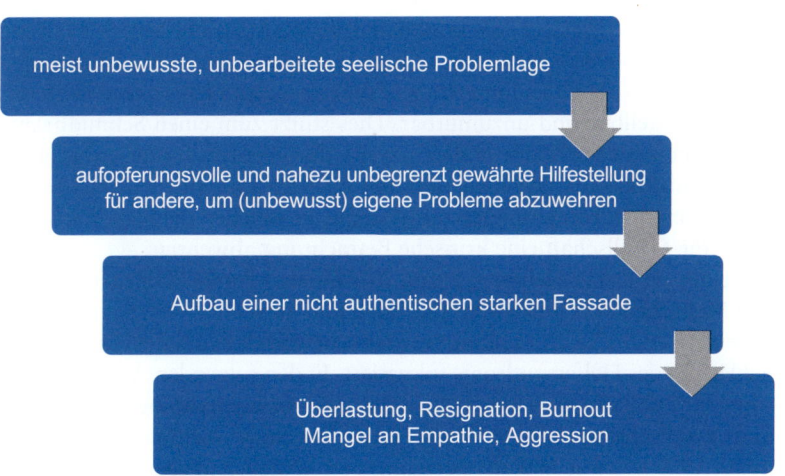

Abb. 2.2: Helfersyndrom: Ursachen und Folgen (nach Schmidbauer 2000)

Helfen als »Droge«

Mit einer solchen künstlich erstellten und omnipotenten Fassade ist es laut Schmidbauer (2000) nicht möglich, ein authentisches und offenes Verhältnis auf gleicher Augenhöhe mit Klienten zu etablieren. Aufgrund einer massiven Identifikation mit der starken Fassade fühlt sich der bzw. die Helfende den hilfebedürftigen Personen überlegen – d. h. er oder sie »muss« sich quasi überlegen fühlen, damit mögliche eigene Schwächen gar nicht erst zum Vorschein kommen können. Daher spricht Schmidbauer provokativ aber durchaus anschaulich von »Helfen als Droge« (1999, S. 39) – von anderen gebraucht zu werden »wird zum Suchtmittel« (Schmidbauer 1999, S. 21). Je stärker sich eine helfende Person präsentiert (bzw. aus einem inneren Zwang heraus präsentieren muss), umso weniger Einfühlung kann sie für hilfsbedürftige Menschen aufbringen (Schmidbauer 2000). Ein Mangel an Einfühlungsvermögen wiederrum verhindert eine professionelle Beziehungsgestaltung (▶ Kap. 2.2.2).

Schmidbauer (1999, S. 40) schlägt folgende unterschiedliche Betrachtungsweisen des Helfens vor:

- »Spontanes Helfen«, das nicht beruflich motiviert ist.
- »Helfen als rational gesteuerte, geplante Interaktion mit Tauschwertcharakter.« Dies erfolgt in den helfenden Berufen, die Hilfestellung gegen Entgelt anbieten.
- »Helfen als Suche nach narzisstischer Befriedigung […] bei gleichzeitig erhaltener Kontrollmöglichkeit.« Dies entspricht dem Helfen im Rahmen des Helfersyndroms.

Tabuisierung des Helfersyndroms

Es ist zu vermuten, dass diese Arten der Hilfe keineswegs in »Reinform« vorkommen. In der Regel erfolgt die Art und Weise der Hilfestellung unbewusst und ist daher zunächst einmal der Person selbst nicht anzukreiden. Schmidbauer ist mit seinen Thesen zum Helfersyndrom vor allem innerhalb aber auch außerhalb der helfenden Berufe stark angeeckt. Sich mit unbewussten Motiven der eigenen Hilfetätigkeit zu befassen wird als »zerstörerisch ausgelegt« (Schmidbauer 1999, S. 7). Die eigene Haltung einer heroisch-altruistischen bzw. aus Menschenliebe sich aufopfernden Hilfestellung kritisch zu hinterfragen, scheint vielen Helfern und Helferinnen unvorstellbar und unzumutbar. Dies stützt zum einen Schmidbauers These der Abwehr. Zum anderen weist die massive Tabuisierung auch darauf hin, dass es sich nicht nur um eine Angelegenheit des einzelnen Helfers handelt, sondern auch die Systeme, in welchen die Helfer arbeiten sowie die Gesellschaft eine kritische Betrachtung abwehren.

Fehlende Reflexion über das Helfersyndrom

Leider wird das Helfersyndrom oftmals als »Persönlichkeitsproblem« von Menschen in helfenden Berufen abgetan. Tatsächlich hat Schmidbauer in seinem ersten Buch »Hilflose Helfer« auf die individualpsychologische Erklärung des Helfersyndroms fokussiert. In den folgenden Ausgaben und weiteren Publikationen hat er diese um eine sozialpsychologische, berufs- und gesellschaftspolitische Perspektive erweitert (Schmidbauer 2002, 2000, 1999). Etwas plakativ formuliert er: »Nächstenliebe als Beruf zieht jene Menschen an, die das Gefühl haben, zu wenig Liebe erhalten zu haben.« (Schmidbauer 1999, S. 25). Das mag zunächst despektierlich klingen, beinhaltet aber keine Wertung. Es handelt sich um eine Beobachtung und es spricht einiges dafür, dass dies keine Zufallsbeobachtung ist, auch wenn die Pauschalisierung etwas übertrieben erscheint. Nimmt man die Folgen dieses Phänomens in den Blick, so wird deutlich, warum aus gesellschaftspolitischer Perspektive wenig daran gelegen ist, hinter die Kulissen der Motivationen helfender Berufe zu blicken.

Mangel an professioneller und gesellschaftlicher Reflexion über das Helfersyndrom:

> »Die Ideologie, dass bestimmte Personen naturgemäß bereit sind, uneigennützig und anspruchslos überall dort zu helfen, wo es notwendig ist, unterstützt (berufs-) politische Tendenzen, die Ausbeutung von Menschen in den helfenden Berufen zu rechtfertigen und den Kampf um eine gerechtere Verteilung zu blockieren. Hemmungen, über die eigenen Helfermotive nachzudenken und kritischen Abstand zu inneren Zwängen in dieser Richtung zu gewinnen, arbeiten einer konservativen Politik in die Hände« (Schmidbauer 2002, S. 10).

Die Tabuisierung von Helfermotiven auf der einen Seite und die unhinterfragte Heroisierung einer altruistisch-aufopfernden Haltung speziell in den Pflegeberufen, machen deutlich, wie Gesellschaft und Politik berufliche Pflege sehen möchten (▶ Kap. 4, Praxisbeispiel). Mit stets verfügbaren und vergleichsweise niedrig entlohnten Pflegefachpersonen und ihrem selbstlosen Einsatz kommen diese der zunehmenden Ökonomisierung des Gesundheitssystems nicht in die Quere (Messer 2014). Neben der materiellen Ausbeutung einiger Helferberufe weisen Schmidbauer (1999) mit »Helfen als Beruf. Die Ware Nächstenliebe« und Arlie Russel Hochschild (2006) mit »Das gekaufte Herz. Die Kommerzialisierung der Gefühle« auf die Gefahr der emotionalen Ausbeutung hin. Gefühlsarbeit ist ein zentraler Bestandteil vieler sozialer Dienstleistungsberufe und ganz besonders der Pflegeberufe (▶ Kap. 2.2.2).

Was kann nun aus den Erkenntnissen zum Helfersyndrom für die pflegerische Beziehungsgestaltung gelernt werden? Zunächst scheint es wichtig, sich mit den eigenen Helfermotiven auseinanderzusetzen. Sich darüber bewusst zu werden, dass möglicherweise eigene Bedürfnisse verleugnet und eigene Schwächen abgewehrt werden, ist sicher nicht angenhm. Dies stellt aber einen notwendigen Schritt zur Entwicklung einer professionellen Haltung bei der Unterstützung hilfebedürftiger Menschen dar. Dieser Prozess bedarf in der Regel einer Unterstützung von außen. Ein ausbildungs- und berufsbegleitendes Angebot an Selbsterfahrung und Supervision ist notwendig, um sich selbst und im Austausch mit anderen diesen Themen zuwenden zu können. Schmidbauer (2000) hat in entsprechenden Gruppen die Erfahrung gemacht, dass vom Helfersyndrom Betroffene dazu neigen, ihr bisheriges Verhalten als Versagen zu erleben und zu resignieren. Daher ist es notwendig selbst zu erkennen und zu erfahren, dass der Aufbau einer helfenden Haltung, die weitgehend frei von inneren Zwängen ist, sowohl den Helfenden als auch den Hilfeempfängern dient.

Notwendigkeit der Auseinandersetzung mit den eigenen Helfermotiven

2 Pflegebeziehung gestern und heute

> **Reflektierte Pflegefachperson**
>
> Nicht die scheinbar omnipotente Helferin stellt das Ideal einer professionellen Pflegefachperson dar, sondern ein authentischer, seiner eigenen Möglichkeiten und Grenzen bewusster Mensch.

Entwicklung eines kritischen Bewusstseins

Um dies entwickeln zu können, muss nicht nur der einzelne Helfer Verantwortung übernehmen, sondern auch die Gesellschaft. So gilt es, den Umgang mit den Schattenseiten der Helfermotivation zu enttabuisieren und strukturelle Voraussetzungen für eine fruchtbare Bearbeitung zu schaffen. Neben der Notwendigkeit zur Selbstkritik ist es wichtig, ein kritisches Bewusstsein für politische und gesellschaftliche Schieflagen und Zwänge zu entwickeln, welche kaum über eine Persönlichkeitsentwicklung zu beeinflussen sind (Schmidbauer 2002). Eine reflektierte, selbstkritische und gleichzeitig selbstbewusste Pflegefachperson wird ihre Bedürfnisse, unter denen eine fachlich-menschlich gute Pflege machbar ist, professionell formulieren können. Daher sind Pflegefachfrauen und -männer künftig in die Lage zu versetzen, Politik, Gesundheitswirtschaft und Gesellschaft daran zu erinnern, dass sie ebenfalls ihren Anteil zur Verwirklichung einer qualitativ guten Pflege beizutragen haben.

Entwicklung einer professionellen Helfermotivation

Für die Pflege hat Barbara Messer (2014) anschaulich dargestellt, wie Problemlagen im Zusammenhang mit dem Helfersyndrom angegangen werden können. Dabei ist zu betonen, dass Möglichkeiten und Rahmenbedingungen zur Erkennung und Bewältigung gegeben bzw. möglich gemacht werden müssen. Als Voraussetzung ist die Entwicklung einer (selbst)kritischen und konstruktiven Haltung notwendig. Wichtig scheint vor allem, nicht als vermeintlich einzelne Betroffene bei einem resignierten Erkennen stehenzubleiben sondern sich gemeinsam mit Kollegen und Kolleginnen auf den Weg zur Entwicklung einer professionellen Helfermotivation zu begeben. Dies kann im Rahmen von Ausbildung und Studium, kollegialer Beratung und Supervision bis hin zu berufspolitischer Arbeit erfolgen.

> **Helfersyndrom erkennen und bewältigen**
>
> - selbstkritische Reflexion der eigenen Helfermotivation
> - eigenes Selbstbild, Stärken und Schwächen erkennen
> - Enttabuisierung und kollegiale Solidarität entwickeln
> - Klarheit über professionelles Berufsverständnis gewinnen
> - Möglichkeiten und Grenzen wirtschaftlicher, politischer und sozialer Rahmenbedingungen erkennen und sinnvoll weiterentwickeln
>
> (Schmidbauer 2000; Messer 2014)

2.2.2 Gefühlsarbeit, Emotionsarbeit und Empathie

Gefühlsarbeit

Das Besondere der Arbeit, welche durch Gesundheitsberufe geleistet wird, besteht darin, dass sie mit und an Menschen erbracht wird. Der Begriff der »Gefühlsarbeit« (»sentimental work«) in der gesundheitlichen Versorgung wurde von dem Soziologen Anselm Strauss und Kolleginnen im Rahmen medizinsoziologischer Studien im Krankenhaus entwickelt (Herbrik 2013, Giesbauer & Glaser 2006, Strauss et al. 1980). Dies war notwendig, um einen von den Forschern und Forscherinnen beobachteten und elementaren Typus von Arbeit benennen und beschreiben zu können:

Elementarer Typus von Arbeit

> »Die Idee der Gefühlsarbeit kam uns während einer Studie über den Einfluss medizinischer Technologien auf Krankenhäuser. Die Wurzeln dieser Konzeption gehen jedoch zurück auf frühere Feldforschung über sterbende Patienten (…), vor allem auf Diskussionen über die Strategien von Krankenschwestern zur Aufrechterhaltung ihrer Fassung angesichts schwieriger Sterbefälle« (Strauss et al. 1980, S. 630).

Diese Art der Arbeit besteht aus verschiedenen Typen, wie z. B. Vertrauen herstellen, Trost spenden, Fassung bewahren.

> **Gefühlsarbeit (*sentimental work*)**
>
> Gefühle, die bei Klienten oder Patientinnen ausgelöst werden sollen (z. B. sich getröstet fühlen, Vertrauen haben, sich sicher fühlen), sind Gegenstand beruflicher Arbeit.
>
> **Beispiele für Typen der Gefühlsarbeit**
>
> - Vertrauensarbeit: Vertrauen herstellen
> - Trostarbeit: Trost spenden
> - Biografische Arbeit und Identitätsarbeit: Unterstützung bei biografischer und persönlicher Entwicklung
> - Fassungsarbeit: Aufrechterhaltung von Fassung und Selbstkontrolle in besonders kritischen Situationen bei Patienten, Angehörigen, Kolleginnen
> - Ablenkungsarbeit: für Ablenkung sorgen
>
> (Strauss et al. 1980)

Typen der Gefühlsarbeit

Gefühlsarbeit ist eingebunden in einen Gesamtarbeitsablauf, der noch weitere Arbeitstypen beinhaltet z. B. technische Arbeit (machine work), Sicherheitsarbeit (safety work), Abstimmungsarbeit (articulation work). Durch die Einbettung von Gefühlarbeit ist es oftmals erst möglich, die anderen Arbeiten durchzuführen. Sie kann z. B. kranke und pflegebedürftige Menschen in die Lage versetzen, sich auf unangenehme und schmerzhafte Maßnahmen von Diagnostik und Therapie einzulassen (Herbrick 2013).

Notwendigkeit der Gefühlsarbeit

Zur Begründung der Notwendigkeit, Gefühlsarbeit im Krankenhaus zu leisten, führen Strauss et al. (1980) an, dass gerade chronisch kranke Patientinnen und Patienten (die zunehmend die Klientel der Krankenhäuser sind) unter der Betreuung und Behandlung leiden. Durch die im Folgenden genannten Gründe können belastende Emotionen wie Angst, Wut, Verlorenheit, Verwirrung usw. entstehen:

- Medizinische Diagnostik und Therapie bergen potenziell Gefahren für Patienten und Patientinnen.
- Die medizinische und pflegerische Versorgung erfolgt durch fremde Menschen.
- Die Gesundheitsprofessionen betonen in ihrer Arbeit die instrumentell-technischen Seiten.
- Die Zunahme chronisch kranker Menschen im Krankenhaus erfordert eine längere Versorgungsdauer.

Fehlt dabei die Gefühlsarbeit, ist gut nachvollziehbar, dass sich kranke und pflegebedürftige Menschen eher als »Objekt« behandelt fühlen, denn als Mensch mit subjektiven Vorstellungen und Erleben (Herbrick 2013).

Emotionsarbeit

Arbeit an den eigenen Gefühlen

Neben der Arbeit von Anselm Strauss stellt die Studie »Das gekaufte Herz: Zur Kommerzialisierung der Gefühle« von Arlie Russell Hochschild (1990) einen weiteren wichtigen Klassiker in der Emotionssoziologie dar. Auch hier geht es um Gefühle im Zusammenhang mit beruflicher Arbeit, die bei Hochschild mit »Emotionsarbeit« (»emotional labor«) bezeichnet wird (Giesbauer & Glaser 2006, Hochschild 1990). Im Unterschied zu den Untersuchungen von Strauss und Kolleginnen steht hierbei die Arbeit an den *eigenen* Gefühlen im Vordergrund.

> **Emotionsarbeit (*emotional labor*)**
>
> Emotionsarbeit bezeichnet die Arbeit an den eigenen Gefühlen im Rahmen beruflicher Arbeit. Dazu zählt beispielsweise im Kundenkontakt stets freundlich zu sein, auch wenn als eigene Gefühle Ärger oder Trauer wahrgenommen werden (Hochschild 1990).

Dabei stehen bei Hochschild nicht die Gesundheitsberufe im Fokus, sondern Flugbegleiterinnen und andere Dienstleistungsberufe mit Kundenkontakt. So wird beispielsweise erwartet, dass sich Mitarbeiter auch in unangenehmen Situation mit Kunden stets freundlich und gelassen geben, unabhängig davon, in welchem emotionalen Zustand sie sich selbst befinden. Hochschild stellt fest, dass die Qualität personenbezogener Dienstleistung zunehmend am emotionalen Erleben der Kunden und Kundinnen festgemacht wird (Hochschild 1990, Neckel 2013). Zur Begründung der Emotionsarbeit wird demnach deren Bedeutung als ökonomischer Faktor im Wettbewerb moderner Dienstleistungsmärkte herangezogen. Anders als Strauss fokussiert Hochschild nur indirekt auf die Wirkung der Emotionsarbeit für Kundinnen und Kunden. Vielmehr erkennt sie durch ihre Forschung, was sich in den Mitarbeiterinnen und Mitarbeitern abspielen kann: Sie fühlen sich zu einer Art »mentaler Selbstmanipulation gezwungen« (Neckel 2013, S. 171), indem sie Gefühle zeigen müssen, welche sie nicht wirklich empfinden. Fühlt sich eine Mitarbeiterin z. B. von einem Kunden unfreundlich behandelt, muss sie trotzdem selbst freundlich bleiben und darf ihren Ärger nicht zeigen. Hochschild spricht daher auch von Emotions- bzw. Gefühlsmanagement (Neckel 2013, Hochschild 1990). Im schlimmsten Falle fühlen sich Mitarbeiter ihren eigenen Gefühlen gegenüber fremd bzw. entfremdet:

Verleugnung der eigenen Gefühle

> »Hochschilds Studie über das gekaufte Herz stellt die bis auf den heutigen Tag fundamentalste Kritik an dieser Entwicklung der zunehmenden Ökonomisierung der Gefühle dar. Die kommerzielle Nutzung von Emotionen läuft ihr zufolge auf eine Konditionierung des persönlichen Gefühlslebens hinaus und lässt bei den Individuen subjektives Leid und Selbstentfremdung zurück« (Neckel 2013, S. 172).

Empathie

Caring als professionelle Sorge und damit auch Gefühlsarbeit im Sinne von »sentimental work« ist ohne *empathisches* Einfühlungsvermögen in die Situation eines Patienten oder einer Klientin kaum möglich. Um z. B. Trost zu spenden, muss zunächst erkannt werden, wie sich ein Mensch fühlt, um entscheiden zu können, ob und in welcher Form er Trost als Unterstützung benötigt.

Einfühlungsvermögen in die Situation eines Patienten

Empathie

Empathie wird in der Fachliteratur vielfältig definiert. Zumeist werden folgende Komponenten als grundlegend betrachtet:

- Es handelt sich um die Fähigkeit, Gefühle, Erfahrungen und Gedanken eines anderen Menschen kognitiv nachvollziehen zu können (»Mitwissen«) und emotional bzw. affektiv nachempfinden zu können (»Mitfühlen«).
- Dabei kann die zur Empathie fähige Person klar zwischen den eigenen Gefühlen sowie Denkvorgängen und denen anderer Personen unterscheiden.
- Empathie ist ein bewusster Prozess, bei welchem andere Menschen in ihrer Befindlichkeit vorurteilsfrei wahrgenommen werden.

> Empathie im beruflichen Kontext ist erlernbar und stellt eine wichtige Voraussetzung dar, um uneigennützig Hilfestellung anbieten zu können (Wirtz 2017; Roth et al. 2016; Steins 2005).

Im Alltag beinhaltet Empathie vor allem eine emotionale, d. h. *affektive*, meist unbewusste Seite; diese kann durch verschiedene Faktoren gehemmt und gefördert werden (▶ Tab. 2.2).

Tab. 2.2: Affektive Empathie: fördernde und hemmende Faktoren (Bischoff-Wanner 2002, S. 144)

affektive Empathie fördernd	affektive Empathie hemmend
• Ähnlichkeit • Vertrautheit • Nähe • Zuneigung • Positive Stimmungslage • Humanistische Wertorientierung	• Abneigung • Fremdheit • Angst • Überforderung • Denken in Stereotypen • Egozentrismus

Kognitive Empathie als professionelle Empathie

Im beruflichen Kontext ist es notwendig, *kognitive* Empathie zu entwickeln und damit die Fähigkeit, die Perspektive eines anderen Menschen einnehmen zu können. Gefühle können »ansteckend« wirken: Freude, aber auch Trauer oder Wut, die durch andere Personen zum Ausdruck gebracht werden, können dazu führen, dass man selbst diese Emotionen verspürt – daher wird von »Gefühlsansteckung« gesprochen (Steins 2005, S. 467). Zur Empathie fähig ist, wer klar erkennt, dass das Gefühl einer anderen Person zuzuordnen ist. Bietet jemand aufgrund einer Ansteckung durch negativ erlebte Gefühle Hilfe an, tut er oder sie dies – in unbewusster Absicht – um eigene unangenehme Gefühle zu reduzieren. Daher ist sowohl das Erkennen und Nachempfinden von Gefühlen anderer notwendig als auch die Fähigkeit sich wieder davon zu distanzieren, um empathisch und damit uneigennützig Hilfe leisten zu können: »Das Empfinden von Empathie für eine Person in einer Notlage löst bei der beobachtenden Person eine Hilfsbereitschaft aus, weil diese selbstlos helfen will, ihre Motivation ist es nicht, ihren durch Gefühlsansteckung verursachten emotionalen Stress zu reduzieren.« (Steins 2005, S. 473). Da es sich um einen bewussten, nicht nur emotionalen, sondern auch kognitiven und zu gewissem Grade auch rationalen Prozess handelt, wird davon ausgegangen, dass die Fähigkeit zur Empathie vor emotionaler Verausgabung schützen kann (Wirtz 2017). Daher liegt es auf der Hand zu vermuten, dass Personen mit einem Helfersyndrom (▶ Kap. 2.2.1) nicht gut in der Lage sind, tatsächlich empathisch zu handeln.

Unterscheidung verschiedener emotionaler Phänomene

Für eine professionelle Beziehungsgestaltung im beruflich-pflegerischen Kontext ist es außerdem wichtig, sich die Unterscheidung zwischen Empathie, Sympathie (bzw. auch Antipathie) und Mitleid bewusst zu machen (▶ Tab. 2.3). Sympathie bzw. Antipathie sind emotionale und wertende Phänomene, die in der Begegnung zwischen Menschen auftreten. Diese sind an sich nicht »richtig« oder »falsch«, sollten aber in der Gestaltung einer professionellen Beziehung nicht leitend sein. Empathie kann dagegen bewusst, über einen bestimmten Zeitraum eingesetzt werden, egal ob Personen als sympathisch oder unsympathisch erlebt werden. Mitleid kennzeichnet sich dadurch aus, dass zwischen den eigenen Gefühlen und den Gefühlen einer anderen Person nicht unterschieden werden kann. Dies wiederum hat zur Folge, dass eine angemessene Unterstützung dieser Person nicht geleistet werden kann (Bäuerle et al. 2016).

Tab. 2.3: Unterscheidung zwischen Empathie, Sympathie/Antipathie und Mitleid (nach Bäuerle et al. 2016)

Gefühls-Phänomene	Kennzeichen
Empathie	»Mitwissen« (kognitiver Aspekt) und »Mitfühlen« (affektiver Aspekt), bewusst im Unterschied zur eigenen Befindlichkeit, zeitweise und wertneutral einsetzbar
Sympathie/Antipathie	individuell emotional und wertend
Mitleid	zwischen eigenen Gefühlen und Gefühlen Anderer nicht unterscheiden können

Empathie zeigt sich mit seinen kognitiven und affektiven Aspekten in der zwischenmenschlichen Interaktion. Bewusst eingesetzt, handelt es sich um einen dreischrittigen *Kommunikationsprozess*, der folgendermaßen beschrieben werden kann (Kunyk & Olson 2001):

1. Der Akteur nimmt den emotionalen Zustand der Zielperson wahr und »schwingt« (fühlt) mit.
2. Der Akteur drückt dies der Zielperson gegenüber aus (verbal und/oder nonverbal).
3. Die Zielperson nimmt die ausgedrückte Empathie wahr und erlebt diese als stimmig.

Gemäß dieser Konzeption wird die Perspektive der Person deutlich, welcher Empathie entgegengebracht wird. So können Akteure ihr »Mitwissen« und »Mitfühlen« überprüfen und eventuell gemäß den Bedürfnissen der Zielpersonen anpassen.

Die Pflegewissenschaftlerin Claudia Bischoff-Wanner hat ein Rahmenmodell für Empathie in der Pflege entwickelt (Bischoff-Wanner 2002). Dabei problematisiert sie »die frühzeitige und unkritische Übernahme des psychotherapeutischen Empathiebegriffs (verstehen, was ein anderer denkt und fühlt und dieses Verstehen kommunizieren mit dem Ziel, dem Klienten persönliches Wachstum und Persönlichkeitsveränderung zu ermöglichen) in die Pflege und damit erfolgte Gleichsetzung der psychotherapeutischen mit der pflegerischen Situation sowie die Übernahme der klientenzentrierten Methode der Gesprächsführung in der Annahme, dass alle helfenden Beziehung sich grundsätzlich ähneln.« (Bischoff-Wanner 2002, S. 243). Mit der Begründung, dass sich die pflegerische Praxis vom psychotherapeutischen Setting deutlich unterscheidet, distanziert sich die Autorin von den Überlegungen der ersten pflegewissenschaftlichen Interaktionstheoretikerinnen wie Travelbee und anderen (▶ Kap. 3.3). So erscheinen ihr deren Ausführungen als theoretische Idealbilder, welche weder von Patienten und Klientinnen noch von Pflegefachpersonen gewünscht werden. Auch problematisiert sie eine »romantisierende Auffassung von Pflege« (Bischoff-Wanner 2002, S. 268), in welcher die Beziehungen zu Pflegebedürftigen eher als private denn berufliche beschrieben werden. Pflegefachpersonen handeln nicht aufgrund persönlicher Zuneigung, sondern aus einem professionellen Berufsverständnis heraus (▶ Kap. 1.2).

Pflegespezifischer Empathiebegriff

Bischoff-Wanner (2002) entwickelt einen pflegespezifischen Empathiebegriff mit *kognitiver* Gewichtung. Als voraussetzend sieht sie hierbei eine patientenorientierte Pflegeauffassung, in welcher das individuelle Erleben und Verhalten der Pflegebedürftigen im Hinblick auf ihre gesundheitliche Situation im Vordergrund steht; dies gilt auch für als fremd empfundene Erlebensweisen und Bedeutungen. Darüber hinaus weist die Autorin darauf hin, dass nonverbale und körperliche Aspekte von Empathie (z. B. Körpersprache mittels Mimik und Gestik, Körperhaltung, Berührungen) in der Pflege eine bedeutsame Rolle spielen (▶ Kap. 3.2). Wie Strauss et al. (1980) weist sie darauf hin, dass Empathie im Rahmen beruflicher Gefühlsarbeit genau dies ist – nämlich berufliche Arbeit, für die bestimmte Kompetenzen notwendig sind.

Empathie in der Pflege

»ist ein *kognitiver, bewusster und willentlicher Akt der Perspektivenübernahme*, die sich […] in drei zusammenhängende Komponenten teilen lässt:

- Wahrnehmend (Erkennen und Interpretieren von Hinweisreizen)
- sozial-kognitiv (erkennen der Gedanken, Motive […] und
- affektiv (Erkennen von Gefühlen).

Im Prozess der Perspektivenübernahme wird, ausgelöst durch die körperlichen und verhaltensbezogenen Hinweisreize eines Patienten/Klienten […], *der innere Zustand des Patienten imaginativ konstruiert, sein Verhalten antizipiert* und seine Gefühle, Bedürfnisse, Wahrnehmungen und Definitionen der Situation im persönlichen Kontakt einer Interaktion *nichtbewertend erfasst und verstanden.*

Die Aufmerksamkeit liegt dabei auf dem Erleben des Patienten/Klienten, wobei das *Bewusstsein zweier getrennter Identitäten* aber stets erhalten bleibt.

Kognitive Empathie ist damit ein *aktiver, arbeitsförmiger Vorgang*, also als Arbeitsleistung zu verstehen und damit als *empathische Kompetenz*« (Bischoff-Wanner 2002, S. 272–273, Hervorhebungen durch die Verfasserin, J. L.).

Eine *affektiv* orientierte Empathie, welche eher im Alltag und im Rahmen persönlicher Beziehungen eine Rolle spielt, kann in einer beruflichen Beziehungsgestaltung in der Pflege durchaus auftreten. Ein emotionales Engagement ist zwar möglich, kann aber nicht erwartet oder gar erzwungen werden. Bischoff-Wanner (2002) weist darauf hin, dass frühere religiöse Motive (Nächstenliebe als Motivation für emotionales Engagement) und geschlechterspezifische Vorstellungen (mütterliche Liebe als Motivation für emotionales Engagement) auch heute noch das Idealbild einer empathischen Pflegefachperson prägen (▶ Kap. 2.1.1). Dabei wirft sie die berechtigte Frage auf, ob es beruflich Pflegenden gegenüber ethisch vertretbar ist, ständig emotionales Engagement im Sinne einer affektiv orientierten Empathie abzufordern. Die Entwicklung kognitiver empathischer Kompetenz im Rahmen eines modernen Berufsverständnisses erlaubt dagegen einen professionellen Einsatz und Umgang mit Empathie. Diese stellt sowohl für Patientinnen und Klienten als auch für Pflegefachpersonen einen wichtigen und grundlegenden Aspekt von der zu leistenden Gefühlsarbeit im Versorgungsgeschehen dar.

Kognitive Empathie als Merkmal eines modernen Berufsverständnisses

2.2.3 Wege zur professionellen Arbeit mit Gefühlen

Aus pflegepraktischer und pflegewissenschaftlicher Perspektive sind die Erkenntnisse zu Gefühls- und Emotionsarbeit sowohl von Strauss und Kolleginnen (1980) als auch von Hochschild (1990) als hochrelevant einzustufen. Während Anselm Strauss geleistete Gefühlsarbeit der Pflegeberufe sichtbar macht und deren Bedeutung hervorhebt, zeigt Hochschild auf, was diese Arbeit für Beschäftigte im personenbezogenen Dienstleistungsbereich bedeuten kann – vor allem wenn sie nicht freiwillig und gegen die eigene innere Gefühlslage erfolgt. Studien in der Pflege belegen, dass eine solche »emotionale Dissonanz maßgeblich zur Burnoutentwicklung« beitragen kann (Giesbauer & Glaser 2006, S. 68). Allerdings zeigt sich auch, dass Emotionsarbeit nicht zwingend negative Auswirkung haben muss (Neckel 2013, Nerdinger 2003). So kann die Beeinflussung eigener sowie die Gefühle anderer die eigene Selbstwirksamkeit und damit das eigene Selbstbewusstsein stärken. Ergebnisse zur Forschung von Emotionsarbeit in der Pflege deuten darauf hin, dass diese auch zur Bewältigung von Stress und damit vorbeugend von Burnout dienen kann (Giesbauer & Glaser 2006, Nerdinger 2003). Bei der Frage, inwieweit sich beruflich zu leistende Emotionsarbeit negativ oder positiv auf die Beschäftigten auswirkt, scheint vor allem die Rolle beruflicher Autonomie entscheidend. Je eher ein Mitarbeiter bzw. eine Mitarbeiterin sich gezwungen sieht, bestimmte Gefühle zu präsentieren, die seinen bzw. ihren eigenen widersprechen, umso eher scheint sich dies negativ auf die eigene Gesundheit auszuwirken. Auch können mithilfe sozialer Unterstützung durch Kollegen, Vorgesetzte und Freunde negative Effekte der emotionalen Dissonanz abgeschwächt werden (Neckel 2013, Giesbauer & Glaser 2006, Nerdinger 2003).

Berufliche Autonomie als entscheidender Faktor

Die Arbeit mit und an den eigenen Gefühlen sowie an denen von Patientinnen und Klienten zählt zu einer der wichtigsten Komponenten in der professionellen Beziehungsgestaltung. So beinhaltet das Konzept des »Caring« – der professionellen Sorge als Kern pflegerischen Handelns – Aspekte der Gefühls- und Emotionsarbeit. Dazu zählt z. B. »Angst reduzieren«, »Hoffnung stärken« und »Sicherheit herstellen und vermitteln« (Müller 2018, S. 90). Ein kompetenter Umgang mit den eigenen Gefühlen ist beispielsweise bei der Umsetzung der Caring-Kernstrategien »in Beziehung gehen und bleiben«, »ohne Gegenleistung handeln« und »Verantwortung übernehmen« (Müller 2018, S. 90) erforderlich. Tatsächlich arbeiten aber in der pflegerischen Praxis Pflegefachpersonen oftmals ohne klares beruflich-professionelles Selbstbild. Wenn dies fehlt, besteht Unsicherheit darüber, ob und inwieweit Gefühlsarbeit überhaupt ein Teil der berufliche Aufgabe darstellt (Klement 2008). Hinzu kommt, dass in der beruflichen Qualifikation kaum eine gezielte Vermittlung zur Ausübung professioneller Gefühlsarbeit stattfindet.

Unzureichende Thematisierung professioneller Gefühlsarbeit in der Pflege

Sowohl in der Pflegepraxis als auch innerhalb der Gesellschaft besteht weit verbreitet die Vorstellung, Gefühlsarbeit sei keine fachliche Berufskompetenz, sondern eine individuelle menschliche Eigenschaft, die nicht erlernbar sei. Daher verfügen beruflich Pflegende kaum über entsprechende fachliche und methodische Kompetenzen und greifen in der Regel auf individuelles und im Alltag erworbenes Erfahrungswissen zurück (Klement 2008). Dabei wird eine hohe individuelle Ausprägung zu Fürsorge und Gefühlsarbeit gemäß traditioneller geschlechtlicher Normen in erster Linie Frauen zugeschrieben. Damit verbleibt Gefühlsarbeit »auf der Ebene jener unbezahlten Selbstverständlichkeiten, die traditionell von der [weiblichen] Angehörigenpflege geleistet wurde.« (Klement 2008, S. 3283). Da der Umgang mit und die Beeinflussung von Gefühlen bei Patientinnen und Klienten tatsächlich eine sehr individuelle Angelegenheit ist, kommt ein einfaches Erlernen und Umsetzen von Regelwissen im Sinne von Standardlösungen nicht in Frage. Dennoch weist gerade diese Problematik darauf hin, dass ein professioneller Umgang unabdingbar ist: Professionen sind gerade dadurch gekennzeichnet, dass sie fachlich fundierte Einzelfalllösungen finden müssen (Oevermann 1996). Hierfür ist sowohl ein wissenschaftlich fundiertes Wissen notwendig als auch die methodische Fähigkeit zur Fallarbeit sowie ein hohes Maß an (Selbst)Reflexionsfähigkeit – all dies ist im Rahmen entsprechender Qualifizierung erlernbar. Als wesentliche Ergänzung zur Arbeit mit und an den Gefühlen der Klientinnen und Patienten stellt eine professionelle Auseinandersetzung mit den eigenen Gefühlen dar. Doch auch hier – so zeigt sich in Studien – können Pflegefachpersonen kaum auf einen erlernten Umgang zurückgreifen. Die üblicherweise negativ belegten Gefühle wie Ekel, Wut, Trauer oder Scham werden nur selten thematisiert. Um damit umzugehen, bedienen sich die beruflich Pflegenden eher alltagsweltlicher moralischer Kategorien, z. B. »man muss sich zusammenreißen« (Klement 2008, S. 3284), da eine fachliche Basis zum professionellen Umgang fehlt.

Fehlen einer fachlichen Basis zum professionellen Umgang mit Gefühlen

Empathie stellt sowohl eine Voraussetzung als auch ein Instrument der Gefühlsarbeit in der Umsetzung einer beziehungsorientierten pflegerischen Unterstützung dar. Nicht jede bzw. jeder, die bzw. der einen Gesundheits-

Notwendigkeit von Wissen über menschliche Emotionen

oder Sozialberuf erlernt, verfügt »automatisch« über die Fähigkeit zur reflektierten Empathie. Je nach familiärer und gesellschaftlicher Sozialisation verfügen Menschen über eine unterschiedliche Ausprägung ihrer Empathiefähigkeit. Um diese weiterzuentwickeln ist es notwendig, sich mit seinen eigenen Gefühlen und Motivationen auseinanderzusetzen. Dafür ist zum einen ein Grundlagenwissen über das »Wesen« menschlicher Emotionen wichtig. Zum anderen gilt es die Fähigkeit zu entwickeln, von konkreten *eigenen* Gefühlen und Gefühlen *anderer* abstrahieren zu können. Sich eigener Gefühle bewusst zu werden und sowohl diese als auch die anderer wertfrei wahrnehmen zu können, stellt einen ersten wichtigen Schritt dar. Hierfür kann die Bearbeitung folgender Fragen hilfreich sein:

- Was weiß ich über menschliche Gefühle? Welche gibt es, wie entstehen sie? Was bewirken sie?
- Bin ich mir meiner eigenen Gefühle bewusst?
- Wann »überrollen« mich Gefühle, so dass ich nicht mehr klar denken kann?
- Wie erkenne ich Gefühle bei anderen Menschen?
- Inwieweit kann ich eigene Gefühle und die anderer objektiv betrachten und akzeptieren ohne sie positiv oder negativ zu bewerten?

In der Selbstreflexion sowie in der Auseinandersetzung mit anderen, z. B. im Rahmen von Rollenspielen und Supervision kann eine professionelle Arbeit mit Gefühlen erlernt und geübt werden. Am Anfang mag dies noch etwas gekünstelt oder aufgesetzt wirken, um den Schritt der Distanzierung zu ermöglichen. Mittel- und Langfristig ist allerdings die Entwicklung eines *authentischen* Umgangs mit Gefühlen auch in der beruflichen Arbeit notwendig (▶ Kap. 6.3). Zu unterscheiden ist außerdem zwischen dem *Eingehen auf Gefühle* anderer, um diese in ihrem Sinne zu unterstützen und einer *Manipulation der Gefühlswelt* anderer, bei welcher es in erster Linie um eigene Bedürfnisse geht. Auch eine ständige Manipulation der eigenen Gefühle und damit ein unauthentisches Verhalten kann auf Dauer schädlich sein (▶ Kap. 2.2.2). Auch Schmidbauer weist darauf hin, dass es nicht um die Entwicklung einer funktionierenden Dienstleistungsfassade geht, sondern um die »Befreiung der spontanen, kreativen Hilfsbereitschaft« (Schmidbauer 1999, S. 9).

Reflexion eigene Gefühle - Gefühle anderer

2.3 Fazit

Zur Entwicklung einer professionellen Beziehung ist es wichtig, das neue Rollenspektrum der Patienten und Patientinnen von heute zu erkennen und zu berücksichtigen. Nutzerinnen und Nutzer des Gesundheitssystems sind weder per se unmündig, noch uneingeschränkt souveräne Kundinnen und

Kunden. Als wen ich mein Gegenüber begreife, prägt die Beziehungsgestaltung. Umgekehrt gilt dies ebenso: Mit welchem Berufsverständnis Pflegefachpersonen auftreten, beeinflusst individuelle und gesellschaftliche Erwartungen an die pflegerische Beziehung. Die Erwartungen, dass diese durch aufopferungsvolle Nächstenliebe geprägt ist, sind ein historisches Erbe, welches es immer noch kritisch zu beleuchten gilt: Ist es für Patienten und Klientinnen von heute sowie für moderne Pflegefachpersonen tatsächlich noch sinnvoll? Die geschichtlichen Erkenntnisse können dazu beitragen, den Aspekt der Aufopferung hinter sich zu lassen und zu einer professionellen Haltung des Helfens zu kommen. Dabei ist es wichtig zu betonen, dass dies nicht auf Kosten des Aspektes der zu Recht viel beschworenen und oft mangelnden Menschlichkeit geht. Im Gegenteil: die Umsetzung einer humanen Gesundheitsversorgung ist keine individuelle Aufgabe von aufopferungsvollen Helfern und Helferinnen, sondern eine Gesamtaufgabe des Gesundheitswesens und damit auch der Gesellschaft, die für einen entsprechenden Rahmen sorgen muss.

Diejenigen, die nicht in helfenden Berufen arbeiten, sind oftmals der Meinung »ich könnte das nicht – dazu muss man geboren sein«. Damit werden Pflegeberufe auf einen Sockel gestellt, den man nur »qua Geburt« und vor allem als Frau erreicht und damit über die Fähigkeiten verfügt, selbstlos unter sehr hohen Arbeitsanforderungen den Bedürfnissen Anderer gerecht zu werden. Um in einem Beruf engagiert arbeiten zu können, ist es sicher hilfreich eine besondere Motivation, vielleicht auch eine Art »Berufung« mitzubringen. Doch wie frei sind Pflegefachpersonen tatsächlich, von diesem Sockel der Berufung und Überhöhung zu steigen, um z. B. für bessere Arbeitsbedingungen einzutreten? Wenn sie feststellen, dass ein humanes Engagement (z. B. in Form von Gefühlsarbeit) fast nur außerhalb der offiziellen beruflichen Aufgaben und Arbeitszeiten möglich ist und dass Sparmaßnahmen in der Pflege zu schweren Qualitätsverlusten sowie Burnout und Berufsflucht führt? Spätestens hier muss die Frage gestellt werden, inwieweit es überhaupt ein gesellschaftliches, politisches und wirtschaftliches Interesse an einer reflektierten und (selbst)kritischen Pflege gibt. Die Geschichte der Pflege zeigt, dass es bis heute nicht gelungen ist, eigene berufliche Standards sowie ein professionelles Berufsbild zu entwickeln und gemeinsam durchzusetzen. Gerade zur Klärung von Fragen einer adäquaten pflegerischen Beziehungsgestaltung gilt die Formulierung einer klaren professionellen Rolle als notwendige Voraussetzung.

Auch wer sich zur Pflege »geboren« oder »berufen« fühlt, bringt nicht automatisch die Fähigkeiten für reflektierte Gefühls- und Emotionsarbeit und Empathie mit, sondern diese sind zu erlernen und weiterzuentwickeln. Diese Kompetenzen gilt es als unverzichtbare Anteile der gesundheitlichen Versorgung anzuerkennen und damit einzuplanen, wertzuschätzen und zu honorieren. Strauss und Kolleginnen weisen bereits in den 1980er Jahren darauf hin, dass die im Gesundheitssystem notwendige Gefühlsarbeit keine abrechenbare Leistung darstellt und daher entweder unzureichend stattfindet oder eher ungeplant und konzeptionslos von Einzelnen erbracht wird (Herbrick 2013, Strauss et al. 1980). Auch für den deutschsprachigen

Raum hat die Pflegewissenschaftlerin Claudia Bischoff-Wanner (2002) die Situation analysiert und festgestellt, dass die Gefühlsarbeit in der Pflege nicht professionalisiert ist und die Rahmenbedingungen fehlen, die notwendig sind, um berufliche Empathie systematisch zu erlernen und in der täglichen Praxis umzusetzen.

Aufbauend auf der im ersten Kapitel dargestellten Bedeutung der Pflegebeziehung, zeigen die historischen und sozialpsychologischen Erkenntnisse auf, wie komplex sich die Situation darstellt. Es genügt nicht, sich auf allgemeine Ratschläge zur Beziehungsgestaltung im Kontext eines helfenden Berufes zu verlassen. Vielmehr ist die spezielle Situation der Pflegenden und Gepflegten in den Blick zu nehmen. So gilt es die Wirkmächtigkeit der geschichtlichen Tradition des Pflegeberufs zu erkennen, um zu verstehen, was der Entwicklung einer professionellen Haltung im Wege steht und wie dies zu überwinden ist. Sowohl der Wandel der sozialen Rollen der Pflegefachpersonen als auch derjenige der Patienten und Klientinnen gilt es zu berücksichtigen. Gefühlsarbeit ist für die pflegerische Beziehungsgestaltung hochrelevant, weshalb entsprechende Kompetenzen systematisch im Rahmen beruflicher Qualifikation zu vermitteln und zu entwickeln sind.

Lernaufgaben

1. Warum und wie sollten Pflegende dem zunehmenden Mangel an Menschlichkeit in der Gesundheitsversorgung begegnen, der mit der Verwissenschaftlichung der Medizin im 19. Jahrhundert einherging?
2. Wie erklärt sich der Wandel der klassischen Patientenrolle zum Kunden im Gesundheitssystem?
3. Was bedeuten Partizipation und Empowerment im Gesundheitswesen? Wann sind diese Strategien angemessen, bzw. welche Voraussetzung sind zu schaffen?
4. Was ist unter dem »Helfersyndrom« zu verstehen?
5. Welche gesellschaftlichen und beruflichen Rahmenbedingungen fördern die Ausprägung des Helfersyndroms in der Pflege?
6. Was ist der Unterschied zwischen Gefühlsarbeit und Emotionsarbeit?
7. Was kennzeichnet ein professionelles Empathieverständnis?
8. Wie kann innerhalb der Pflege ein humaner und gleichzeitig beruflich-rationaler Umgang mit eigenen Gefühlen sowie denen der Pflegebedürftigen entwickelt werden?

Reflexionsaufgaben

1. Warum haben Sie sich für ein Pflegestudium und einen Pflegeberuf entschieden?
2. Diskutieren Sie die Frage nach dem Motiv für die Berufswahl mit Ihren Studienkollegen und -kolleginnen sowie mit den Kollegen und Kolleginnen in der Praxis!

3. Welche Auswirkungen könnte ein »selbstloses Aufopfern« von Pflegenden für Patienten und Klientinnen haben?
4. Diskutieren Sie, was man tun kann, um in helfenden Berufen zu einer guten Balance zwischen »Selbstlosigkeit« und »Selbstliebe« zu kommen!

Literatur

Bäuerle K, Nagel K & Neumann M (2016). »Empathie hat jeder!« Ein erlebnisorientiertes Training für Gesundheitsberufe. In: Roth M, Schönefeld V & Altmann T (Hrsg.). Trainings- und Interventionsprogramme zur Förderung von Empathie. Berlin: Springer, S. 127–140.

Bischoff C (1997). Frauen in der Krankenpflege. Zur Entwicklung von Frauenrolle und Frauenberufstätigkeit im 19. und 20. Jahrhundert. 3. Auflage. Frankfurt a. M.: Campus.

Bischoff-Wanner C (2002). Empathie in der Pflege. Bern: Huber.

Dierks M & Schwartz FW (2012). Patienten, Versicherte, Bürger – die Nutzer des Gesundheitswesens. In: Schwartz FW, Walter U, Siegrist J, Kolip P, Leidl R, Dierks ML, Busse R & Schneider N (Hrsg.). Das Public Health Buch. Gesundheit und Gesundheitswesen München: Urban & Fischer, S. 352–359.

Eggert F (2015). Bist du bereit dich zu opfern? In: Heilberufe / Das Pflegemagazin. 67. Jg., Heft 3, 61–62.

Etgeton S (2011). Patienten als souveräne Verbraucher – neue Optionen für Patienten. In: Fischer A & Sibbel R (Hrsg.). Der Patient als Kunde und Konsument. Wiesbaden: Gabler, S. 31–48.

Ewert, M (2012). Nutzer im Gesundheitswesen: Koproduzenten zwischen Autonomieansprüchen, Kompetenzanforderungen und Verunsicherung. WSI Mitteilungen 3/2012, 169–178. (https://www.boeckler.de/wsimit_2012_03_ewert.pdf; Zugriff am 06.10.2017).

Fischer A & Sibbel R (Hrsg.) (2011). Der Patient als Kunde und Konsument. Wiesbaden: Gabler.

Giesenbauer B & Glaser J (2006). Emotionsarbeit und Gefühlsarbeit in der Pflege – Beeinflussung fremder und eigener Gefühle. In: Böhle F & Glaser J (Hrsg.). Arbeit in der Interaktion – Interaktion als Arbeit. Arbeitsorganisation und Interaktion in der Dienstleistung. Wiesbaden: Verlag für Sozialwissenschaften, S. 59–83.

Gouthier M & Tunder R (2011). Die Empowerment-Bewegung und ihre Auswirkungen auf das Gesundheitswesen. In: Hoefert H-W & Klotter C (Hrsg.). Wandel der Patientenrolle. Neue Interaktionsformen im Gesundheitswesen. Göttingen: Hogrefe, S. 33–45.

Hart D (2012). Einbeziehung des Patienten in das Gesundheitssystem: Patientenrechte und Bürgerbeteiligung – Bestand und Perspektiven. In: Schwartz F W, Walter U, Siegrist J, Kolip P, Leidl R, Dierks M L, Busse R & Schneider N (Hrsg.). Das Public Health Buch. Gesundheit und Gesundheitswesen München: Urban & Fischer, S. 373–379.

Herbrik R (2013). Anselm Strauss: Gefühlsarbeit. In: Senge K & Schützeichel R (Hrsg.). Hauptwerke der Emotionssoziologie. Wiesbaden: Springer, S. 346–350.

Hochschild A R (1990). Das gekaufte Herz. Zur Kommerzialisierung der Gefühle. Frankfurt a.M.: Campus.

Hoefert H-W & Klotter C (Hrsg.) (2011). Wandel der Patientenrolle. Neue Interaktionsformen im Gesundheitswesen. Göttingen: Hogrefe.

Klement C (2008). Expertisierung oder Zementierung von »Normalität«: Gefühlsarbeit in der täglichen Arbeit der ambulanten Altenpflege. In: Rehberg, K S &

Deutsche Gesellschaft für Soziologie (DGS) (Hrsg.). Die Natur der Gesellschaft: Verhandlungen des 33. Kongresses der Deutschen Gesellschaft für Soziologie in Kassel 2006. Frankfurt am Main: Campus, 3276–3287. (http://nbnresolving.de/urn:nbn:de:0168-ssoar-151206; Zugriff am 23.03.2018).

Kreutzer S (2005). Vom »Liebesdienst« zum modernen Frauenberuf. Die Reform der Krankenpflege nach 1945. Frankfurt a.M.: Campus.

Kirk S & Glendinning C (1998). Trends in community care and patient participation: Implications for the role of informal carers and the community nurses in the United Kingdom. In: Journal of Advanced Nursing. 28. Jg., Heft 2, 370–381.

Kunyk D & Olson JK (2001). Clarification of conceptualizations of empathy. In: Journal of Advanced Nursing. 35. Jg., Heft 3, 317–325.

Lademann J (2018). Entwicklung des Pflegeberufs. In: Büker C, Lademann J & Müller K (Hrsg.). Moderne Pflege heute. Beruf und Profession zeitgemäß verstehen und leben. Stuttgart: Kohlhammer, S. 42–78.

Messer B (2014). Helfersyndrom? Strategien für verantwortungsvolle Pflegekräfte. Hannover: Schlütersche.

Müller K (2018). Berufsverständnis. In: Büker C, Lademann J & Müller K (Hrsg.). Moderne Pflege heute. Beruf und Profession zeitgemäß verstehen und leben. Stuttgart: Kohlhammer, S. 79–100.

Müller K & Thielhorn U (2000). Zufriedene Kunden? Die Qualität ambulanter Pflege aus der Sicht der Patienten. Stuttgart: Kohlhammer.

Neckel S (2013). Arlie Russel Hochschild: Das gekaufte Herz. Zur Kommerzialisierung der Gefühle. In: Senge K & Schützeichel R (Hrsg.). Hauptwerke der Emotionssoziologie. Wiesbaden: Springer, S. 168–175.

Nerdinger FW (2003). Emotionsarbeit und Burnout in der gesundheitsbezogenen Dienstleistung. In: Büssing A & Glaser J (Hrsg.). Dienstleistungsqualität und Qualität des Arbeitslebens im Krankenhaus. Göttingen: Hogrefe, S. 181–197.

Oevermann U (1996). Theoretische Skizze einer revidierten Theorieprofessionalisierten Handelns. In: Combe A & Helsper W (Hrsg.). Pädagogische Professionalität. Untersuchungen zum Typus Pädagogischen Handelns. Frankfurt a.M.: Suhrkamp, S. 70–182.

Panke-Kochinke B (2001). Die Geschichte der Krankenpflege (1679–2000). Ein Quellenbuch. Frankfurt a.M.: Mabuse.

Parsons T (1951). The Social System. New York: The Free Press.

Rieder K & Giesing M (2011). Der arbeitende Patient. Hoefert H-W & Klotter C (Hrsg.). Wandel der Patientenrolle. Neue Interaktionsformen im Gesundheitswesen. Göttingen: Hogrefe, S. 17–23.

Roth M, Altmann T & Schönefeld V (2016). Einleitung: Definitionen, Modelle und Trainierbarkeit von Empathie. In: Roth M, Schönefeld V & Altmann T (Hrsg.). Trainings- und Interventionsprogramme zur Förderung von Empathie. Berlin: Springer, S. 1–9.

Schaeffer D (2004). Der Patient als Nutzer. Krankheitsbewältigung und Versorgungsnutzung im Verlauf chronischer Krankheit. Bern: Huber.

Schmidbauer W (2002). Helfersyndrom und Burnout-Gefahr. München: Urban & Fischer.

Schmidbauer W (2000). Hilflose Helfer. Über die seelische Problematik der helfenden Berufe. Reinbek: Rowohlt.

Schmidbauer W (1999). Helfen als Beruf. Die Ware Nächstenliebe. Reinbek: Rowohlt.

Steins G (2005). Empathie. In: Weber H & Rammsayer T (2005). Handbuch der Persönlichkeitspsychologie und Differentiellen Psychologie. Göttingen: Hogrefe, S. 467–475.

Strauss A, Fagerhaugh S, Suczek B & Wiener C (1980). Gefühlsarbeit. Ein Beitrag zur Arbeits- und Berufssoziologie. In: Kölner Zeitschrift für Soziologie und Sozialpsychologie. 32. Jg., Heft 4, 629–651.

SVR – Sachverständigenrat für die Konzertierte Aktion im Gesundheitswesen (2003). Finanzierung, Nutzerorientierung und Qualität, Gutachten 2003 Kurzfassung.

(https://www.svr-gesundheit.de/fileadmin/user_upload/Gutachten/2003/kurzf-de03.pdf; Zugriff am 09.08.2018).
SVR – Sachverständigenrat für die Konzertierte Aktion im Gesundheitswesen (2000/2001). Bedarfsgerechtigkeit und Wirtschaftlichkeit, Gutachten 2000/2001, Kurzfassung. (http://www.svr-gesundheit.de/fileadmin/user_upload/Gutachten/2000-2001/kurzf-de00.pdf; Zugriff am 09.08.2018).
Wirtz M A (Hrsg.) (2017). Dorsch. Lexikon der Psychologie. Bern: Hogrefe.

Zum Weiterlesen

Bischoff-Wanner C (2002). Empathie in der Pflege. Bern: Huber.
Giesenbauer B & Glaser J (2006). Emotionsarbeit und Gefühlsarbeit in der Pflege – Beeinflussung fremder und eigener Gefühle. In: Böhle F & Glaser J (Hrsg.). Arbeit in der Interaktion – Interaktion als Arbeit. Arbeitsorganisation und Interaktion in der Dienstleistung. Wiesbaden: Verlag für Sozialwissenschaften, S. 59–83.
Messer B (2014). Helfersyndrom? Strategien für verantwortungsvolle Pflegekräfte. Hannover: Schlütersche.
Roth M, Schönefeld V & Altmann T (Hrsg.) (2016). Trainings- und Interventionsprogramme zur Förderung von Empathie. Berlin: Springer.
Schaeffer D (2004). Der Patient als Nutzer. Krankheitsbewältigung und Versorgungsnutzung im Verlauf chronischer Krankheit. Bern: Huber.
Schmidbauer W (2000). Hilflose Helfer. Über die seelische Problematik der helfenden Berufe. Reinbek: Rowohlt.

3 Theoretische Grundlagen von Kommunikation und Interaktion

Julia Lademann

Um professionell pflegen zu können, ist es notwendig, mit Klientinnen und Patienten in Beziehung zu treten. Dies kann in Form verbaler und nonverbaler Kommunikation sowie in Form von Körperkontakt erfolgen. Dazu ist es notwendig, sich mit entsprechenden wissenschaftlichen Erkenntnissen auseinanderzusetzen und somit eine Grundlage für Ansätze professioneller Beziehungsgestaltung zu schaffen. In diesem Kapitel werden die wichtigsten Kommunikationsmodelle vorgestellt. Mithilfe der Sprache, aber auch durch Gestik, Mimik und Körperkontakt treten Pflegefachpersonen mit pflegebedürftigen Menschen in Beziehung und gestalten diese. Die ersten US-amerikanischen Pflegewissenschaftlerinnen haben bereits seit den 1950er Jahren die Bedeutung der pflegerischen Interaktion erkannt und theoretisch untermauert. Deren grundlegend humanistische Ausrichtung hinsichtlich der Wahrung bzw. Ermöglichung von Selbstbestimmung und Menschenwürde werden in aktuellen pflegewissenschaftlichen Ansätzen weiter verfolgt. Damit Pflegefachpersonen berufliche Beziehungen adäquat gestalten können, benötigen sie sowohl ein hohes Maß an Selbstreflexion sowie die Fähigkeit, gesellschaftliche und pflegerisch relevante Werte kritisch zu hinterfragen. Schließlich sind spezielle kommunikative Kompetenzen zu entwickeln, welche sich aus dem pflegerischen Versorgungsauftrag ergeben.

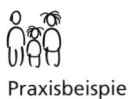
Praxisbeispiel

Aus einem Patientinnenzimmer der Gynäkologischen Abteilung eines Akademischen Lehrkrankenhauses kommt die Pflege-Bachelorstudentin Kamila Kowalczyk mit hochrotem Kopf. Sie schließt die Türe und atmet hörbar aus. Auf dem Flur läuft gerade die Praxisanleiterin Michaela Zech vorbei und bleibt stehen: »Huch«, sagt sie, »was ist denn mit Ihnen los?«. »Ich habe mich wirklich bemüht …«, beginnt die sichtlich aufgebrachte Frau Kowalczyk mit lauter Stimme. »Pschsch«, versucht Michaela Zech zu beruhigen und schlägt mit gesenkter Stimme vor: »Was halten Sie davon, wenn wir uns mal eine ruhige Ecke suchen und da weiterreden?«. »Okay«, nickt Frau Kowalczyk. Die beiden gehen in das Stationszimmer, in welchem es eine kleine abgetrennte Sitzecke gibt. Dort sitzt Anja Lüders, eine Medizinstudentin, die gerade Untersuchungsunterlagen von Patientinnen durchblättert. Die Studentinnen kennen sich, da sie im Rahmen interdisziplinärer Lehrveranstaltungen gemeinsam ein Seminar besuchen. Frau Zech wendet sich an sie mit der

Frage: »Können wir hier was besprechen oder stören wir Sie?«. »Nö«, sagt Anja Lüders, »wenn *ich* nicht störe?«. »Gar nicht«, entgegnet Kamila Kowalczyk und weiter sichtlich aufgebracht: »Vielleicht kannst *du* mir mal sagen, warum wir diese tollen Theorien lernen, wenn sie in der Praxis nix nützen?«. »Worum geht es denn?«, fragt die Praxisanleiterin und beide setzen sich zu Frau Lüders, die jetzt ihre Papiere sinken lässt und interessiert aufblickt. »Na ja«, entgegnet die Pflegestudierende: »Ich wollte die Frau Petri dazu bewegen aufzustehen, sich zu waschen und frische Wäsche anzuziehen – natürlich mit meiner Unterstützung. Das habe ich heute Morgen schon versucht, jetzt ist es bereits 12 Uhr und sie liegt immer noch ungewaschen und in dem muffeligen Nachthemd von vorgestern im Bett und bewegt sich kein Stück. Das ist doch nicht gut für sie! Sie hat sogar ein bisschen um sich geschlagen, als ich ihr vorsichtig die Hand auf die Schulter gelegt habe und versuchen wollte, die Bettdecke wegzuziehen … ich weiß ja, dass es ihr nicht gut geht und ich habe mich extra bemüht *wertschätzend mit ihr zu kommunizieren.*« Letzteres betont sie auffallend und verdreht dabei die Augen. An die Praxisanleiterin gerichtet erklärt sie: »Das haben wir in unserem gemeinsamen Seminar gelernt – da geht es darum, wie Kommunikation funktioniert und welche Formen es gibt.« Die Medizinstudentin nickt zustimmend. »Aha«, entgegnet Michaela Zech, »und da hat die Theorie bei der Frau Petri nicht funktioniert?«. »Kein Stück, sie redet ja nicht mal mir mir!« bestätigt Kamila Kowalczyk und schaut dabei so entrüstet, dass die Medizinstudentin Anja Lüders lachen muss: »Das kenne ich«, sagt sie, »was glaubst du, wieviel Theorie bei mir schon nicht funktioniert hat?!«. »Tja« sinniert die Praxisanleiterin übertrieben nachdenklich, »wofür haben wir sie denn, die Theorie?«. Die Studentinnen schweigen beide einen Moment, dann hellt sich das Gesicht von Frau Kowalczyk auf und sie wendet sich an Anja Lüders: »Du, wir sollen doch für das nächste Mal Beispiele aus der Praxis mitbringen – die wollen wir dann nachspielen und mithilfe verschiedener Kommunikationstheorien beleuchten. Das könnten wir doch machen und dann möchte ich mal sehen, ob das was bringt. Was meinst du?«. »Das ist eine sehr gute Idee, ich habe nämlich noch kein Beispiel.«, geht Frau Lüders auf den Vorschlag ein. »Na wunderbar.«, kommentiert Michaela Zech, »und Sie erzählen mir dann, ob und was Ihnen das gebracht hat!« und an die Pflegestudierende gewendet: »und wir überlegen jetzt mal gemeinsam, wie wir damit umgehen, dass Frau Petri weder aufstehen, noch sich waschen und umkleiden möchte.«

3.1 Kommunikationsmodelle

Ursprungsmodell für Kommunikation

Als Ursprungsmodell für Kommunikation gilt in den Sozialwissenschaften die sogenannte »Kanaltheorie« bzw. das »Kodierer-Dekodierer-Modell«

(Shannon & Weaver 1949). Diese besagt – ganz kurz gefasst, dass eine Botschaft von Sender zu Empfänger verschickt wird. Verstanden hat eine Empfängerin die Botschaft dann, wenn sie diese im Sinne der Senderin entschlüsselt hat. Die Wurzeln dieser von zwei Mathematikern entwickelten Theorie liegen in den Ingenieurswissenschaften und einer für das Militär entwickelten Nachrichtentechnik. Hier ging es darum, eine Nachricht verschlüsselt zu versenden, so dass sie vom Empfänger decodiert und somit in seiner Bedeutung korrekt verstanden werden kann, nicht aber vom möglicherweise mithörenden feindlichen Lager. Dieses Modell wurde nach und nach weiterentwickelt, um die Vorgänge bei alltäglicher menschlicher Kommunikation zu beschreiben. So werden nicht reine Sachinformationen versendet bzw. empfangen, sondern auch Hinweise zu Motivation, Gefühlen und sozialen Aspekten. Darüber hinaus bestehen Botschaften nicht nur aus Worten, sondern werden auch auf nonverbalem Wege vermittelt.

Kommunikation

»…bezeichnet einen Prozess, in dem ein Individuum bzw. eine Gruppe von Individuen Informationen über Ideen, Gefühle und Absichten einer anderen Person bzw. einer Gruppe von Personen übermittelt. [Neben dem Informationsaustausch sind dabei motivationale, emotionale und soziale Aspekte bedeutsam, sodass] Kommunikation über die reine Übermittlung einer Botschaft hinausgeht […] kann differenziert werden in *verbale* (mündliche, schriftliche Kommunikation) und [nonverbale] Kommunikation (z. B. Mimik, Gestik, Stimme, persönliche Erscheinung …)« (Wirtz 2017, S. 909).

Definition Kommunikation

Mittlerweile gibt es eine Reihe an theoretischen Überlegungen zu menschlicher Kommunikation, welche unterschiedliche Aspekte betonen (Traut-Mattausch & Frey 2006). Im Folgenden werden die beiden bekanntesten Modelle des Psychoanalytikers Paul Watzlawik und des Psychologen Friedemann Schulz von Thun vorgestellt. Diese bilden für die meisten weiteren theoretischen Ansätze die Grundlage. Ebenfalls weit verbreitet ist das Modell der Transaktionsanalyse, welches vor allem im beruflichen Kontext als hilfreich einzuschätzen ist. Im Hinblick auf angemessene Kommunikationsmodelle in der Pflege werden auch in knapper Form Konzepte wertschätzender und einfühlsamer Kommunikation vorgestellt.

3.1.1 Das Modell der zwischenmenschlichen Kommunikation *(Watzlawick)*

Der Psychoanalytiker und systemische Familientherapeut Paul Watzlawick (1921–2007) hat mit Kolleginnen und Kollegen das Modell der zwischenmenschlichen Kommunikation in den 1960er Jahren entwickelt. Es fußt v. a. auf der Erforschung gestörter Kommunikationsabläufe bei an Schizophrenie erkrankten Menschen. Dennoch bietet es einen allgemeinen Analyserahmen für zwischenmenschliche Kommunikation (Wirtz 2017). Das Modell basiert auf folgenden fünf Vorannahmen bzw. Grundregeln, welche als Axiome bezeichnet werden (Watzlawick 2011):

Axiome des Kommunikationsmodells nach Watzlawick

1. **Es ist nicht möglich, nicht zu kommunizieren**
   Man kann nicht *nicht* kommunizieren: Hierbei handelt es sich vermutlich um das bekannteste Axiom des Modells. Ihm liegt die Annahme zugrunde, dass jedes menschliche Verhalten, das von einer anderen Person wahrgenommen wird, eine Information enthält. Selbst wenn zwei Menschen in unmittelbarer Nähe zueinander sich zwar wahrnehmen, aber nicht miteinander in Kontakt treten, kann angenommen werden, dass ihr Verhalten (nämlich offensichtlich keinen Kontakt zueinander aufzunehmen) als folgende Information gedeutet werden kann: Beide wollen oder können nicht in Kontakt zueinander treten. Da der Mensch sich nicht *nicht* verhalten kann, kann er also auch nicht *nicht* kommunizieren – so die Schlussfolgerung.
2. **Kommunikation hat einen Inhalts- und einen Beziehungsaspekt**
   Mit dem Inhaltsaspekt einer Kommunikation ist der Sachverhalt einer Information, d. h. die inhaltliche Botschaft gemeint. Darüber hinaus beinhaltet jede Kommunikation eine Aussage zur Beziehung zwischen den Kommunizierenden. Je nachdem, wie miteinander kommunizierende Menschen in Beziehung zueinander stehen, beeinflusst dies (bewusst oder unbewusst) *wie* sie die inhaltliche Botschaft vermitteln und verstehen. Oftmals dominiert der Beziehungsaspekt den inhaltlichen Aspekt. Eine negative Beziehung kann zur Folge haben, dass es weniger um den Austausch inhaltlicher Aspekte, sondern indirekt um die Vermittlung von Beziehungsaspekten geht. Hier handelt es sich um gestörte bzw. nichtgelingende Kommunikation. So kann es z. B. beim Austausch inhaltlicher Argumente vorkommen, dass die Argumente einer Person, zu welcher eine positive Beziehung zu einer zweiten Person besteht, von dieser wertgeschätzt werden. Dagegen können die gleichen inhaltlichen Argumente ignoriert oder abgewertet werden, wenn sie von einer Person vorgebracht werden, zu welcher eine ambivalente oder negative Beziehung besteht.
3. **Kommunikation ist Ursache und Wirkung**
   Die Beziehung zwischen zwei Kommunikationspartnern wird durch diese jeweils individuell strukturiert. Das bedeutet, dass jeder eine eigene Vorstellung davon hat, was Ursache und Wirkung jeweils eigener Verhaltensweisen und auch derjenigen des Partners darstellen. Dies kann dazu führen, dass eine Partnerin kommuniziert: »Weil du dich zurückziehst, spreche ich weniger mit dir.«, während die andere Partnerin Ursache und Wirkung so sieht: »Weil du weniger mit mir sprichst, ziehe ich mich zurück.« Die unterschiedlichen Annahmen über Ursache und Wirkung können also ebenfalls dazu führen, dass Kommunikationsstörungen auftreten.

4. **Kommunikation erfolgt *digital* (Sprache) und *analog* (z. B. Gestik, Mimik)**
Kommunikation kann auf sprachliche und nichtsprachliche Art erfolgen. Damit entsprechen jeweils die digitale Form der verbalen und die analoge Form der nonverbalen Kommunikation. Während Inhaltsaspekte in erster Linie digital vermittelt werden, erfolgt die (mehr oder weniger bewusste) Darstellung des Beziehungsaspektes überwiegend analog. Analoge Kommunikation ist mehrdeutig und damit anfällig für Fehlinterpretationen, was wiederum zu einer nichtgelingenden Kommunikation führen kann. So kann beispielsweise ein Lächeln als freundlich oder herablassend verstanden werden.

5. **Kommunikation ist *symmetrisch* (gleichwertig) oder *komplementär* (ergänzend)**
Auch bei diesem Axiom spielt der Beziehungsaspekt eine entscheidende Rolle. Bei einer symmetrischen Beziehungsform versuchen beide Partnerinnen bzw. Partner Ungleichheiten untereinander zu minimieren. In komplementären Beziehungen ergänzen sich bestehende Unterschiede. Die jeweiligen Kommunikationsprozesse unterscheiden sich demnach, ob es sich um symmetrische oder komplementäre Beziehungen handelt. Bereiten z. B. zwei Studierende ein gemeinsames Referat vor, werden sie in bestimmter Art und Weise – nämlich in der Regel symmetrisch – miteinander kommunizieren. Besprechen sie dagegen ihre Überlegungen vor dem Referat mit der Dozentin, kann davon ausgegangen werden, dass diese Art der Kommunikation anders verläuft – im besten Falle ergänzend, also komplementär.

Als Vertreter des Konstruktivismus geht Watzlawick (2011) davon aus, dass der Mensch die Welt nicht objektiv erkennen kann, sondern seine eigene Wirklichkeit der Welt konstruiert. Mithilfe seines Kommunikationsmodells können diese Konstrukte erkannt, analysiert und schwierige Kommunikations- und Beziehungssituationen gezielt verbessert werden.

Kommunikation und Konstruktivismus

> **Konstruktivismus**
>
> Hierbei handelt es sich um eine philosophische Denkrichtung, bzw. Erkenntnistheorie. Sie geht von der Tatsache aus, dass der Mensch sich und die Welt ausschließlich mit seinen Wahrnehmungssinnen erkennt. Damit konstruiert er ein Bild seiner individuell-subjektiven Wirklichkeit. Ob eine »objektive Wirklichkeit« vom Menschen erkannt werden kann, wird von einigen Strömungen des Konstruktivismus verneint.
>
> »Ein *Ding an sich* würde ich nur als eine meiner Phantasien betrachten. Woher will ich wissen, dass dieses *Ding an sich* besteht? Ich höre etwas, ich sehe etwas, ich rieche etwas, aber mehr lässt sich nicht sagen, das ist alles. Aus meiner Sicht möchte ich noch hinzufügen, dass wir von dieser wirklichen Wirklichkeit nur wissen können, was sie *nicht* ist. Denn nur im Zusammenbrechen unserer Wirklichkeitskonstruktionen

> begreifen wir, dass die Welt nicht so ist, wie wir sie uns entworfen haben. Das Zusammenbrechen einer Wirklichkeitskonstruktion bedeutet jedoch keineswegs, dass es irgendwie möglich wird, sich Schritt für Schritt und ganz allmählich diesem *Ding an sich* anzunähern« (Watzlawick 2011, S. 342).

3.1.2 Das Vier-Seiten-Modell der Kommunikation *(Schulz von Thun)*

Aufbauend auf dem Modell der zwischenmenschlichen Kommunikation hat der Psychologe und Kommunikationswissenschaftler Friedemann Schulz von Thun das Vier-Seiten-Modell der Kommunikation entwickelt. Dabei stehen die vier Seiten für vier verschiedene Bedeutungen einer Botschaft, welche der Autor für essentiell hält (Schulz von Thun 2013):

Verschiedene Bedeutungen einer Botschaft

1. *Sachinhalt*: Hierbei handelt es sich um den inhaltlichen Aspekt einer Botschaft. Dabei geht es um Sachverhalte, Daten und Fakten. Diese können eingeschätzt und überprüft werden, ob sie zutreffend sind oder nicht, ob sie relevant oder irrelevant sind und ob sie ausreichend sind. Sachverhalte müssen klar und verständlich ausgedrückt werden, damit sie verstanden werden können. Ein Ehepaar sitzt im Auto. Der Mann als Beifahrer sagt: »Du, da vorne ist grün.« Die Sachinformation dieser Botschaft bezieht sich vermutlich darauf, dass eine grüne Ampel auf der Fahrstrecke zu erkennen ist.
2. *Selbstoffenbarung*: Jede Botschaft beinhaltet eine Aussage zur eigenen Person. Diese Aussagen können explizit oder implizit sowie bewusst oder unbewusst vermittelt werden. Dabei kann es sich um eigene Gefühle, Werte, Bedürfnisse usw. handeln. Im oben beschrieben Beispiel könnte die Aussage zur eigenen Person lauten »ich bin aufmerksam und erkenne die grüne Ampel« oder »ich habe es eilig« usw.
3. *Beziehungsaussage*: Jede Botschaft beinhaltet eine Aussage dazu, in welcher Beziehung der Sender zur angesprochenen Person steht und was er von dieser hält. Dies wird in der Regel implizit und meist nonverbal vermittelt und erfolgt ebenfalls mehr oder weniger bewusst. Die Aussage zur Beziehung könnte beispielsweise heißen »ich traue dir nicht zu, dass du ohne meine Kommentare gut fahren kannst.«
4. *Appell*: Mit jeder Kommunikation soll etwas erreicht werden. Dies kann explizit also direkt oder eher indirekt formuliert werden und kann ebenfalls einer bewussten oder unbewussten Intention unterliegen. Der Appel könnte sein: »Wenn du etwas schneller fährst, können wir weiterfahren und müssen nicht anhalten.«

Gemäß Schulz von Thun (2013) beinhaltet jegliche Kommunikation alle vier Ebenen, welche in Form des »Kommunikationsquadrates« dargestellt und analysiert werden können. Die Bedeutungen dieser vier Ebenen gelten jeweils für das, was gesagt wird und damit für den Sender sowie für das was gehört wird und damit für den Empfänger. Damit kann das Gesagte der vier Ebenen (auch »vier Schnäbel« genannt) sich hinsichtlich Inhalt bzw. Bedeutungen unterscheiden von dem Gehörten der vier Ebenen (auch »vier Ohren« genannt) (▶ Abb. 3.1).

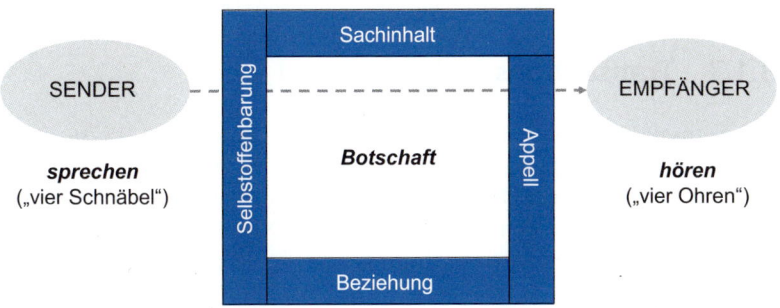

Abb. 3.1: Kommunikationsquadrat nach Schulz von Thun (2013, S. 33)

Eine Botschaft wird mit Bedeutungen der vier Ebenen (Sachinhalt, Beziehung, Selbstoffenbarung, Appell) gesendet (»vier Schnäbel«) und nicht selten mit davon unterschiedlichen vier Bedeutungen (»vier Ohren«) dieser Ebenen empfangen.

Schulz von Thun (2013) versteht sein Vier-Seiten-Modell als Werkzeug, um Ursachen einer gestörten Kommunikation, z. B. Missverständnisse zu erkennen. Erkenntnisse über die vier Ebenen einer Botschaft, welche sich zwischen Sender und Empfänger deutlich unterscheiden können, dienen zum einen der Verbesserung mitmenschlicher Beziehungen. Zum anderen führt das Bewusstmachen von dem, was ein Mensch jeweils über die vier Ebenen sendet und empfängt dazu, sich selbst besser kennenzulernen und damit zur Entwicklung der eigenen Persönlichkeit. Nicht zuletzt betont der Autor, dass es über eine Arbeit an sich selbst und am Miteinander zu berücksichtigen gilt, dass Menschen unter bestimmten gesellschaftlichen und institutionellen Rahmenbedingungen leben und arbeiten. Diese Rahmenbedingungen können bestimmte Kommunikations- und Beziehungsmuster quasi »aufzwingen oder zumindest nahelegen« (Schulz von Thun 2013, S. 22). Daher gilt es adäquate Kommunikations- und Beziehungsformen sowohl bei sich selbst und in der unmittelbaren Umgebung zu entwickeln und dabei aufmerksam zu sein für Vorgaben im System, welche dies verhindern bzw. unterstützen. Pflegeorganisationssysteme wie personenbezogene oder beziehungsbasierte Pflege (▶ Kap. 3.4.3) bieten beispielsweise einen sinnvollen Rahmen, da diese gelingende Kommunikation und Beziehungsgestaltung in den Fokus pflegerischer Versorgung stellen.

Beitrag zur Verbesserung mitmenschlicher Beziehungen

Die Pflegewissenschaftlerin Anke Helmbold bezieht sich in ihrer Studie über Berührungen in der Pflege auf das Vier-Seiten-Kommunikationsmodell (Helmbold 2007). Aufgrund ihrer Untersuchungen kommt sie zu dem Schluss: »... dass Berühren, ähnlich wie verbal geäußerte Nachrichten auch, alle vier Aspekte einer Nachricht ansprechen kann bzw. beim Berührtwerden alle vier Aspekte verstanden werden können. Daraus kann geschlossen werden, dass mithilfe der Berührung kommuniziert werden kann« (Helmbold 2007, S. 115–116). Berührungen stellen in der pflegerischen Beziehungsgestaltung ein zentrales Element dar (▶ Kap. 4.4). Eine Verknüpfung mit theoretischen Konzepten zu Körper und Leib in der Pflege können für die pflegerische Praxis nutzbringend sein – entsprechende Überlegungen erfolgen derzeit zumindest ansatzweise (▶ Kap. 3.3).

3.1.3 Transaktionsanalyse *(Berne)*

Methode zur Auseinandersetzung mit eigenen Verhaltensweisen

Die Transaktionsanalyse (TA) stammt von Eric Berne (1910–1970), Arzt, Psychiater und Psychotherapeut (Berne 2001). Es handelt sich um eine Methode der humanistischen Psychologie, die dazu dient, sich mit eigenen Verhaltensweisen und den damit verbundenen Normen, Erfahrungen und Gefühlen auseinanderzusetzen (Rüttinger 2010, S. 8):

- »erkennen, warum ich so bin, wie ich bin;
- mich daraufhin allmählich bewusster mir selbst und anderen gegenüber verhalten
- mit dem Ziel autonomer zu werden, d. h. freier von inneren und äußeren Zwängen.«

Das Ziel der TA besteht darin, sich selbst und seine Gesprächspartner zu verstehen, sowie in schwierigen Interaktionssituationen tolerant und angemessen zu reagieren. Über den ursprünglichen Einsatz in der Psychotherapie hinaus kommt das Modell mittlerweile weit verbreitet in verschiedenen beruflichen Kontexten zum Einsatz (Rüttinger 2010, Traut-Mattausch & Frey 2007).

Unter *Transaktion* wird in diesem Modell die Grundeinheit sozialer Verbindung im Rahmen einer Interaktion verstanden: Im Kontakt zwischen zwei Personen setzt eine den Auslöser (Transaktions-Stimulus), eine andere reagiert darauf (Transaktions-Reaktion). Die *Analyse* bezieht sich auf (Rogall-Adam et al. 2011, S. 24):

- »Die Analyse der Persönlichkeitsstruktur.
- Die Analyse der Kommunikation und des Verhaltens zwischen Menschen.
- Die Analyse bestimmter Transaktionstypen, die sich ständig wiederholen und zu einem bestimmten Ergebnis führen.«

Orientierung an Freud (»Ich« – »Es« – »Über-Ich«)

In der TA werden innerhalb einer Person drei dominante Persönlichkeitsstrukturen unterschieden (▶ Tab. 3.1), welche als eine Weiterentwicklung der Überlegungen Freuds verstanden werden können: Dabei handelt es sich um das »Es« – in der TA das *Kindheits-Ich*, das »Ich« – in der TA das *Erwachsen-Ich* und das »Über-Ich« – in der TA das *Eltern-Ich* (Wingchen 2014, Rogall-Adam et al. 2011, Rüttinger 2010). Diese verschiedenen Zustände des »Ich« prägen die Persönlichkeit jedes Menschen und zeigen sich bei der Interaktion mit anderen Menschen.

3.1 Kommunikationsmodelle

Eltern-Ich	Erwachsenen-Ich	Kindheits-Ich
normativ	kognitiv-reflektiert	emotional
gelerntes Lebenskonzept	gedachtes Lebenskonzept	gefühltes Lebenskonzept
kritisch: einhalten erlernter Normen, Gebote und Verbote, kritisieren, abwerten, zurechtweisen, bestrafen	*analytisch:* vernunftorientiert, wertfrei beobachten, fragen, überprüfen, abwägen, differenzieren	*natürlich, frei:* spontan, neugierig, kreativ, freudig, spielerisch, ich-bezogen, rebellisch
fürsorglich-unterstützend: fürsorgliche Liebe erfahren und geben: verständnisvoll, ermutigen, trösten, beruhigen, loben, behüten	*regulierende Funktion:* Balance von Eltern-Ich und Kindheits-Ich	*angepasst:* an Normen orientiert, ängstlich, hilflos, nachgebend, selbstmitleidig

Tab. 3.1: Kennzeichen der Persönlichkeitsstrukturen in der Transaktionsanalyse nach Eric Berne (Wingchen 2014, Rogall-Adam et al. 2011, Rüttinger 2010, Traut-Mattausch & Frey 2007)

Die Analyse von Transaktionen verdeutlichen, aus welchem Ich-Zustand heraus Menschen interagieren. Eine Kommunikation wird dann als *komplementäre Transaktion* verstanden, wenn eine angesprochene Person so wie erwartet reagiert. So kann beispielsweise eine Pflegefachperson aus dem Erwachsenen-Ich eine Patientin fragen: »Hat das Schmerzmittel schon geholfen?«. Ebenfalls aus der Position des Erwachsenen-Ich könnte die Patientin antworten: »Nein, das Bein tut mir immer noch sehr weh.« Bei einer *gekreuzten Transaktion* würde sie vielleicht aus dem Kindheits-Ich antworten: »Ach, was weiß ich, das hilft doch hier alles nichts!«. Daraufhin könnte die Pflegefachperson aus dem kritischen Eltern-Ich entgegnen: »Ich habe Ihnen ja gleich gesagt, dass Sie sich frühzeitig melden sollen. Außerdem müssen Sie auch etwas Geduld haben!« Als fürsorgliches Eltern-Ich könnte ihre Entgegnung folgendermaßen ausfallen: »Das tut mir leid! Es dauert immer ein bisschen, bis das Medikament wirkt. Ich mache Ihnen nochmal einen kühlen Umschlag, das hilft auch.« Die Pflegefachperson könnte aber auch auf das Kindheits-Ich der Patientin weiterhin im eigenen Erwachsenen-Ich bleiben und folgendermaßen reagieren: »Wann genau haben Sie denn das Schmerzmittel genommen?«. Diese Information benötigt sie, um zu klären, ob tatsächlich schon eine Schmerzlinderung erwartbar wäre und ob, je nach Verordnung, ein anderes Medikament oder eine erhöhte Dosis verabreicht werden kann.

Kommunikation je nach Ich-Zustand

Bei der TA wird davon ausgegangen, dass die drei Persönlichkeitsaspekte in der zwischenmenschlichen Kommunikation stets vorkommen. Um ein starkes Erwachsenen-Ich zu entwickeln, ist es notwendig, das eigene Kindheits-Ich mit seinen freudigen und ängstlichen Gefühlen sowie auch das eigene Eltern-Ich mit seinen verbotenen und erlaubten Normen, zu erkennen und anzuerkennen (Rogall-Adam et al. 2011, Traut-Mattausch

Bedeutung im pflegerischen Kontext

& Frey 2007). Mithilfe der Analyse von Kommunikationsmustern, wie die der oben beispielhaft beschriebenen Transaktionstypen, kann Kommunikation zielführender erfolgen. Gerade im pflegerischen Kontext stellt z. B. das Verharren einer Kommunikation zwischen Eltern-Ich und Kindheits-Ich oftmals keine gute Voraussetzung dar, um eine professionelle Beziehung zwischen Pflegefachperson und Patientin oder Klient zu gestalten.

3.1.4 Wertschätzende und auf Empathie basierende Kommunikationskonzepte

Das Kommunikationsmodell der *einfühlsamen bzw. gewaltfreien Kommunikation* wurde von dem Psychologen Marshall B. Rosenberg (1934–2015) entwickelt. Es beruht auf intensivem Zuhören, Respekt und Empathie und fördert damit ein gegenseitiges Verständnis. Hierdurch soll eine Reduktion von Widerstand, Abwehr und Gewalt erreicht werden. Die Kernelemente zur Realisierung der einfühlsamen Kommunikation bestehen aus folgenden Schritten (Rosenberg 2016):

Kernelemente einer einfühlsamen Kommunikation

1. Die *Beobachtungen einer Situation benennen* – ohne diese zu analysieren oder zu bewerten.
2. *Eigene Emotionen benennen* – ohne die damit verbundenen Gedanken und Interpretationen.
3. *Eigene Bedürfnisse benennen*, welche hinter den Emotionen stehen.
4. *Konkrete Bitte äußern*, die zur Erfüllung der Bedürfnisse beitragen kann.

Anspruchsvolle Form der Kommunikation

Diese Form der Kommunikation ist sehr anspruchsvoll, da sie ein hohes Maß an Selbsterkenntnis sowie Reflexion erforderlich macht. Eingesetzt wird sie vor allem im Bereich der Konfliktlösung bzw. Mediation und ist daher nicht unbedingt als Modell jeglicher Form von Alltagskommunikation zu verstehen.

Als Vorannahme dieses Modells steht das Postulat, dass Bedürfnisse menschliches Erleben und Verhalten steuern. Rosenberg bezieht sich auf seinen Lehrer Carl Rogers (1902–1987), der mit Abraham Maslow (1908–1970; Entwicklung der Bedürfnishierarchie) zu den wichtigsten Vertretern so genannter Humanistischer Persönlichkeitstheorien zählt (Rammsayer 2005). Rogers entwickelte die klientenzentrierte Gesprächstherapie, deren Kernkomponenten bestehen:

- in einer *unbedingten positiven Wertschätzung* (des Klienten),
- sowie dem *empathischen Verstehen* (von Vorstellungen, Gedanken, Gefühlen des Klienten)
- und der *Kongruenz*, d. h. Unverfälschtheit und Stimmigkeit im Auftreten der beratenden Person.

Ohne therapeutischen Anspruch, aber angelehnt an diese Grundsätze wird die *personzentrierte Beratung* im gesundheitsbezogenen bzw. pflegerischen

Kontext oftmals eingesetzt (exemplarisch Koch-Straube 2008, Hüper & Hellige 2007).

Bei beiden Konzepten gilt es zu bedenken, dass Pflegefachpersonen je nach Setting nicht überwiegend mit konfliktbeladenen Situationen konfrontiert sind oder hauptsächlich in einem Beratungssetting tätig sind. Dennoch kann eine grundsätzliche Orientierung an Wertschätzung, Empathie und ein unverfälschtes, stimmiges Auftreten auch leitend für eine professionelle Beziehungsgestaltung und jeglicher Form von Kommunikation in der Pflege sein (▶ Kap. 3.4.2).

3.2 Pflegewissenschaftliche Interaktionstheorien

Eine erste vertiefte und breit angelegte wissenschaftliche Auseinandersetzung mit der Frage, was Pflege ist bzw. sein soll, erfolgte ab den 1950er Jahren v. a. in den USA. Sowohl auf der Grundlage eigener Forschungsaktivitäten als auch in der Übertragung oder Anlehnung an theoretische Erkenntnisse anderer Wissenschaften (in erster Linie Sozial- und Humanwissenschaften) wurden zwischen 1966 und 1976 eine Reihe an Pflegetheorien entwickelt (Moers & Schaeffer 2011). Aus heutiger Perspektive mag der Versuch, eine umfassende Theorie für das Gesamtphänomen Pflege zu konzipieren, sehr ambitioniert erscheinen und keine der damals entstandenen Pflegetheorien werden in der heutigen Pflegepraxis stringent umgesetzt. Dennoch bieten diese ersten theoretischen Überlegungen auch heute noch sinnvolle Anknüpfungspunkte für künftige Entwicklungen.

Entwicklung von Pflegetheorien in den USA

Im Hinblick auf die Frage einer adäquaten Beziehungsgestaltung in der Pflege ist von besonderem Interesse, dass eine der ersten Pflegetheoretikerinnen, nämlich Hildegard Peplau, mit ihrem Hauptwerk »Interpersonal relation in nursing« (▶ Kap. 3.2.1) gerade die Beziehung zwischen Pflegefachperson und Patient bzw. Klientin zum Ausgangspunkt ihrer systematischen Überlegungen macht. Sicher wäre es ein lohnendes, aber fraglos sehr aufwändiges Unterfangen, die bislang vorgelegten theoretischen Modelle über Pflege hinsichtlich ihrer Aussagen zur pflegerischen Beziehungsgestaltung zu analysieren. An dieser Stelle sollen indes einige exemplarische Darstellungen genügen. Dazu ist zunächst ein Blick in die analysierende Literatur pflegetheoretischer Modelle hilfreich: Hier findet u. a. eine Klassifikation von Theorien nach inhaltlichen Kriterien statt, z. B. nach Bedürfnissen, Systemen, Ergebnissen oder eben Interaktionen bzw. zwischenmenschlichen Beziehungen (Meleis 2012). Bei der Durchsicht dieser Interaktionstheorien stößt man auf eine zweite Besonderheit, nämlich deren Bedeutung für die Entwicklung des Pflegeprozesses. Dieser stellt zwar keine Theorie an sich dar, sondern ist als Problemlösungsprozess ein Instrument für die Planung, Durchführung und Evaluation pflegerischer Tätigkeiten. Interessant daran ist, dass dieses Modell als handlungsleitend in der Pflege gilt und mittlerweile als originäre pflegerische Aufgabe im Pflegeberufegesetz festgelegt ist. Als Entwicklerinnen des Pflegeprozesses in den 1960er Jahren gelten neben Faye Abdellah die Interaktionstheoretikerinnen Ernestine Wiedenbach, Ida Orlando und Joyce Travelbee (Moers & Schaeffer 2011).

Pflegebeziehung im Fokus der Theorieentwicklung

Wiedenbach, Peplau, Orlando, Travelbee sowie Imogene King, Josephine Paterson und Loretta Zderad stellen als Pflegetheoretikerinnen die Beziehung zwischen Pflegefachperson und Patient in den Mittelpunkt ihrer Überlegungen (Meleis 2012). Dass mit diesem Fokus die meisten der Genannten aus dem Berufsfeld der psychiatrischen Pflege stammen, ist zwar nicht erstaunlich, aber sicher bemerkenswert. Die besondere Bedeutung der pflegerischen Beziehungsgestaltung in der Versorgung psychisch erkrankter Menschen gilt auch in der heutigen psychiatrischen Pflege als unumstritten (exemplarisch Schädle-Deininger & Wegmüller 2017, Scanlon 2006). Nimmt man die Beziehungstheorien genauer in den Blick zeigt sich, dass sie sich auf Theorieansätze der Humanistischen Psychologie sowie z. T. auch der Psychoanalyse stützen.

3.2.1 Peplau: Interpersonale Beziehungen in der Pflege

Hildegard E. Peplau (1909–1999) zählt zu den ersten US-amerikanischen Pflegewissenschaftlerinnen. Nachdem sie eine Ausbildung in der Krankenpflege absolviert hat, war sie vorwiegend in der psychiatrischen Pflege tätig. Nach dem Zweiten Weltkrieg studierte sie Psychologie, erwarb dann einen Master-Abschluss in Psychiatriepflege und promovierte im Bereich der Pflegepädagogik. Als Professorin an der Rutgers University (New Jersey, USA) entwickelte und leitete sie von den 1960er Jahren bis zu ihrer Emeritierung 1974 einen Studiengang für Psychiatriepflege. Ihre pflegetheoretischen Überlegungen fasst sie bereits Ende der 1940er Jahre zusammen. Sie bezieht sich u. a. auf die Arbeiten von Sigmund Freud, Erich Fromm und Abraham Maslow sowie auf den Psychiater Harry Stuck Sullivan (Neumann-Ponesch 2011). Publiziert wurde »Interpersonal Relations in Nursing« erst 1952, da es zu dieser Zeit auch in den USA noch schwierig war, als Pflegefachperson wissenschaftlich zu publizieren. Mitte der 1990er Jahre erfolgte die deutschsprachige Übersetzung (Peplau 2009, Simpson 1997, Peplau 1995).

Pflege als interpersonaler und therapeutischer Prozess

Peplau versteht Pflege als einen Prozess, der nicht nur aus Handlungen mechanischer bzw. technischer Art besteht (z. B. Körperpflege, Medikamentengabe) sondern dass es sich »um einen interpersonalen und oft auch therapeutischen Prozess handelt« (Peplau 1995, S. 27). Im Rahmen der Gestaltung einer professionellen Beziehung betont die Pflegewissenschaftlerin die Bedeutung edukativer Maßnahmen und – ganz im Sinne der Humanistischen Psychologie – die Unterstützung zur positiven Persönlichkeitsentwicklung. Als voraussetzend hierfür betrachtet sie persönliches Wachstum der Pflegenden selbst. Dabei entwickeln Pflegefachpersonen eine professionell helfende Haltung. Patienten und Klientinnen stehen mit ihren persönlichen Zielen den beruflichen Zielen der Pflegenden gegenüber; in der Gestaltung der Beziehung entwickeln beide gemeinsam Ziele, um gesundheitliche Probleme zu lösen (Peplau 1995).

> **Pflege als menschliche Beziehung**
>
> »Die Pflege ist eine menschliche Beziehung zwischen einer Person, die krank ist oder gesundheitlicher Versorgung bedarf, und einer Pflegekraft, die speziell dafür ausgebildet ist, den Bedarf an Hilfe zu erkennen und darauf zu reagieren« Peplau (1995, S. 28).
>
> **Pflege als Edukation und Unterstützung der Persönlichkeitsentwicklung**
>
> »Die Pflege ist ein edukatives Instrument, eine die Reife fördernde Kraft, die darauf abzielt die Vorwärtsbewegung der Persönlichkeit in Richtung auf ein kreatives, konstruktives, produktives persönliches und gesellschaftliches Leben zu bewirken« (Peplau 1995, S. 39).

Peplau erkennt, dass Pflegende im zwischenmenschlichen Kontakt mit Patientinnen und Klienten meist unbewusst eigene Bedürfnisse befriedigen, statt tatsächlich auf die Situation der Pflegebedürftigen einzugehen. So beschreibt sie eine Kinderpflegefachfrau, die es liebt »Kindergesichter aufleuchten zu sehen« wenn sie kommt und diese bei »jeder Gelegenheit zu liebkosen« – sie bedauert, dass sie dies aufgrund vieler administrativer Tätigkeiten nur selten tun kann. Ein Pflegefachmann beschwert sich über einen Patienten, der sich dauernd beklagt nervös zu sein und Medikamente verlangt. Der Pfleger möchte von Peplau wissen, was er tun muss, um Ruhe vor dem klagenden Patienten zu haben. Beide Pflegenden, so Peplau, haben nicht bemerkt, dass ihr jeweils eigenes Bedürfnis, nämlich »ihre Liebe zu erweisen« und »seine Ruhe zu haben« im Vordergrund steht und die pflegerische Beziehung entscheidend prägt. Peplau sieht diese Form der unreflektierten emotionalen Beziehung als entscheidendes Problem, das Pflegende daran hindert, den tatsächlichen Hilfebedarf zu erkennen und zu einer professionellen Antwort zu kommen (Peplau 2009, S. 22).

Aufbau und Gestaltung der Beziehung beschreibt Peplau (1995) in *vier Phasen*, die sie für den Bereich der stationären Versorgung im Krankenhaus von der Aufnahme bis zur Entlassung formuliert (▶ Abb. 3.2). In der Phase der *Orientierung* sind Patient bzw. Klientin oftmals kaum in der Lage die eigene Situation zu verstehen und Bedürfnisse zu formulieren. »Was geschieht mit mir und warum?« sind drängende Fragen, zu deren Beantwortung Pflegefachpersonen eine erste Orientierung bieten können. Hier wird die Grundlage zur Entwicklung einer professionellen Beziehung

Phasen der Beziehungsgestaltung

gelegt, indem die Klientin die Pflegefachfrau als kompetente Ansprechpartnerin erkennt. Im nächsten Schritt, der Phase der *Identifikation*, wird sich die Klientin im besten Falle mit der Pflegefachfrau identifizieren und verbünden: Während die Klientin eine Akzeptanz ihrer Person sowie Zuverlässigkeit der pflegerischen Unterstützung erfährt, kann die Pflegefachfrau zunehmend geäußerte Gedanken und Gefühle der Klientin nachvollziehen. Idealerweise kann die Klientin zunehmend aktiv in die pflegerische Versorgung einbezogen werden – verhält sie sich passiv oder abwehrend, so hat dies zumeist mit früheren Erlebnissen zu tun, was wiederum zu reflektieren ist. Verfügt die Klientin über alle notwendigen Informationen und fühlt sich als Person angenommen, kann sie die angebotene pflegerische Unterstützung sinnvoll nutzen. In dieser Phase der *Nutzung* kann sie sich in unterschiedlichen Bereichen sowohl abhängig als auch unabhängig fühlen. Wie mit Patienten umzugehen ist, die sich in dieser Phase »ausbeuterisch« verhalten, schlägt Peplau vor, dies am besten im kollegialen Team zu besprechen. Für die Phase der *Ablösung* ist es wichtig, dass die Pflegefachfrau nicht unbewusst dieser im Wege steht (z. B. kann die Verabschiedung von sehr freundlichen, zugewandten oder dankbaren Patienten nicht einfach sein – dies gilt es sich zu vergegenwärtigen) und die Klientin zur Bewältigung der nachfolgenden Situation stärkt.

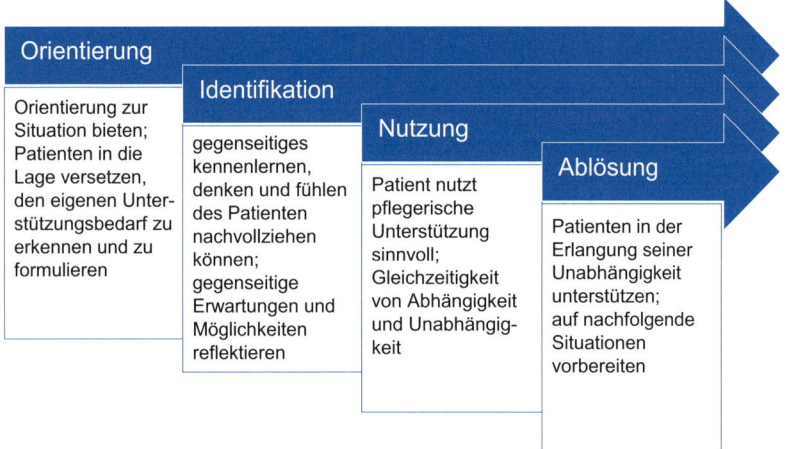

Abb. 3.2: Sich überlappende Phasen der Beziehung zwischen Pflegefachperson und Patient (nach Peplau 1995)

Peplau betrachtet das Auftreten eines gesundheitlichen Problems im Leben eines Menschen als Möglichkeit, neue Erfahrungen zu machen. Die Aufgabe von Pflegefachpersonen besteht ihrer Ansicht nach zum einen darin nachzuvollziehen, welche Bedeutung diese Erfahrungen für den Patienten hat. Zum anderen geht es dann darum, ihn zur »Integration des Krankheitsgeschehens in den Strom seiner Lebenserfahrungen« (Peplau 1995, S. 48) zu unterstützen. In dem hierfür wie oben beschrieben aufzubauenden Beziehungsprozess nimmt die Pflegefachperson verschiedene Rollen ein (Simpson 1997, Peplau 1995):

- Die *Fremde*: Als Fremde begegnet die Pflegefachperson der Klientin unvoreingenommen, mit positivem Interesse und respektvoll.
- Die *Wissensvermittlerin*: Die Klientin wird mit notwendigen Informationen unterstützt.
- Die *Führende*: Die Pflegefachperson bindet die Klientin aktiv in die Pflegeplanung ein (»demokratischer Führungsstil«), erkennt und reflektiert die Ablehnung von Fremd- und Eigenführung.
- Die *Lehrende*: Aufbauend auf vorhandenem und vermitteltem Wissen erhält die Klientin in für sie angemessener Art und Weise notwendige Anleitung und Schulung.
- Die *Beraterin*: Die Pflegefachperson verhilft der Klientin ihre Situation und damit verbundene Erfahrungen – die möglicherweise unbewusst mit Gefühlen früherer Situationen verknüpft sind – in ihrer Bedeutung jetzt zu verstehen. Hier geht es v. a. darum, das Krankheitsgeschehen in das eigene Leben zu integrieren. Peplau grenzt diese Rolle zwar klar von der einer Psychotherapeutin ab, dennoch ist die Pflegefachperson in dieser Rolle pflegerisch therapeutisch tätig.

Rollen der Pflegefachperson im Beziehungsprozess

Diese Aufzählung ist nicht vollständig und Peplau weist darauf hin, dass je nach Patienten und Situationen unterschiedliche und weitere Rollen bedeutsam sein können. Allerdings misst sie der Rolle der *Lehrenden und Beraterin* besondere Bedeutung zu. Kommunikative und beraterische Fähigkeiten, (Selbst)reflexion und (psychologisches) Fachwissen zählt sie daher zu den wichtigsten pflegeprofessionellen Kompetenzen. Peplau betrachtet Pflege als Lernerfahrung sowohl für die Klientin als auch für die Pflegefachperson.

Zentrale Bedeutung der Rolle der Lehrenden und Beraterin

3.2.2 Orlando: Die lebendige Beziehung zwischen Pflegenden und Patienten

Die Amerikanerin Ida Jean Orlando (1926–2007) zählt zu den ersten Pflegetheoretikerinnen, die ihre Erkenntnisse über die Beziehung zwischen Pflegenden und Patienten aus eigenen empirischen Forschungsarbeiten gewonnen hat. Ihre Arbeit ist maßgeblich von Peplaus theoretischen Überlegungen beeinflusst (Neumann-Ponesch 2011). Anders als diese betrachtet sie Beziehung nicht aus einer psychologisch-therapeutischen Perspektive, sondern mit einem Fokus auf pflegerisch relevante Bedürfnisse des Patienten. Diese gilt es im Rahmen der Beziehung auch für den Patienten selbst ins Bewusstsein zu rufen, damit sie pflegerisch adäquat erfüllt werden können: »Es ist die direkte Verantwortung der Pflegenden, dafür zu sorgen, dass der Patient diejenige Hilfe erhält, die er nötig hat [...]. Um die Bedürfnisse des Patienten zu erfüllen, muss die Pflegende [...] ihm behilflich sein, einen Weg zu finden, um die genaue Bedeutung seines Benehmens auszudrücken, damit sein Anliegen klargestellt wird« (Orlando 1996, S. 38). Ausgehend von der Analyse pflegerischer Situationen im Rahmen ihrer Studie hat sie »Prinzipien der wirksamen Pflegepraxis formuliert und

Befähigung des Patienten zur Artikulation seiner Bedürfnisse

dann eingeteilt in 1. die Entwicklung von Pflegeproblemen [...] und 2. die Verhinderung von Pflegeproblemen [...]« (Orlando 1996, S. 8). Damit hat Orlando das Prinzip eines prozesshaften und strukturierten Vorgehens für die professionelle Pflege hervorgehoben, welches nicht ausschließlich regelgeleitet erfolgt, sondern maßgeblich von den eigentlichen, individuellen Bedürfnissen der zu Pflegenden geprägt ist.

3.2.3 Travelbee: Interpersonale Aspekte der Pflege

Therapeutischer Effekt der Pflegebeziehung

Die Ausführungen von Joyce Travelbee (1926–1973) können als Bindeglied der oben beschriebenen theoretischen Überlegungen verstanden werden. Wie Peplau betont sie den therapeutischen Effekt der pflegerischen Beziehung und schlägt gleichzeitig wie Orlando ein prozesshaftes pflegerisches Vorgehen vor: »Unter ›therapeutischem Einsatz der eigenen Person‹ ist also die Fähigkeit zu verstehen, die eigene Person bewusst einzusetzen, um eine Beziehung aufzubauen und pflegerische Interventionen zu strukturieren« (Travelbee 1966, zit. n. Schaeffer et al. 1997, S. 109). Im Rahmen einer humanistischen Weltanschauung sieht Travelbee den Menschen als einzigartig und unersetzlich, der seine Erfahrungen mit Krankheit, Leid und Verlust ganz individuell erlebt. Dies zu erkennen und Patientinnen und Klienten zu unterstützen, ihre Erfahrungen dennoch sinngebend zu erleben, ist Aufgabe einer Pflegefachperson. Hierfür ist es notwendig, dass diese bereits in der beruflichen Ausbildung und Studium Einsicht erhält »in das eigene Selbst [...], Kenntnis der Dynamik menschlichen Verhaltens, Fähigkeit zur Deutung des eigenen sowie des Verhaltens anderer« (Travelbee 1966, zit. n. Schaeffer et al. 1997, S. 109). Als Besonderheit der Arbeit von Travelbee kann aus heutiger Perspektive konstatiert werden, dass sie diejenige war, die explizit darauf verwiesen hat, dass der Pflegeprozess ein Beziehungsprozess ist und dass es eine ausdrücklich pflegerische Aufgabe ist, die Beziehung gezielt aufzubauen und aufrecht zu halten (Schaeffer et al. 1997).

Pflegeprozess als Beziehungsprozess

3.3 Körper und Leib in Interaktion und Kommunikation

Bei vielen Gesundheitsberufen besteht ein hohes Maß an körperlichem Kontakt mit ihren Klienten und Patientinnen. Ärzte und Ärztinnen nehmen beispielsweise regelmäßig körperliche Untersuchungen und körperliche Eingriffe vor, Physiotherapeutinnen, Hebammen und Pflegefachpersonen berühren bei Bewegungen, der Körperpflege sowie bei diagnostischen und therapeutischen Maßnahmen (exemplarisch Uschok 2016, Böhnke 2012, Friesacher 2008). Körperkontakt wird oftmals wie selbstverständlich in Interaktionen eingebunden bzw. begründet eine Interaktion. Dies stellt einen Eingriff in den privaten und auch intimen Bereich eines Menschen dar (▶ Kap. 1.3.1 und ▶ Kap. 4.5). Körperkontakt im beruflichen Kontext bedarf immer eines gegenseitigen Einverständnisses: Genau wie die Kundin dem Friseur erlaubt, ihr Haar und ihren Kopf zu berühren, bedarf es der Erlaubnis einer Patientin, dass eine Pflegefachperson sie bei Mobilisation und Körperpflege berührt. Dieses Einverständnis wird oftmals nicht explizit verbal eingeholt und gegeben sondern erfolgt eher implizit. Im Sinne einer professionellen Gestaltung körperlicher Berührung ist allerdings ein bewusster und reflektierter Umgang unumgänglich (▶ Kap. 4.5).

Reflektierte Gestaltung von Berührungen

Der menschliche Körper kann theoretisch nicht nur als naturwissenschaftliches (biologisch-medizinisches) Konstrukt beschrieben, sondern auch aus soziologischer und psychologischer Perspektive verstanden werden. Gesundheitsberufe befassen sich in erster Linie mit biologisch-medizinischen Belangen des Körpers und betrachten oftmals den Körper als zu »reparierende Maschine« (exemplarisch Darmann 2002). Allerdings wird die gesundheitliche Situation eines Menschen neben biologischen Aspekten maßgeblich von sozialen und psychischen Faktoren bestimmt (exemplarisch Blättner & Waller 2011). Das bedeutet, dass der menschliche Körper nicht nur biologischen, sondern auch sozialen und psychischen Einflüssen ausgesetzt ist. Diese Aspekte werden in der »Körpersoziologie« (exemplarisch Gugutzer 2015) und bei Überlegungen zu Wechselwirkungen zwischen Körper und Psyche, dem so genannten »Embodiment« (exemplarisch Storch et al. 2011) aufgegriffen. Diese theoretischen Überlegungen beruhen auf unterschiedlichen Vorstellungen zum menschlichen Sein und werden im Rahmen pflegewissenschaftlicher Modelle bislang zumindest ansatzweise unter der so genannten »Leibphänomenologie« (exemplarisch Uzarewicz & Moers 2012) betrachtet.

Embodiment

3.3.1 Embodied Communication

Der Begriff des Embodiment steht für die Erkenntnis, dass menschlicher Körper, Psyche und Geist keine getrennten Systeme darstellen, sondern sich gegenseitig beeinflussen. Die Psychologen Maja Storch und Wolfgang Tschacher forschen hierzu im deutschsprachigen Raum und haben ihre Überlegungen auf den Bereich der Kommunikation ausgeweitet. Sie formulieren hierfür folgende Thesen (Storch & Tschacher 2014, S. 162 ff):

Verschränkung von Körper, Geist und Psyche

1. *Es gibt keine Botschaft*: Die Autoren lehnen die Vorstellung ab, dass zwischen Senderin und Empfängerin mehr oder weniger klare Botschaften ausgetauscht werden. Kommunikation wird von unbewussten Bedürfnissen und Motiven beeinflusst und äußert sich nicht nur auf der Ebene von Sprache und Worten, sondern hat auch eine körperliche Entsprechung (Embodiment). Botschaften entstehen während der zwischenmenschlichen Interaktion.
2. *Es gibt keine Richtung der Kommunikation*: Sender und Empfänger senden und empfangen gleichzeitig. Es findet eine gegenseitige Beein-

flussung statt – so wie sich Körper, Psyche und Geist nicht linear, sondern zirkulär beeinflussen.
3. *Kommunikation kennt keine Kontrolle*: Aufgrund der Komplexität und des zirkulären Geschehens von Kommunikation kann ein bestimmtes Muster nicht direkt herbeigeführt werden – jeder Versuch hierzu erscheint gemäß Storch & Tschacher nicht authentisch und damit wenig glaubwürdig. Allerdings sind die Randbedingungen gestaltbar und damit ein Einfluss auf Kommunikation möglich.

Obwohl Storch & Tschacher (2014) einige »Gewissheiten« bisheriger Vorstellungen über Kommunikation radikal in Frage stellen, ist ihr Modell als sinnvolle Erweiterung der bisherigen Erkenntnisse zu verstehen. Die Verschränkung von Körper, Geist und Psyche zeigt sich nicht nur beim einzelnen Individuum, sondern beeinflusst logischerweise auch die zwischenmenschliche Interaktion. Hierbei spielen vor allem so genannte Synchronie-Prozesse eine Rolle:

> »Kommunizieren im Sinne der Embodied Communication bedeutet […], dass ich mich auf mein Gegenüber synchronisierend einschwinge und seine Wahrheit in Teilen zu meiner Wahrheit mache, indem ich zusammen mit dem Gegenüber eine neue, gemeinsame Wahrheit erschaffe« (Storch & Tschacher 2014, S. 98–99).

3.3.2 Leibphänomenologie in der Pflege

Ausgehend von den Werken verschiedener Philosophen (in der Literatur werden vor allem genannt: Maurice Merleau-Ponty, Helmuth Plessner, Hermann Schmitz), kann zwischen »Körpersein« und »Körperhaben« unterschieden werden (Uschok 2016, Gugutzer 2015). Einen Körper hat man in dem Sinne, dass er eine Materie darstellt, welche man aktiv einsetzen kann, um sich beispielsweise in bestimmter Art und Weise zu bewegen. In der Medizin wird der Körper v. a. als »Ding« und damit als *Objekt* betrachtet, das untersucht, vermessen und verändert werden kann. Gleichzeitig *ist* jeder Mensch dieser Körper mit seinen nicht materiellen Gedanken und Gefühlen und ist damit ein individuelles *Subjekt*. Subjektiv ist auch, wie jeder Mensch sich selbst auf der körperlichen Ebene wahrnimmt. Dabei wird zwischen dem »Körper« und dem »Leib« unterschieden. Die Pflegewissenschaftlerin Charlotte Uzarewicz bringt dies folgendermaßen auf den Punkt:

Unterscheidung »Körper« und »Leib«

> **Körper und Leib**
>
> »Die Grenze des *Körpers* ist die Haut; sie umhüllt diesen und lässt eine Unterscheidung zwischen einem Innen (im Körper) und einem Außen (außerhalb des Körpers).«
> »Grenze des *Leibes* ist das Spürbare. Der Leib hat keine klar umgrenzten Konturen. Er reicht weiter als die Sinne. Man kann jenseits der Sinne etwas spüren« (Uzarewicz 2016, S. 139).

3.3 Körper und Leib in Interaktion und Kommunikation

Die Wahrnehmung des eigenen (und auch eines anderen) Körpers erfolgt über die Sinneswahrnehmungen sehen, hören, schmecken, riechen und tasten. Das eigenleibliche Spüren erfolgt dagegen unabhängig von Sinneswahrnehmungen. Bei folgenden beispielhaft aufgeführten Phänomenen spüren Menschen (subjektive) leibliche Regungen (Uzarewicz & Moers 2012):

- Hunger und Durst
- Müdigkeit und Frische
- Spannung und Entspannung
- Wohlsein und Unwohlsein
- Begehren und Wollust
- Angst
- Schmerz
- Freude

Leibliches Spüren

Das leibliche Spüren zeigt sich oft als eine gewisse Enge oder Erweiterung, als erhebend oder nach unten ziehend, als spitz oder dumpf. Dies kann in verschiedenen Regionen des Körpers verortet sein, z. B. im Brustraum oder eher in der Magengegend.

Es wird davon ausgegangen, dass bereits Neugeborene über diese Leiblichkeit verfügen. Der Philosoph Martin W. Schnell (2016) verweist darauf, dass sich die Identität eines Menschen ganz wesentlich über Leiblichkeit konstituiert und leibliche Veränderungen zu Änderungen der Identität führen. Damit wird deutlich, dass leibliches Spüren ein bedeutsames menschliches Phänomen darstellt, welches gerade in der Pflege zu berücksichtigen gilt. Auch Menschen deren Wahrnehmungsmöglichkeiten eingeschränkt sind, z. B. Menschen mit Bewusstseinseinschränkungen oder Menschen mit Demenz verfügen über die Fähigkeit des leiblichen Spürens (Uzarewicz 2016, Zündel 2012, Friesacher 2008). Sich selbst zu spüren bedeutet demnach »leiblich sein« und kann sich z. B. in Form von Mimik, Körperhaltung und -spannung, Gestik oder Stimme ausdrücken. Diese Zeichen können im Rahmen von Interaktion als »leibliche Kommunikation« (Uzarewicz 2016, S. 137) verstanden werden. Pflegefachpersonen können diese bei bewusstseinseingetrübten, kognitiv und/oder verbal eingeschränkten Patienten und Patientinnen gezielt wahrnehmen und mögliche Deutungen vornehmen. Darüber hinaus können sie selbst entsprechende Zeichen einsetzen: Im Rahmen der leiblichen Kommunikation kommen v. a. der Blick, die Stimme und Berührung durch die Hände als Mittel der Verständigung mehr oder weniger bewusst zum Einsatz (Uzarewicz 2016, Zündel 2012). Der *Blick* auf eine Person bzw. in deren Augen wird in der Regel in die Kontaktaufnahme integriert und eingesetzt um in Kontakt zu bleiben; ein Blick kann beispielsweise fragend sein, entspannend, aufmunternd oder auch strafend eingesetzt bzw. empfunden werden. Auch die *Stimme* kann unabhängig von den Worten, die gesagt werden, durch den Klang oder durch Lautstärke und Modulation angenehme oder unangenehme Empfindungen auslösen und unterschiedlich

Leibliche Kommunikation

gedeutet werden. *Berührungen* mit den Händen kommen jenseits der Durchführung von pflegerisch-technischen Verrichtungen, wie z. B. bei der Unterstützung von Körperbewegungen oder der Körperpflege häufig zum Einsatz. So wird bei bewusstseinseingeschränkten Menschen eine Interaktion oftmals mit einer Berührung eingeleitet (▶ Kap. 5.2). Berührungen können als angenehm aber auch grenzüberschreitend erlebt werden und sollten von Pflegefachpersonen wie alle anderen Zeichen der leiblichen Kommunikation stets reflektiert, individuell und situativ angepasst eingesetzt werden (▶ Kap. 4.4). Durch leibliche Kommunikation kann die Situation von Patientinnen und Klienten besser verstanden werden und möglicherweise sinnvolle Interaktionsformen gefunden werden. Gerade wenn verbale Kommunikation nicht möglich ist oder nicht angemessen erscheint, kann vielleicht ein Blick oder eine Berührung hilfreich sein – sowohl für die Deutung der Situation der Patientin als auch als Kommunikationsangebot durch die Pflegefachperson.

Leibliche Kommunikation kann bereits bei vermeintlich einfachen pflegerischen Hilfestellungen bei Körperbewegungen (z. B. im Rahmen der Körperpflege oder beim Toilettengang) gezielt in die Interaktion einfließen. Die Pflegewissenschaftlerin Ingrid Darmann spricht von »Bewegung als Interaktion« bei der: »Bewegungsorientierte Interventionen […] als bewegungsdialogische Aushandlungsprozesse zu gestalten (sind), bei denen das Angebot der Pflegenden als Vorschlag und die Reaktion des Patienten als Gegenvorschlag gedeutet werden kann« (Darmann 2002, S. 181). Analog zum verbalen Aushandlungsprozess lässt sich dieser Bewegungsdialog auch im Rahmen leiblicher Kommunikation denken. Darmann (2002) macht dies anhand des folgenden Beispiels deutlich: Ein halbseitig gelähmter Patient wird von einer Pflegefachperson auf die nicht gelähmte Seite gelagert. Der Patient verspannt sich in dieser Position. Die Pflegende deutet das Zeichen als leiblichen Ausdruck von Unwohlsein und versteht dies als »Gegenvorschlag« des Patienten. Sie kann nun ein neues Bewegungsangebot machen bzw. gemeinsam mit dem Patienten herausfinden, wie er sich besser fühlen kann und gleichzeitig eine Position finden, die seine Genesung unterstützt.

Ein solcher Dialog wird also nicht (nur) verbal geführt, sondern spielt sich auf der leiblichen Ebene ab. Diese Vorstellung wird unterstützt durch das Konzept der »Embodied Communication« (Storch & Tschacher 2014). Bei diesem wird davon ausgegangen, dass der leibliche Aspekt eine Botschaft (die von meist unbewussten Bedürfnissen und Motiven beeinflusst wird) bereits vor der Verbalisierung ausdrückt. Darüber hinaus entstehen Botschaften in der zwischenmenschlichen Kommunikation. Lässt sich zumindest einer, idealerweise beide Partner auf einen verbalen und/oder leiblichen Dialog ein, so spricht Uzarewicz (2016, 151) vom »Herstellen eines gemeinsamen Rhythmus, einer gemeinsamen Richtung«. Ähnlich formulieren Storch und Tschacher (2014), indem sie von einem synchronisierenden Einschwingen sprechen (▶ Kap. 3.3.1).

Der Pflegewissenschaftler Manfred Hülsken-Giesler kritisiert, dass infolge der zunehmenden Ökonomisierung des Gesundheitssystems allgemein sowie des Pflegewesens insbesondere, u. a. das leibliche Spüren als pflegerische Kernkompetenz ausgeklammert wird (Hülsken-Giesler 2016). Was nicht messbar ist, kann mit betriebswirtschaftlicher Logik nicht erfasst werden und ist daher kaum als Produkt professioneller pflegerischer Dienstleistung ausweisbar. Darüber hinaus scheint leibliches Spüren in einer stark rationalen, technikorientierten Gesellschaft und Arbeitswelt eher verlernt als gefördert zu werden. So gibt es beispielsweise digitale Anwendungen, welche über den eigenen gesundheitlichen Zustand informieren und ihn verbessern sollen (z. B. Messung von Puls und Blutdruck, von Bewegungs- und Schlafzeiten, Ernährung usw.) statt selbst zu erspüren, wann es gut wäre, sich zu bewegen und wann, etwas zu essen oder eine Pause einzulegen ist. Verschiedene Autoren und Autorinnen weisen darauf hin, dass z. B. in der Erwachsenenbildung oftmals wenig Bereitschaft besteht, seine Fähigkeiten sich selbst zu spüren zu entwickeln – es wird als peinlich oder esoterisch abgetan (Moers 2012; Storch et al. 2011).

Tatsächlich liegen bislang noch wenige, wissenschaftlich fundierte Erkenntnisse zur Bedeutung der Leibphänomenologie in der pflegerischen Praxis vor. Eine Verknüpfung pflegewissenschaftlicher und psychologischer bzw. interdisziplinärer Forschung böte sich an, um die Erkenntnisse zu Embodiment und leiblichem Spüren in der Pflege zusammenzuführen. Auch andere Gesundheitsberufe, wie die Entbindungspflege, Physiotherapie, Logopädie und Medizin könnten davon profitieren. Letztendlich geht es in der Beziehungsgestaltung immer darum, dass dies zum Wohle der Patienten und Klientinnen erfolgt und sich dabei für die Angehörigen der Gesundheitsberufe als stimmig und leistbar erweist. Dabei sollten alle Möglichkeiten für eine adäquate Aufnahme, Erhaltung und Beendigung einer professionellen Beziehung ausgeschöpft werden.

3.4 Aktuelle pflegewissenschaftlich fundierte Ansätze

Wie dargestellt wurde, stellen bereits einige »Klassiker« der frühen Pflegetheorien als Interaktionstheorien das Thema der pflegerischen Beziehungsgestaltung in den Fokus (▶ Kap. 3.2). Unterzieht man diese und die anderen US-amerikanischen Theorien einer genaueren Betrachtung, so wird deutlich, dass es sich vor allem um normative Überlegungen handelt. Das heißt, sie betrachten und beschreiben weniger was oder wie Pflege *ist*, sondern eher was bzw. wie Pflege *sein soll*: »In diesem Sinne könnte man behaupten, solche Theorien sind keine Theorien sondern eher Pflegeethiken« (Moers & Uzarewicz 2012, S. 145). Im Rahmen (pflege)theoretischer Überlegungen wird nicht nur betrachtet was ist, sondern warum das so ist und was dies für alle Beteiligten bedeutet. Daraus lassen sich dann, unter Zuhilfenahme gesellschaftlicher und berufsspezifischer normativ-ethischer

Normative Ausrichtung der frühen Pflegetheorien

3 Theoretische Grundlagen von Kommunikation und Interaktion

Überlegungen, Schlussfolgerungen für das was sein soll ableiten (▶ Kap. 4.1 und ▶ Kap. 6.1). Werte und Normen bestimmen Bedeutung und Ausgestaltung von Beziehung und Kommunikation in der Pflege. Die Notwendigkeit einer helfenden Beziehung wird allenthalben als bedeutsam betrachtet, aber kaum theoretisch dargelegt. Eine rein normative Begründung reicht allerdings nicht aus, wie Moers und Uzarewicz (2012, S. 146) argumentieren: »Jeder Rückzug auf Normen ohne fachliche Fundierung zur Beziehungsgestaltung birgt die Gefahr der Überforderung mit sich.« Sie beziehen sich hier v. a. auf die frühen Pflegetheorien, die ihrer Meinung nach den Pflegefachpersonen im Hinblick auf die Beziehungsgestaltung normativ viel abverlangen, ihnen zur Bewältigung aber wenig theoretisches Grundwissen bieten.

Ausrichtung neuerer Ansätze

Was können nun aktuelle pflegewissenschaftlich fundierte Ansätze bieten? In seinem kritisch-emanzipatorischen Ansatz berücksichtigt Friesacher (2008) ausdrücklich die Perspektive von Patienten und Patientinnen sowie die Position der Pflegefachpersonen in Versorgungssystem und Gesellschaft. Er wagt einen gesellschaftskritischen Blick und formuliert einen emanzipatorischen Ansatz sowohl für Pflegende als auch für Gepflegte. Darmann und Kolleginnen (2017) nehmen – ausgehend von Friesachers Überlegungen – kommunikative Kompetenzen von Pflegefachpersonen in den Fokus. Sie formulieren, welche Fähigkeiten notwendig sind und auch wie dies im Rahmen pflegerischer Qualifikation erreicht werden kann.

Damit Pflege in der Praxis konsequent beziehungsorientiert umgesetzt werden kann, wurden im angloamerikanischen Raum entsprechende Pflegeorganisationssysteme entwickelt. Diese gilt es in diesem Kapitel zumindest kurz vorzustellen.

3.4.1 Kritisch-emanzipatorischer Ansatz *(Friesacher)*

Mit seinen Ausführungen zu »Theorie und Praxis pflegerischen Handelns« stellt der Pflegewissenschaftler Heiner Friesacher (2008) einen zugleich kritischen und emanzipatorischen Denkrahmen für das Feld der Pflege dar. Wie viele andere Pflegewissenschaftlerinnen und Pflegefachpersonen geht er davon aus, dass Pflege in erster Linie ein Beziehungsberuf darstellt, weshalb Fragen einer professionellen Interaktion und Kommunikation eine besondere Bedeutung zuzumessen sind.

Pflege als Beziehungshandeln

> »*Die Pflege stellt sich im Kern als Beziehungshandeln* dar. Damit kommt der Interaktion und Kommunikation eine wesentliche Bedeutung im pflegerischen Handeln zu (…) Pflegerisches Handeln kann als Form sozialen Handelns mit einem spezifischen Bezug zum menschlichen Körper/Leib verstanden werden, wodurch sich die Pflegewissenschaft von allen anderen Sozialwissenschaften unterscheidet« (Görres & Friesacher 2005, S. 33, Hervorhebungen durch die Verfasserin, J. L.).

Bei der Betrachtung von Pflege als »Beziehungshandeln« blendet Friesacher (2008) pflegerische technisch-praktische Belange (wie Körperpflege, Wundversorgung, Medikamentengabe usw.) nicht aus, sondern sieht diese als darin eingebettet an. Ausgehend von Beobachtungen im intensivpflegerischen Bereich stellt er fest, dass eine Vernachlässigung des Beziehungshandelns potenziell zu Missachtung, Vernachlässigung und Demütigungen der Patienten und Klientinnen führt. Dies kann sich sowohl in sprachlicher Form (indem z. B. nicht oder respektlos kommuniziert wird), durch Bevormundung, Verletzung von Intim- und Privatsphäre bis hin zu Gewaltanwendungen zeigen (exemplarisch Staudhammer 2018, Gröning 2014).

Friesachers Ansatz zeichnet sich durch einen *kritischen wissenschaftstheoretischen Zugang* aus. D. h. er versteht Wissenschaft nicht als rein beobachtende und beschreibende Angelegenheit, die in der Lage wäre völlig objektiv und über gesellschaftlichen Normen und Werten stehend zu arbeiten. Ein wissenschaftlich fundierter Erkenntnisgewinn im Feld der Pflege erfordert neben rationalisierenden Zugängen (z. B. zur Formulierung von Leitlinien und Standards) einen Zugang zu individuellen Erlebenswelten und gesellschaftlichen Normierungen. Ein kritischer Blick auf Wissenschaft und Reflexion der darunter liegenden Normen erlaubt auch eine Reflexion gesellschaftlicher Werte: »Die Freiheit der Wissenschaft besteht eben nicht in Freiheit von normativer Orientierung, sondern in der Selbstreflexion im Hinblick auf ihre Normierung« (Friesacher 2008, S. 270). Eine solchermaßen selbstkritische Reflexion der Gesellschaft (zu welcher die Wissenschaft zählt) erfolgte seit den 1930er Jahren in Form der so genannten *Kritischen Theorie*. Diese gilt als eine in Wissenschaft und Gesellschaft einflussreichsten soziologischen Theorien und fußt auf den Arbeiten einer Wissenschaftlergruppe (Max Horkheimer, Theodor W. Adorno, Jürgen Habermas), die als »Frankfurter Schule« bekannt wurde. Es handelt sich dabei im Kern um eine Kritik der Auswirkungen bürgerlicher und kapitalistischer Normen auf verschiedene gesellschaftliche Teilbereiche. Friesacher stützt sich u. a. auf diesen Ansatz, indem er aufzeigt, welche Auswirkungen gesellschaftliche Normen einer marktorientierten Gesellschaft auf Pflege haben können: »So werden Altenpflegeheime als kundenorientierte Dienstleistungszentren propagiert, die als funktional hochspezialisierte Organisationssysteme zu einer erheblichen Leistungssteigerung gesellschaftlicher Arbeit beitragen. Die Koordinationsprinzipien des organisierten Handelns orientieren sich dabei an rechtlich legitimierten zweckrationalen Steuerungsimperativen wie ökonomisches Wachstum und technische Innovationen, allerdings um den Preis einer Vernachlässigung der Orientierung an alltagspraktischen Sinnhorizonten der Lebenswelt« (Friesacher 2008, S. 279). Ökonomisches Wachstum stellt nicht nur gesamtgesellschaftlich, sondern zunehmend im Gesundheitssystem eine nahezu übermächtige Norm dar, der sich alles andere unterordnet. Dadurch geraten Fragen zu existenziellen Bedürfnissen der Pflegebedürftigen, z. B. »Wie möchte ich versorgt werden?« und der Pflegefachpersonen, z. B. »Wie möchte ich arbeiten?« aus dem Blick. Folgen können wie bereits erwähnt, Vernachlässigung, Demütigung und Bevormundung in der Pflege sein.

Marginalien:
Kritische Reflexion gesellschaftlicher Werte

Auswirkungen einer marktorientierten Gesellschaft auf Pflege

Diese »Fehlentwicklungen in der Pflege« (Friesacher 2008, S. 288) gilt es zum einen mit kritisch-reflektiertem Blick zu erkennen. Zum anderen gilt es, den Menschen in seinem Wesen und seiner Würde anzuerkennen. Hierfür stützt sich Friesacher auf die *Theorie der Anerkennung* des Sozialphilosophen Axel Honneth, dessen Überlegungen eine Weiterentwicklung der theoretischen Arbeiten der Frankfurter Schule darstellen. Die Formen der Anerkennung, nämlich Fürsorge, Gerechtigkeit und Solidarität stellen einen sinnvollen Werterahmen für pflegepraktische und -theoretische Überlegungen dar. Im Konzept des *Caring als professionelle Sorge* (Müller 2018) zeigt sich die Anerkennung von Wesen und Würde der Pflegebedürftigen. Friesacher weist darauf hin, dass für die Umsetzung einer solchen professionellen Sorge im beruflichen Alltag der Pflege eine theoretische Fundierung unabdingbar ist. (Für-)Sorge muss zum einen als pflegerische Aufgabe verstanden werden und zum anderen sind zur Umsetzung zu erlernende Kompetenzen v. a. im Bereich von Interaktion und Kommunikation notwendig (▶ Kap. 3.4.2). (Für-)Sorge muss sowohl für den pflegebedürftigen Menschen (▶ Kap. 2.1.2) als auch für die Pflegefachperson (▶ Kap. 2.2) »vernünftig« – im Sinne von sinnvoll und zumutbar sein. Sie kann nur dann professionell geleistet werden, wenn sie reflektiert in den Rahmen eines Arbeitsbündnisses zwischen beiden eingebettet werden kann (Friesacher 2008, Käppeli 2005; ▶ Kap. 1.6).

3.4.2 Kommunikative Kompetenz in der Pflege *(Darmann-Finck, Muths & Partsch)*

Die Pflegewissenschaftlerin Ingrid Darmann-Finck hat gemeinsam mit den Berufspädagogen Sabine Muths und Sebastian Partsch ein Mustercurriculum zur Förderung der kommunikativen Kompetenzen in der Pflegeausbildung entwickelt (Darmann-Finck et al. 2017). Dieses stützt sich auf ein pflegedidaktisches Modell, welches u. a. auf einem kritisch-emanzipatorischen pflegewissenschaftlichen Ansatz beruht (vgl. Kapitel 3.4.1). Es geht darum, dass Pflegefachpersonen Kompetenzen fundiert und strukturiert entwickeln, um professionell kommunizieren und beraten zu können. Im Folgenden geht es weniger um die von den Autorinnen in erster Linie dargestellten pflegedidaktischen Überlegungen. Vielmehr sollen die Grundlagen professioneller pflegerischer Kommunikation sowie daraus abgeleitete Grundkompetenzen vorgestellt werden. Damit ist dieser pflegewissenschaftliche Ansatz für die Entwicklung einer professionellen Beziehungsgestaltung als handlungsleitend zu verstehen.

Darmann-Finck et al. (2017) beschreiben anhand beruflicher Aufgabenstellungen übergeordnete Dimensionen von Kompetenzen (▶ Tab. 3.2.). Wichtig ist zunächst die *Fähigkeit, Probleme hinsichtlich Kommunikation erkennen, analysieren und lösen* zu können. Dafür ist ein wissenschaftlich fundiertes, sowohl theoretisches als auch praxisbezogenes Grundwissen über Kommunikation und Beratung notwendig. Des Weiteren werden *hermeneutische Kompetenzen* benötigt, um individuelle Gefühle und Sichtweisen sowie

Werte und Motive deuten und verstehen zu können. Darüber hinaus verhilft ein *kritisches Reflexionsvermögen* Spannungsfelder und Widersprüchlichkeiten in der pflegerischen Praxis zu erkennen und dies wiederum in Überlegungen zur Problemlösung einfließen zu lassen.

Kompetenzdimensionen	inhaltliche und methodische Grundlagen
Kompetenzen zur (strukturierten) Problemanalyse und Problemlösung	Theoretisches und praxisbezogenes Fach- und Regelwissen über Kommunikation und Beratung
hermeneutische Kompetenzen (Deutungskompetenzen)	Selbst- und Fremdverstehen, Wahrnehmung und Einfühlung eigener sowie fremder Gefühle, Sichtweisen, Motive und Werte
Kompetenzen zur (kritischen) Reflexion	Erkennung von Spannungsfeldern und Widersprüchlichkeiten in der pflegerischen Praxis; trotz schwieriger Situationen (Problem- oder Konfliktsituationen können oftmals nur teilweise mit Regelwissen gelöst werden) müssen Pflegefachpersonen in der Lage sein verantwortungsbewusst zu handeln

Tab. 3.2: Für pflegerische Kommunikation notwendige übergeordnete Kompetenzdimensionen von Pflegefachpersonen (Darmann-Finck et al. 2017, S. 268)

Diese Kompetenzdimensionen sind im Hinblick auf vier verschiedenen Perspektiven zu entwickeln: Sie beziehen sich auf die Pflegefachperson selbst, auf den pflegebedürftigen Menschen, das pflegerische Handeln und institutionelle sowie gesellschaftliche Rahmenbedingungen (▶ Tab. 3.3).

Perspektive	Kommunikative und beraterische Kompetenzen
Pflegefachperson	Eigene Ressourcen erhalten und z.B. nicht durch unreflektierte Aufopferung die eigene Gesundheit gefährden. Dazu zählt auch, eigene Gefühle (z.B. Ängste, Antipathie, Scham) sowie eigene innere Widersprüche erkennen und adäquat damit umgehen zu können.
Pflegebedürftiger Mensch	Kommunikative und beraterische Bedarfe erkennen. Die eigene Perspektive von derjenigen des pflegebedürftigen Menschen unterscheiden zu können, deren Gefühle und Sichtweisen erfassen.
Pflegerisches Handeln	Beziehungsgestaltung und Kommunikation im Rahmen des Pflegeprozesses. Widersprüchlichkeiten im professionellen Handeln erkennen, reflektieren und im Sinne des pflegebedürftigen Menschen autonomieförderlich handeln.
Institutionelle und gesellschaftliche Rahmenbedingungen	Pflegefachpersonen erkennen und berücksichtigen institutionelle und gesellschaftliche Strukturen und Normen, welche die pflegerische Kommunikation beeinflussen. Widersprüchlichkeiten können reflektiert, Handlungsoptionen ausgelotet werden.

Tab. 3.3: Kommunikative und beraterische Kompetenzen von Pflegefachpersonen aus verschiedenen Perspektiven (Darmann-Finck et al. 2017, S. 269)

Aus der Perspektive der Pflegefachperson ist wichtig, die eigenen Ressourcen und damit die eigene Gesundheit im Blick zu haben und zu erhalten. Dazu müssen eigene Gefühle, wie z. B. Ängste, Sympathie oder Antipathie wahrgenommen sowie ein Gespür für die eigenen Kräfte und Energien entwickelt werden. Sich dessen bewusst zu sein und damit adäquat – zum eigenen Wohle als auch dem von Patienten und Kolleginnen – umgehen zu können, muss erlernt werden. Hinsichtlich der zu betreuenden Menschen (das können Pflegebedürftige oder noch nicht Pflegebedürftige sowie Angehörige sein) gilt es kommunikative und beratungsbezogene Bedarfe zu erkennen. Dabei ist es wichtig, die eigene Expertensichtweise von der Perspektive des zu betreuenden Menschen unterscheiden zu können, und das zu erfassen, was für ihn bzw. sie relevant erscheint. Beziehungsgestaltung und Kommunikation erfolgen immer im Rahmen des Pflegeprozesses, in welchem mögliche Widersprüchlichkeiten erkannt und reflektiert werden können. Pflegerisches Handeln erfolgt stets autonomieförderlich und zwar im Sinne des zu betreuenden Menschen. Institutionelle und gesellschaftliche Strukturen und Normen beeinflussen die pflegerische Kommunikation und Interaktion maßgeblich. Kompetente Pflegefachpersonen erkennen und berücksichtigen dies. Sie können Widersprüchlichkeiten reflektieren und verschiedene Handlungsoptionen argumentativ gegeneinander abwägen.

Entwicklung kommunikativer Kompetenz als hochanspruchsvolles Geschehen

Mit dem vorgelegten Mustercurriculum haben Darmann-Finck, Muths und Partsch (2017) wichtige pflegerische Kompetenzdimensionen hinsichtlich Kommunikation ausformuliert. Damit wird deutlich, dass die Fähigkeiten, die Pflegefachpersonen benötigen, sehr anspruchsvoll sind. Kommunikative Kompetenzen müssen erlernt und geübt werden, was im Rahmen einer einfachen Wissensvermittlung nicht gelingen kann. Vielmehr erfordert die Kompetenzentwicklung eine spezielle didaktische Vorgehensweise, die neben grundlegendem Regelwissen Fähigkeiten zum Selbst- und Fremdverstehen fördert. Nicht zuletzt mit Bezug auf den kritisch-emanzipatorischen Ansatz nach Friesacher (2008, ▶ Kap. 3.4.1) sind Entwicklung und Schulung reflexiver Kompetenzen im Hinblick auf eine adäquate Kommunikations- und Interaktionspraxis für Pflegefachpersonen von besonderer Wichtigkeit. Pflegefachpersonen interagieren dann professionell, wenn sie in der Lage sind, Regelwissen unter Einbezug der Perspektive von Patienten und Klientinnen reflektiert umzusetzen und dabei den strukturellen und normativen Kontext (selbst)kritisch berücksichtigen. Das ist durchaus sehr anspruchsvoll, aber angesichts ihrer pflegerischen Verantwortung im Versorgungsalltag angemessen.

3.4.3 Personenbezogene und beziehungsbasierte Pflegeorganisationssysteme

Im deutschsprachigen Raum ausgiebig rezipiert und diskutiert, werden zwei amerikanische Pflegekonzepte, die Beziehungsaspekte zum Ausgangspunkt ihrer Überlegungen machen. Es handelt sich um das Konzept des

»Primary Nursing« welches als »Primäre Pflege« oder »Personenbezogenes Pflegesystem« übersetzt werden kann (Mischo-Kelling & Schütz-Pazzini, 2007; Manthey, 2011) und um das Modell des »Relationship Based Care«, d. h. einer »Beziehungsbasierten Pflege« (Koloroutis, 2011). Diese Konzepte verstehen sich in erster Linie als Pflegeorganisationssysteme. Hier steht das Thema Beziehung zu Klienten und Patientinnen, zu Angehörigen sowie Beziehung zu sich selbst, zu Kollegen und Kolleginnen innerhalb und außerhalb der eigenen Berufsgruppe im Fokus von organisatorischen Überlegungen: Wie kann pflegerische Arbeit entsprechend der Bedeutung von Beziehung sinnvoll organisiert werden. Hinsichtlich ihrer Ausrichtung an dem Thema Beziehung können sie notwendige organisationsbezogene Rahmenbedingungen schaffen, um eine professionelle pflegerische Beziehungsgestaltung entwickeln und realisieren zu können.

Organisationsbezogene Rahmenbedingungen einer professionellen Beziehungsgestaltung

Das *Personenbezogene Pflegesystem* hat die US-amerikanische Pflegeprofessorin Marie Manthey entwickelt (Manthey 2011). Während ihrer Tätigkeit als Pflegedienstleitung im Krankenhaus sah sie sich vor allem mit folgenden Problemlagen konfrontiert: Einer fragmentierten pflegerischen Versorgung (im deutschsprachigen Raum wird von der »Funktionspflege« gesprochen, d. h. Pflegende führen bestimmt Funktionen bei allen Patienten einer Station durch, z. B. Blutdruck oder Fieber messen), unübersichtliche Kommunikationswege und unklare Verantwortlichkeiten. Um diese Probleme anzugehen, entwickelte und erprobte sie Primary Nursing. Sie betont, dass es sich um ein pflegerisches Versorgungssystem im stationären Sektor handelt, welches weder Personalprobleme noch zwischenmenschliche Beziehungsprobleme löst. Ihr ging es vor allem darum, ein Pflegeorganisationssystem zu entwickeln, welches eine qualitativ gute pflegerische Versorgung ermöglicht, indem die oben benannten Problemlagen angegangen und Lösungen gefunden werden können. Dabei hat sie versucht, die berufliche Autonomie und den Gestaltungsspielraum der Pflegefachpersonen im Krankenhaus zu erweitern. Primary Nursing beruht im Kern auf der Übernahme der Verantwortung einer Pflegefachperson für die Pflege eines Menschen: Von der Planung seiner pflegerischen Versorgung bis er das Krankenhaus verlässt. Ist die verantwortlich Pflegende nicht im Dienst, delegiert sie die Versorgung mit ihren Vorgaben an eine Vertretung. Die Grundelemente der Primären Pflege sind folgende (Manthey 2011, S. 79):

Personenbezogenes Pflegesystem

Grundelemente des Primary Nursing

1. »Übertragung der persönlichen Verantwortung für das Treffen von Entscheidungen auf eine Person und deren Akzeptanz durch diese Person
2. tägliche Arbeitszuweisung nach der Fallmethode
3. direkte Kommunikation von Mensch zu Mensch
4. Übernahme der Verantwortung für die Qualität der für einen Patienten erbrachten Pflege durch eine Person, und zwar 24 Stunden am Tag, sieben Tage die Woche.«

Die Übernahme der Verantwortung stellt ein Kernstück dieses Konzeptes dar, wodurch Pflegefachpersonen die Qualität der gesamten pflegerischen

Versorgung der ihnen zugewiesenen Patienten und Patientinnen sicherstellen können. Hinsichtlich der Kommunikation geht es in der Primären Pflege nicht nur um eine Verbesserung zwischen Pflegender und Patientin sondern auch zwischen Pflegefachpersonen und mit anderen Berufsgruppen. Mit diesen Elementen bietet das System der personenbezogenen Pflege einen ausgezeichneten organisatorischen Rahmen, um die Beziehung zwischen Pflegefachperson und Patient professionell zu gestalten.

Beziehungsbasierte Pflege

Das Modell der *Beziehungsbasierten Pflege* stellt eine Anpassung bzw. Erweiterung der Primären Pflege dar (Koloroutis 2011). Die Pflegemanagerin Mary Koloroutis hat gemeinsam mit Kolleginnen das System der gesundheitlichen Versorgung insgesamt in den Blick genommen. Sie gehen davon aus, dass Gesundheitsorganisationen komplexe menschliche Systeme darstellen, in denen Beziehungen eine herausragende Rolle spielen. Dabei wird das Augenmerk der beziehungsbasierten Pflege auf folgende Beziehungen gelegt (Koloroutis 2011):

- Die Beziehung der Pflegenden mit den Patienten und Patientinnen,
- die Beziehung der Pflegenden mit sich selbst,
- die Beziehung der Pflegenden mit Kollegen und Kolleginnen.

Koloroutis und Kolleginnen (2011) beschreiben vor allem, welche Rahmenbedingungen notwendig sind, um eine beziehungsbasierte Pflege umsetzen zu können. Dafür ist zunächst die Entwicklung einer professionellen pflegerischen Praxis notwendig, welche u. a. dem Prinzip des Caring, d. h. einer fürsorglichen Ethik folgt (▶ Kap. 2.2.2). Eine beziehungsorientierte Führung und interprofessionelle Teamarbeit stellen ebenfalls Eckpfeiler dieses Modells dar. Damit eine professionelle Beziehungsgestaltung im Gesundheits- und Pflegewesen umgesetzt werden kann, ist die Entwicklung entsprechender Rahmenbedingungen zwingend notwendig (▶ Kap. 6.4).

3.5 Fazit

Zusammenfassend bleibt festzuhalten, dass eine Reflexion über den Pflegeberuf (hinsichtlich dessen Haltung, Ziele und Aufgaben) und über die Rollen von Pflegekräften und Patienten notwendig ist, um eine adäquate Beziehungsgestaltung theoretisch fundieren zu können. Hierfür sind human- und geisteswissenschaftliche Erkenntnisse sowie die z. T. darauf basierenden Pflegemodelle heranzuziehen. Was fehlt ist ein aktueller pflegewissenschaftlicher Zugriff, mit dessen Hilfe im Rahmen von Theorien kleiner und mittlerer Reichweite zu eigenen Überlegungen hinsichtlich professioneller Beziehungsgestaltung zu kommen ist. Im folgenden Kapitel 4 werden bislang erkannte Aspekte, die offenbar eine wichtige Rolle spielen, vorgestellt und diskutiert (▶ Kap. 4).

Bei den hier präsentierten Interaktionstheoretikerinnen wird deutlich, dass für den Aufbau einer wechselseitigen Pflege-Patienten-Beziehung eine Reihe an Voraussetzungen auf Seiten der Patienten und Patientinnen erfüllt sein müssen. Dazu zählt beispielsweise eine gewisse geistige, körperliche und auch motivationale Basis. Damit sind Säuglinge und Kleinkinder sowie komatöse und dementiell oder anders geistig eingeschränkte Patienten und Klientinnen ausgeschlossen, oder Patienten, die sich explizit nicht auf eine solche Beziehungsgestaltung einlassen wollen. Auch ist z. B. nach dem Beziehungskonzept von Peplau eine gewisse Zeit erforderlich, damit eine Pflegefachperson die oben geschilderten Rollen im Beziehungsprozess wirkungsvoll einnehmen kann. Diese Zeit steht in vielen pflegerischen Settings (vor allem in der akut-stationären Versorgung) kaum zur Verfügung.

Ausgehend von der Beobachtung, dass pflegerisches Handeln zunehmend dem Druck von Ökonomisierung, damit verbundener Arbeitsverdichtung in der Patientenversorgung und Standardisierung ausgesetzt ist, scheint dies vor allem auf Kosten einer beziehungs- und kommunikationsorientierten Pflege zu geschehen. Die zunehmende und zu Recht v. a. interdisziplinär zu entwickelnde Standardisierung gesundheitlicher Versorgung ist sicherlich zu begrüßen, da hier (vor allem im deutschsprachigen Raum) viel Nachholbedarf besteht. Dabei gilt es zu berücksichtigen, dass anders als bei pflegerisch-technischen Belangen eine Standardisierung von Beziehungsgestaltung und Kommunikation kaum möglich bzw. eben gerade nicht zielführend ist. Eine Profession zeichnet sich gerade dadurch aus, dass eine sinnvolle Verknüpfung von Regelwissen und Deutungskompetenz individueller Anliegen und Situationen von Patientinnen und Klienten hergestellt werden kann. Dazu müssen allerdings Beziehungsgestaltung und Kommunikation als zentrale pflegerische Aufgaben verstanden werden, welche nicht »nebenher« leistbar sind. Darüber hinaus gilt es zu verstehen und zu berücksichtigen, dass Beziehungs- und Kommunikationskompetenzen weder beim Menschen allgemein noch bei Pflegefachpersonen im Besonderen »qua Geburt« vorhanden sind. Sie müssen gelernt und weiterentwickelt werden. Damit diese Kompetenzen in der Praxis umgesetzt und Beziehungen in der Pflege professionell gestaltet werden können, müssen entsprechende Rahmenbedingungen vorhanden sein. Modelle hierzu liegen vor, es gilt, sie umzusetzen.

Lernaufgaben

1. Wodurch wird menschliche Kommunikation beeinflusst?
2. Welche Arten der Kommunikation gibt es?
3. Warum ist es nicht möglich, nicht zu kommunizieren?
4. Wie lauten die anderen Kommunikationsaxiome nach *Watzlawick*?
5. Welche vier Seiten der Kommunikation spielen in dem Modell nach *Schulz von Thun* eine Rolle? Was bedeuten diese für den »Sender« und für den »Empfänger«?

6. Was kennzeichnet eine *wertschätzende* Kommunikation?
7. Umreißen Sie kurz das theoretische Modell der Beziehungsgestaltungs-Phasen nach *Peplau!*
8. Wie kann der Unterschied zwischen »Körper« und »Leib« beschrieben werden?
9. Welche Kompetenzen müssen Pflegefachpersonen entwickeln, damit sie über professionelle Kommunikationsfähigkeiten verfügen?

Reflexionsaufgaben

1. Was ist Theorie und wozu dienen theoretische, wissenschaftlich fundierte Modelle?
2. Inwieweit können Richtlinien und Standard-Lösungen in der Beziehungsgestaltung mit Patientinnen und Klienten sinnvoll sein?
3. Pflegefachpersonen haben je nach Patienten und Klientinnen mit diesen oftmals viel Körperkontakt. Diskutieren Sie, inwiefern die Berücksichtigung des »Leibes« in der Pflege sinnvoll sein kann!
4. Versetzen Sie sich in die Lage der Patientin aus dem Praxisbeispiel: Was könnten Gründe dafür sein, warum sie nicht im Sinne der Pflegestudierenden reagiert?

Literatur

Berne E (2001). Die Transaktionsanalyse in der Psychotherapie. Paderborn: Junfermann.
Blättner B & Waller H (2011). Gesundheitswissenschaft. Eine Einführung in Grundlagen, Theorie und Anwendung. Stuttgart: Kohlhammer.
Böhnke U (2012). Die bewegten Leibkörper in Pflegesituationen. Körperkontakte pflegeberuflichen Handelns. In: Schmidt R-B & Schetsche M (Hrsg). Körperkontakt. Interdisziplinäre Erkundungen. Gießen: Psychosozial-Verlag, S. 201–218.
Darmann I (2002). Bewegung als Interaktion – Systemisch-konstruktivistische Sichtweise von Bewegung und Konsequenzen für die Pflege. In: Pflege. 15. Jg., Heft 4, 181–186.
Darmann-Finck I, Muths S & Partsch S (2017). Entwicklung eines Nationalen Mustercurriculums »Kommunikative Kompetenz in der Pflege«. In: PADUA. 12. Jg., Heft 4, 265–274.
Friesacher H (2008). Theorie und Praxis pflegerischen Handelns. Begründung und Entwurf einer kritischen Theorie der Pflegewissenschaft. Göttingen: V&R unipress.
Görres S & Friesacher H (2005). Der Beitrag der Soziologie für die Pflegewissenschaft, Pflegetheorien und Pflegemodelle. In Schroeter KR & Rosenthal T (Hrsg.). Soziologie der Pflege. Weinheim: Juventa, S. 33–50.
Gröning K (2014). Entweihung und Scham: Grenzsituationen bei der Pflege alter Menschen. Frankfurt a. M.: Mabuse.
Gugutzer R (2015). Soziologie des Körpers. Bielefeld: transcript Verlag.
Helmbold A (2007). Berühren in der Pflegesituation. Intentionen, Botschaften und Bedeutung. Bern. Huber.

Hülsken-Giesler M (2016). Körper und Leib als Ausgangspunkt eines mimetisch begründeten Pflegehandelns. In: Uschok A (Hrsg.). Köperbild und Körperbildstörungen. Handbuch für Pflege- und Gesundheitsberufe. Bern: Hogrefe, S. 55–67.

Hüper C & Hellige B (2007). Professionelle Pflegeberatung und Gesundheitsförderung für chronisch Kranke. Frankfurt am Main: Mabuse Verlag.

Käppeli S (2005). Bündnis oder Vertrag? Eine Reflexion über zwei Paradigmen der pflegenden Beziehung. In: Pflege. 18. Jg., Heft 3, 187–195.

Koch-Straube U (2008). Beratung in der Pflege. Bern: Huber.

Koloroutis M (Hrsg.) (2011). Beziehungsbasierte Pflege. Ein Modell zur Veränderung der Pflegepraxis. Bern: Huber.

Manthey M (2011). Primary Nursing. Ein Personenbezogenes Pflegesystem. Bern: Huber.

Meleis AI (2012). Theoretical Nursing. Development & Progress. Philadelphia: Wolters Kluwer.

Mischo-Kelling M & Schütz-Pazzini P (Hrsg.) (2007). Primäre Pflege in Theorie und Praxis. Herausforderungen und Chancen. Bern: Huber.

Moers M (2012). Leibliche Kommunikation, Krankheitserleben und Pflegehandeln. In: Pflege & Gesellschaft. 17. Jg., Heft 2, 111–119.

Moers M & Uzarewicz C (2012). Leiblichkeit in Pflegetheorien – eine Relektüre. In: Pflege & Gesellschaft. 17.Jg., Heft 2, 135–148.

Moers M & Schaeffer D (2011). Pflegetheorien. In Schaeffer D & Wingenfeld K (Hrsg.). Handbuch Pflegewissenschaft. Weinheim: Juventa, S. 37–66.

Müller K (2018). Berufsverständnis. In: Büker C, Lademann J & Müller K (Hrsg.). Moderne Pflege heute. Beruf und Profession zeitgemäß verstehen und leben. Stuttgart: Kohlhammer, 79–100.

Neumann-Ponesch S (2011). Modelle und Theorien in der Pflege. Wien: Facultas.

Orlando IJ (1996). Die lebendige Beziehung zwischen Pflegenden und Patienten. Bern: Huber.

Peplau HE (2009). Zwischenmenschliche Beziehungen in der Pflege: Ausgewählte Werke. Bern: Huber.

Peplau HE (1995). Interpersonale Beziehungen in der Pflege. Ein konzeptueller Bezugsrahmen für eine psychodynamische Pflege. Basel. Recom.

Rammsayer T (2005). Humanistische Persönlichkeitstheorien. In: Weber H & Rammsayer T (Hrsg.). Handbuch der Persönlichkeitspsychologie und Differentiellen Psychologie. Göttingen: Hogrefe, S. 61–70.

Rogall-Adam R, Josuks H, Adam G, Schleinitz G (2011). Professionelle Kommunikation in Pflege und Management. Hannover: Schlütersche.

Rosenberg MB (2016). Gewaltfreie Kommunikation. Eine Sprache des Lebens. Paderborn: Junfermann.

Rüttinger R (2010). Transaktionsanalyse. Hamburg: Windmühle.

Scanlon A (2006). Psychiatric nurses perceptions of the constituents of the therapeutic relationship: a grounded theory study. In: Journal of Psychiatric and Mental Health Nursing. 13. Jg., Heft 3, 319–329.

Schaeffer D, Moers M, Steppe H & Meleis A (Hrsg.) (1997). Pflegetheorien. Beispiel aus den USA. Bern: Huber.

Schädle-Deininger H & Wegmüller D (2017). Psychiatrische Pflege. Bern: Hogrefe.

Schnell, MW (2016). Zur Relevanz der Phänomenologie der Leiblichkeit für die Pflege. In: Uschok A (Hrsg.). Köperbild und Körperbildstörungen. Handbuch für Pflege- und Gesundheitsberufe. Bern: Hogrefe, S. 45–54.

Schulz von Thun F (2013). Miteinander reden: 1. Störungen und Klärungen. Allgemeine Psychologie der Kommunikation. Reinbek: Rowohlt.

Shannon C & Weaver W (1949). The mathematical theory of communication. Illinois: University of Illinois Press.

Simpson H (1997). Pflege nach Peplau. Freiburg: Lambertus.

Staudhammer M (2018). Prävention von Machtmissbrauch und Gewalt in der Pflege. Berlin: Springer.

Storch M & Tschacher W (2014). Embodied Communication. Kommunikation beginnt im Körper – nicht im Kopf. Bern: Huber.
Storch M, Cantieni B, Hüther G & Tschacher W (2011). Embodiment. Die Wechselwirkung von Körper und Psyche verstehen und nutzen. Bern: Huber.
Traut-Mattausch E & Frey D (2006). Kommunikationsmodelle. In: Bierhoff H-W & Frey D (Hrsg.). Handbuch der Sozialpsychologie und Kommunikationspsychologie. Göttingen: Hogrefe, S. 536–544.
Uschok A (Hrsg.) (2016). Köperbild und Körperbildstörungen. Handbuch für Pflege- und Gesundheitsberufe. Bern: Hogrefe.
Uzarewicz C (2016). Die Bedeutung der leiblichen Kommunikation im Kontext transkultureller Pflege. In: Uschok A (Hrsg.). Köperbild und Körperbildstörungen. Handbuch für Pflege- und Gesundheitsberufe. Bern: Hogrefe, S. 137–152.
Uzarewicz C & Moers M (2012). Leibphänomenologie für Pflegewissenschaft – eine Annäherung. In: Pflege & Gesellschaft. 17. Jg., Heft 2, 101–110.
Watzlawick P (2011). Man kann nicht *nicht* kommunizieren. Bern: Huber.
Wingchen J (2014). Kommunikation und Gesprächsführung für Pflegeberufe. Hannover: Schlütersche.
Wirtz MA (Hrsg.) (2017). Dorsch. Lexikon der Psychologie. Bern: Hogrefe.
Zündel M (2012). Nichtsprachliche Interaktion und das Entstehen von Bedeutung in der Pflege. In: Hanses A & Sander K (Hrsg.). Interaktionsordnungen. Wiesbaden: Verlag für Sozialwissenschaften, S. 179–196.

Zum Weiterlesen

Friesacher H (2008). Theorie und Praxis pflegerischen Handelns. Begründung und Entwurf einer kritischen Theorie der Pflegewissenschaft. Göttingen: V&R unipress.
Rogall-Adam R, Josuks H, Adam G, Schleinitz G (2011). Professionelle Kommunikation in Pflege und Management. Hannover: Schlütersche.
Schaeffer D, Moers M, Steppe H & Meleis A (Hrsg.) (1997). Pflegetheorien. Beispiel aus den USA. Bern: Huber.
Schulz von Thun F (2013). Miteinander reden: 1. Störungen und Klärungen. Allgemeine Psychologie der Kommunikation. Reinbek: Rowohlt.
Storch M, Cantieni B, Hüther G & Tschacher W (2011). Embodiment. Die Wechselwirkung von Körper und Psyche verstehen und nutzen. Bern: Huber.

4 Gestaltungselemente einer professionellen Pflegebeziehung

Christa Büker

Nach der Auseinandersetzung mit Theorien und Modellen, die für die Pflegebeziehung relevant sind, geht es nun im vierten Kapitel auf die Handlungsebene. Ziel des Kapitels ist es, den Rahmen für die konkrete Ausgestaltung einer professionellen Pflegebeziehung zu stecken, indem eine Operationalisierung des schwer fassbaren und häufig abstrakt wirkenden Konstrukts der »professionellen Pflegebeziehung« vorgenommen wird. Abgeleitet aus den im ersten Kapitel aufgezeigten Besonderheiten der Pflegebeziehung sowie den im dritten Kapitel dargelegten theoretischen Grundlagen der Pflegebeziehung geht es im Folgenden auf einer zunächst *generellen* Ebene um die Grundhaltung von Pflegenden gegenüber Patientinnen und Patienten, den Umgang mit Nähe und Distanz, die Gestaltung von Kommunikation und Körperkontakten, um die Erwartungen an die Pflegebeziehung und um das Bewusstsein der Grenzen einer Pflegebeziehung. Mit dem Aufzeigen dieser Gestaltungselemente und der daraus resultierenden notwendigen Kompetenzen für eine professionelle Pflegebeziehung wird die angekündigte Präzisierung der Beziehungspraxis eingeleitet. Später dann, im fünften Kapitel, erfolgt eine weitere Konkretisierung in Bezug auf die Beziehungsgestaltung mit spezifischen Zielgruppen.

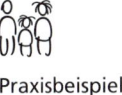

Praxisbeispiel

Die Studierenden des 6. Semesters im Bachelorstudiengang Pflege und Gesundheit haben in dem Modul »Professionelles Berufsverständnis« den Auftrag erhalten, in Kleingruppen verschiedene Medien (Internet, Fernsehen, Tageszeitungen, etc.) einer kritischen Analyse in Bezug auf das dort vermittelte Bild des Pflegeberufs zu unterziehen. Ein besonderes Augenmerk sollen sie auf die Art der Darstellung der Pflegebeziehung richten, aber auch auf Aussagen zur Fachlichkeit von Pflegenden achten.

Eine erste Gruppe Studierender prüft zwei Fernsehdokumentationen zur Pflege in Altenheimen. Ihnen fällt auf, dass mehrfach Szenen gezeigt werden, in denen Pflegende unaufgefordert alte Menschen umarmen, an sich drücken oder ihnen die Wange tätscheln. Die Kommunikation mit Heimbewohnerinnen und -bewohnern wirkt auf die Studierenden häufig wie Gespräche mit Kleinkindern, insbesondere bei offensichtlichem Vorliegen einer Demenz. Eine der handelnden Pflegepersonen weist mit trauriger Miene darauf hin, dass die alten Menschen ja häufig niemanden mehr haben und sie quasi Familienersatz seien.

Eine zweite Gruppe beschäftigt sich mit Imagekampagnen in der Pflege und sehen sich dazu mehrere Internetvideos an. Wie sie feststellen, erfolgt in nahezu allen Filmen eine Konzentration auf die Beziehungsebene zwischen Pflegenden und Pflegebedürftigen. Häufig wird die Hand von alten Menschen gehalten oder gedrückt. In den Darstellungen geht es um Herz und Empathie, um »helfen wollen«, um die Dankbarkeit der alten Menschen und um ihr Lächeln, welches Belohnung genug sei, wie diverse O-Töne aus den Kampagnen zeigen: »Wenn sie einen anlächeln, dann wird einem warm ums Herz«, »Man muss es mit Herz machen«, »Der Fokus Geld rutscht in den Hintergrund durch die schöne Tätigkeit am Menschen und die Dankbarkeit, die man erfährt«. Lediglich am Rande wird in den Filmen auf die Fachlichkeit und die notwendige hohe Kompetenz im Pflegeberuf eingegangen.

Eine dritte Gruppe Studierender befasst sich mit einer im Fernsehen übertragenen Preisverleihung an prominente Künstler. Neu ist die Kategorie »Stille Helden«, in der ein Preis an eine Gesundheits- und Kinderkrankenpflegerin geht. An einem Universitätsklinikum betreut sie Kinder mit einer lebensverkürzenden Erkrankung. Sie wird den Zuschauern lediglich mit ihrem Vornamen vorgestellt als »Schwester H.«, der Nachname wird einmal kurz eingeblendet, dann nicht mehr. In der Laudatio heißt es: »Schwester H. engagiert sich mit ganz viel Herz, mit Leidenschaft und Kraft für die Kinder, ihre Eltern und Angehörigen«. Über die notwendige hohe Fachkompetenz für die Versorgung von schwerstkranken Kindern wird kein einziges Wort verloren.

In der nächsten Lehrveranstaltung stellen die Studierenden ihre Ergebnisse vor und diskutieren gemeinsam die folgenden Fragen: Welches Bild von Pflege wird in der Öffentlichkeit vermittelt? Welche Bedeutung wird der Fachebene und der Beziehungsebene eingeräumt? Inwieweit zeigen die Darstellungen eine professionelle Beziehungsgestaltung? Welche Auswirkungen hat die mediale Fokussierung auf die Beziehungsebene? Wie könnte eine Imagekampagne aussehen, die ein realistisches Bild von der Pflege und einer professionellen Pflegebeziehung vermittelt?

4.1 Ethisch-reflexive und patientenorientierte Grundhaltung

Wie bereits verschiedentlich angesprochen, kommt der *Haltung* von Pflegenden gegenüber den Patienten eine elementare Bedeutung zu, so dass der Blick zunächst auf diesen Aspekt einer professionellen Beziehungsgestaltung gerichtet werden soll. Tschudin (2003) und Tarlier (2004) verweisen darauf, dass die Grundhaltung entscheidend geprägt wird durch die *persönlichen Moralvorstellungen* des Einzelnen sowie durch *allgemei-*

ne, *gesellschaftlich verankerte ethisch-moralische Prinzipien*, wie beispielsweise die Achtung der Menschenwürde, Gerechtigkeit und die Respektierung von Wertvorstellungen, Glauben, Sitten und Gewohnheiten.

Beachtung ethischer Kodizes

Eine Verknüpfung dieser persönlichen und gesellschaftlichen Prinzipien mit dem moralischen und ethischen Fundament von Pflege findet in pflegerischen *Ethik-Kodizes* statt, wie beispielsweise im Ethikkodex des International Council of Nurses (ICN 2012). Der erstmalig 1953 verabschiedete und seither mehrfach überarbeitete Kodex für Pflegende (Code of Ethics for Nurses) versteht sich als Leitfaden für ein Handeln nach sozialen Werten und Bedürfnissen. So heißt es in der Originalfassung der Präambel des Kodex:

Ethikkodex des ICN

Code of Ethics for Nurses (Preamble)

»Inherent in nursing is a respect for human rights, including cultural rights, the right to life and choice, to dignity and to be treated with respect. Nursing care is respectful of and unrestricted by considerations of age, colour, creed, culture, disability or illness, gender, sexual orientation, nationality, politics, race or social status« (ICN 2012).

Auch diverse Berufsordnungen von Fachverbänden in der Pflege und Wohlfahrtsverbänden formulieren eine Verpflichtung ihrer Mitglieder zu einer auf ethischen Prinzipien basierenden Grundhaltung. Niederschlag finden diese Grundsätze in der Rahmenberufsordnung des Deutschen Pflegerats (Deutscher Pflegerat e. V. 2004).

Berufsordnungen

Rahmenberufsordnung des Deutschen Pflegerats

Präambel:
»Die ethischen Grundsätze der professionell Pflegenden basieren auf dem Grundgesetz der Bundesrepublik Deutschland, das die Unantastbarkeit der Würde des Menschen festlegt. Darüber hinaus gelten die aktuellen wissenschaftlich fachlichen Erkenntnisse sowie die ethischen Regeln der einzelnen Berufsorganisationen und -verbände.«

§ 2 Aufgaben (*Auszug*):
»Professionell Pflegende üben die Pflege ohne Wertung des Alters, einer Behinderung oder Krankheit, des Geschlechts, der sexuellen Orientierung, des Glaubens, der Hautfarbe, der Kultur, der Nationalität, der politischen Einstellung, der Rasse oder des sozialen Status aus.«
(Deutscher Pflegerat e. V. 2004)

Respekt, Vertrauen, Einvernehmlichkeit als essentielle Bestandteile der Pflegebeziehung

Für die bewusste Gestaltung einer Pflegebeziehung sind Tarlier (2004) zufolge neben dem theoretischen und praktischen Wissen der Pflegenden drei Elemente essentiell, die die ethischen Kompetenzen der Pflegenden berühren und die aufeinander aufbauen:

Respekt
- Als fundamentaler moralischer Wert ist zunächst der *Respekt* (»respect«) vor sich selbst und vor anderen zu nennen. Mit Blick auf den Patienten bedeutet dies Wertschätzung und Gleichbehandlung, Akzeptanz, Bereitschaft zum Zuhören, Verständnis für die Situation des Gegenübers sowie Aufrichtigkeit. Hier zeigt sich die enge Verknüpfung zwischen den beruflichen und persönlichen Moralvorstellungen, da es sich keineswegs um ein exklusiv für die Pflegebeziehung bedeutsames Charakteristikum handelt; vielmehr sollte ein respektvoller Umgang mit anderen Menschen selbstverständlich sein.

Vertrauen
- Der zweite Bestandteil einer auf ethischen und moralischen Prinzipien beruhenden Pflegebeziehung ist *Vertrauen* (»trust«). Indem der Aufbau eines Vertrauensverhältnisses zum Patienten zum Berufsverständnis einer Pflegenden gehört und sie sich auch persönlich dieser Aufgabe verpflichtet fühlt, ermöglicht sie es dem Patienten, sich auf die fachlichen und emotionalen Kompetenzen einer ihnen zunächst einmal »fremden« Person einlassen zu können. Dies gilt auch und insbesondere für Situationen, in denen bei der Pflegenden eine Abneigung gegenüber einem Patienten besteht.

Einvernehmlichkeit
- Aufbauend auf gegenseitigem Respekt und Vertrauen bildet *Einvernehmlichkeit* (»mutuality«) das dritte Basiselement der Pflegebeziehung. In einem gemeinschaftlichen Aushandlungsprozess, bei dem Pflegende und Patient als gleichberechtigte Partner agieren, werden Bedürfnisse und Erwartungen des Patienten herausgearbeitet. Eine besondere Herausforderung stellt sich in diesem Zusammenhang im Kontakt mit hochvulnerablen Patientengruppen, wie schwerstkranken, sterbenden oder kognitiv beeinträchtigten Patienten.

Der Aufbau einer solchermaßen auf Respekt, Vertrauen und Einvernehmlichkeit beruhenden Pflegebeziehung benötigt Tarlier (2004) zufolge nicht notwendigerweise viel Zeit. Ihrer Meinung nach können sogar in der Notfallambulanz oder im OP tätige Pflegende mit einer entsprechenden Haltung eine gelingende Beziehung zu Patientinnen und Patienten aufbauen.

Reflexionsfähigkeit

Ethische Reflexion der Pflegebeziehung

Die Fähigkeit zur ethischen Reflexion der Pflegebeziehung und Pflegepraxis bildet das Fundament für patientenorientiertes pflegerisches Handeln. Ein solches Handeln zeichnet sich durch ein echtes Interesse an der zu pflegenden Person, die Berücksichtigung der Individualität des Patienten und die Beachtung der jeweiligen Bedürfnisse, die Bereitschaft der Pflegenden zur Anteilnahme und durch eine »Haltung der Nichtgleichgültigkeit« aus (Pillen 2002, S. 167). Einer solchen Grundhaltung kommt eine Bedeutung zu, die ein »Nebenbei« nicht zulässt – denn es geht um mehr als die allgemeine Tugend der Freundlichkeit, »sondern vor allem auch darum, wie mit der subjektiven Betroffenheit eines Pflegebedürftigen umgegangen wird und wie dies auf Seiten der Pflegenden positiv bewältigt werden kann« (BMFSFJ, 2002, S. 275).

Vor dem Hintergrund der Asymmetrie der Pflegebeziehung (▶ Kap. 1.3.3) bedarf es ferner der Fähigkeit zum reflektierten Umgang mit Macht. Pflegende können Macht über Patienten ausüben, indem sie ihnen ihren Willen aufzwingen oder ihnen die Erfüllung von Bedürfnissen verweigern (Darmann, 2000, S. 220). Je hilfe- und pflegebedürftiger ein Patient ist, umso größer ist die Gefahr des Machtmissbrauchs. Dazu gehören nicht nur »spektakuläre« Machtdemonstrationen, wie beispielsweise Fixierungen oder die Ruhigstellung mit Sedativa, sondern ebenso Formen subtiler Gewalt, wie grobes Anfassen, das Wegnehmen der Klingel oder Bevormundung. Wenngleich die meisten Pflegenden ihrer Arbeit mit hohem Engagement nachgehen und sich intensiv um die Patienten bemühen, kommt es doch immer wieder zu solchen Situationen und Verhaltensweisen. Um dem Machtmissbrauch vorzubeugen, müssen Pflegende sich des Ungleichgewichts in der Pflegenden-Patient-Beziehung bewusst sein: »Das dem Machtverhältnis entsprechende ethische Prinzip ist das der Verantwortung. Indem ich Verantwortung für einen von mir abhängigen Menschen übernehme, verpflichte ich mich dazu, die Macht, die mir durch meine Position gegeben ist, zu verwenden, um den Bedürfnissen, die sich aus seiner Angewiesenheit ergeben, gerecht zu werden« (Darmann 2000, S. 167). Ein solch verantwortungsvoller Umgang mit Macht bedarf einer frühzeitigen Sensibilisierung von Pflegenden bereits in der Ausbildung bzw. im Studium. Doch dazu an späterer Stelle mehr (▶ Kap. 6).

Reflektierter Umgang mit Macht

Wertvorstellungen auf institutioneller Ebene

Die Herausbildung einer ethisch-reflexiven und patientenorientierten Grundhaltung liegt nicht nur in der Verantwortung der einzelnen Pflegefachperson. Verantwortung trägt auch das jeweilige Unternehmen mit seinen formulierten und gelebten Wertvorstellungen. Ausdruck finden die institutionellen Wertvorstellungen in der Regel in einem *Unternehmens- oder Pflegeleitbild*. Ein solches Leitbild dient zum einen der Darstellung des Selbstverständnisses und der Grundprinzipien einer Organisation nach außen, zum anderen der Orientierung nach innen für die im Unternehmen tätigen Mitarbeiterinnen und Mitarbeiter. In Leitbildern finden sich u. a. Aussagen zum Menschenbild der Institution, zum Verständnis von Gesundheit, Krankheit und Pflege sowie zur Pflegephilosophie, zum Pflege-

Verantwortung der Institution

modell und Pflegekonzept (Wied & Warmbrunn 2012, S. 527). In vielen Leitbildern finden sich Sätze wie diese:

Institutionelle Wertvorstellungen im Pflegeleitbild

Beispielsätze in einem Pflegeleitbild

- Der Mensch steht im Mittelpunkt unseres Handelns.
- Jedem Menschen treten wir mit Wertschätzung und Achtung entgegen.
- Wir respektieren die Persönlichkeit und Würde des pflegbedürftigen Menschen.
- Wir verstehen Pflege als unterstützende, ganzheitliche Betreuung.
- Wir begegnen unseren Kunden partnerschaftlich, indem wir sie informieren, aufklären und auf ihre Wünsche und Bedürfnisse eingehen.
- Die individuelle Pflege erfolgt grundsätzlich unter Einbeziehung des Pflegebedürftigen und seiner Bezugspersonen.

Die proklamierten Werte und Standardaussagen in Leitbildern wirken allerdings häufig abstrakt und geben wenig Hilfestellung für das konkrete Handeln im pflegerischen Alltag. Um als Richtlinie dienen zu können, bedürfen sie der Operationalisierung. Auf Basis einer internationalen Literaturrecherche hat der schweizerische Pflegewissenschaftler Harry Hulskers eine solche Operationalisierung vorgenommen und allgemeine Begriffe wie »Wertschätzen«, »Unterstützen«, »Einbeziehen« und »Informieren« näher analysiert. Aus den Ergebnissen entwickelte er ein *Anforderungsprofil für die pflegerische Beziehung* (Hulskers 2001; 2003).

Oerationalisierung proklamierter Werte

Anforderungsprofil Pflegerische Beziehung

»Wertschätzen

- Die Pflegeperson erkundigt sich nach der Krankheitsgeschichte und dem individuellen Erleben des Patienten.
- Die Pflegeperson geht geduldig mit dem Patienten um.
- Die Pflegeperson ermuntert den Patienten, seine Bedenken und Gefühle auszusprechen.
- Die Pflegeperson respektiert den Willen und die Entscheidungen des Patienten.
- Die Pflegeperson ermöglicht dem Patienten, seine kulturellen Werte und religiösen Bedürfnisse im Spital so weit wie möglich beizubehalten.
- Die Pflegeperson klopft an die Türe, bevor sie das Zimmer betritt.
- Die Pflegeperson führt das Gespräch mit dem Patienten in einem geschützten Rahmen.
- Die Pflegeperson schützt den Patienten vor fremden Blicken.
- Die Pflegeperson begegnet dem Patienten freundlich.
- Die Pflegeperson stellt sich mit Namen und Funktion vor.

- Die Pflegeperson informiert den Patienten, wer für ihn zuständig ist.
- Die Pflegeperson kennt und respektiert ihre eigenen Grenzen.
- Die Pflegeperson ist ehrlich und offen gegenüber dem Patienten und den Bezugspersonen.
- Die Pflegeperson ist sich ihres Kompetenzrahmens bewusst.

Unterstützen

- Die Pflegeperson führt innerhalb der ersten Stunden nach Eintritt ein Erstgespräch durch.
- Die Pflegeperson nimmt innerhalb von 3 Tagen nach Eintritt eine Pflegeanamnese auf und hält alle Daten schriftlich fest.
- Die Pflegeperson unterstützt den Patienten in seiner Entscheidungsfindung.
- Die Pflegeperson unterstützt den Patienten, seine eigenen Möglichkeiten zu mobilisieren.
- Die Pflegeperson unterstützt den Patienten, seine Eigenverantwortung wahrzunehmen.
- Die Pflegeperson unterstützt den Patienten im Rahmen der gemeinsamen Zielsetzungen bei den ATL's.

Einbeziehen

- Die Pflegeperson berücksichtigt im pflegerischen Alltag die Gewohnheiten und Bedürfnisse des Patienten.
- Die Pflegeperson setzt täglich aufgrund des Befindens des Patienten Prioritäten in der Pflege fest.
- Die Pflegeperson legt zusammen mit dem Patienten die Pflegeziele fest.
- Die Pflegeperson klärt beim Patienten und seinen Bezugspersonen ab, inwiefern die Bezugspersonen in die Pflege miteinbezogen werden wollen und handelt dementsprechend.

Informieren

- Die Pflegeperson erklärt dem Patienten das Vorgehen verständlich und führt die Handlungen fachgerecht aus.
- Die Pflegeperson fragt nach, ob der Patient die Information verstanden hat.
- Die Pflegeperson informiert den Patienten über den Tagesablauf und strukturelle Gegebenheiten des Spitals.
- Die Pflegeperson informiert den Patienten über Sinn und Zweck der Pflegeplanung.
- Die Pflegeperson erklärt den Zusammenhang zwischen den pflegerischen Zielsetzungen und den Interventionen.«

(Hulskers 2003, S. 142 f)

Durch eine solche Operationalisierung wird nicht nur ein Pflegeleitbild handhabbarer. Aus einem solchen Anforderungsprofil kann auch ein Instrument zur Evaluation der Pflegequalität und pflegerischen Beziehung entwickelt werden, indem jede Anforderung als Frage mit verschiedenen Antwortmöglichkeiten formuliert wird (Hulskers 2003) [*Beispiel: Legt die Pflegeperson zusammen mit dem Patienten die Pflegeziele fest? Antwortoptionen: ja-meistens-manchmal-nie*]. Auch wenn es ungewohnt erscheint, die Pflegebeziehung »messen« zu wollen, gibt die Initiative von Hulskers wertvolle Anregungen zu ihrer konkreten Gestaltung.

4.2 Umgang mit Nähe und Distanz

Dimensionen von Nähe und Balance

Nahezu jedes Lehrbuch in der Pflege verweist auf die Notwendigkeit einer »professionellen Balance zwischen Nähe und Distanz zum Patienten« (wobei zumeist unklar bleibt, wie eine solche Balance hergestellt werden kann). Aber was versteht man eigentlich unter diesem Begriffspaar? Metaphorisch verweist es zunächst einmal auf Bewegung im Raum und in der Zeit (Dörr & Müller 2012, S. 7, Hellige 2003, S. 71 ff). Neben der *räumlichen* und *zeitlichen* Dimension gibt es auch noch eine *emotionale* und eine *leibliche* Dimension. Jemand kann abwesend und örtlich weit von mir entfernt sein (räumliche Dimension), mir gleichwohl gefühlsmäßig sehr nahestehen (emotionale Dimension). Ich kann zu einer Person früher eine nahe Beziehung gehabt haben, die heute jedoch eher distanziert ist (zeitliche Dimension). Ich mag es nicht, wenn mir eine fremde Person in der überfüllten S-Bahn zu sehr »auf den Leib rückt«. Wenn ich traurig bin, kann ein Händedruck oder eine Umarmung einer vertrauten Person tröstende Wirkung haben (leibliche Dimension).

Eine konkrete Definition des Begriffspaars findet sich eher selten. Dörr & Müller umschreiben es als »Prozesse der Annäherung an oder Distanzierung von andere(n) Menschen […], die sich auf gelingende oder auch misslingende Interaktionsprozesse beziehen« (ebd. 2012, S. 7). Der *Pschyrembel Pflege* nimmt folgende Beschreibung vor.

Begriffliche Klärung

> **Nähe und Distanz**
>
> »(engl.) *closeness and distance*; Bedürfnis nach physischer und/oder psychischer Intimität und Wahrung von Abstand in der Beziehung zwischen 2 oder mehr Menschen, d. h. auch in der pflegerischen Beziehung; das Bedürfnis nach Nähe bzw. Distanz ist individuell verschieden ausgeprägt und abhängig vom Beziehungspartner und dem Rahmen, in dem die Beziehung stattfindet. Dem Bedürfnis, sich dem anderen vertrauensvoll zu öffnen und vom anderen verstanden zu werden, steht immer auch der Wunsch gegenüber, die eigene Autonomie

> und Grenzen zu wahren. So kann z. B. ein Nähe suchender Patient auf das Einfühlungsvermögen und die Empathie der Pflegeperson hoffen. Demgegenüber hat ein Patient mit einem großen Distanzbedürfnis oft Angst vor Abhängigkeit. Er erlebt mitunter das Angewiesensein auf andere als Hilflosigkeit und Beschränkung seiner Autonomie, empfindet die Missachtung seiner Bedürfnisse und Grenzen als bedrängend« (Wied & Warmbrunn 2012, S 579).

Wie die Definition zeigt und wie auch Dörr & Müller (2012) betonen, handelt es sich bei dem Begriffspaar nicht um eine objektive Größe, sondern um eine subjektive, individuelle und dynamische Kategorie. Indem einerseits ein Wunsch nach Nähe, andererseits aber ein Bedürfnis nach Autonomie besteht, birgt sie eine »paradoxe Struktur« in sich (ebd., S. 8). Nähe und Distanz werden daher häufig als zwei Pole auf einem Kontinuum dargestellt. Adital Ben-Ari, Professorin an der University of Haifa, Israel, sieht jedoch in diesem Konstrukt die Gefahr, dass die beiden Seiten als *Gegenpole* betrachtet und mit einer Wertung verbunden werden: Nähe wird positiv, Distanz negativ attribuiert (Ben-Ari 2012). Die Autorin plädiert daher für eine Betrachtung des Begriffspaars als eine *Dyade*. Beiden Begriffen sind ihrer Ansicht nach positive und negative Aspekte inhärent und sowohl Nähe als auch Distanz sind für eine gelingende Beziehung gleichermaßen wichtig. Auch wenn Ben-Ari schwerpunktmäßig die Familien- und Paarbeziehung im Blick hat, so lässt sich auch für das Verhältnis von Nähe und Distanz in der professionellen Pflegebeziehung eine zentrale Schlussfolgerung ableiten:

Nähe und Distanz als Dyade

> Nähe in der Pflegebeziehung ist nicht per se etwas Positives, Distanz nicht per se etwas Negatives. Nähe und Distanz können sowohl positive als auch negative Wirkungen in der Pflegebeziehung entfalten. Für eine gelingende Pflegebeziehung bedarf es der Nähe *und* der Distanz. Es geht also keinesfalls um ein »entweder oder«, sondern um ein »sowohl als auch«.

Wie sieht aber nun eine professionelle Gestaltung von Nähe und Distanz konkret aus? An den nachfolgenden Beispielen aus verschiedenen pflegerischen Settings mit anschließender Analyse soll dies verdeutlicht werden.

Beispiel 1: Setting Krankenhaus

Anne Reinders ist 72 Jahre alt und bislang eine recht aktive, rüstige Frau. Aufgrund eines bereits langjährigen Diabetes leidet sie an schweren Durchblutungsstörungen im rechten Bein. Ein Bypass, der ihr vor einem Jahr gelegt worden ist, hat kaum geholfen. Erneut ist sie im Krankenhaus, da mehrere Zehen sich schwarz verfärbt haben. Eine Pflegende ist gerade im Zimmer von Frau Reinders, um bei der Bettnachbarin den

Beispiel
Setting Krankenhaus

Blutdruck zu messen. In dem Moment kommt der Stationsarzt rein, tritt an das Bett von Frau Reinders und sagt: »Ihre Werte sehen ziemlich schlecht aus. Wir werden den Fuß morgen amputieren müssen.« Frau Reinders beginnt sofort heftig zu weinen. Der Arzt tätschelt kurz ihre Schulter. Mit den Worten: »Es tut mir leid, dass ich keine bessere Nachricht für Sie habe«, verlässt er das Zimmer.

Die Pflegende nimmt sich einen Stuhl, setzt sich zu Frau Reinders an das Bett und legt ihr die Hand auf den Arm. Da die Patientin den Arm sofort zurückzieht, unternimmt sie keinen weiteren Versuch, Körperkontakt aufzunehmen. Sie sitzt einfach nur da, ohne zu sprechen. Nach etwa zwei Minuten beruhigt sich Frau Reinders etwas und weint nur noch leise vor sich hin. Die Pflegende reicht ihr nun ein Taschentuch und ein Glas Wasser. Beides wird von der Patientin mit einem dankbaren Blick entgegengenommen. Dann beginnt sie wieder leise zu weinen und sagt mehrmals: «Was soll denn jetzt bloß mit mir werden?« Die Pflegende fragt sie nun: »Frau Reinders, möchten Sie jetzt jemanden aus Ihrer Familie dahaben? Soll ich vielleicht Ihre Tochter anrufen?« Frau Reinders willigt ein: »Ja bitte! Rufen Sie meine Tochter an.« Im Beisein der Patientin spricht die Pflegende mit der Tochter, die zusagt, in der nächsten Stunde zu kommen. Nach dem Telefonat fragt die Pflegende: »Frau Reinders, ich muss nun noch andere Aufgaben erledigen. Kann ich Sie jetzt allein lassen?« Als die Patientin nickt, verspricht sie ihr, in einer Viertelstunde erneut nach ihr zu schauen und verlässt dann das Zimmer.

Analyse In dieser Szene zeigt die Pflegende sowohl professionelle Nähe als auch professionelle Distanz. Indem sie nicht das Zimmer verlässt und sich an das Bett setzt, signalisiert sie der Patientin Zugewandtheit und Nähe. Sie prüft kurz, ob die Patientin Körperkontakt wünscht und respektiert die Ablehnung. Sie nimmt eine abwartende Haltung ein und spricht nicht eher, bis erste Signale einer Gesprächsbereitschaft von der Patientin kommen. Vielen Pflegenden fällt das »stumme« Aushalten von solch krisenhaften Situationen schwer; im Versuch zu trösten, fühlen sie sich häufig verpflichtet, etwas zu sagen. In Schockmomenten – und die Mitteilung einer schweren Diagnose wird häufig als Schock erlebt, wie diverse Publikationen zeigen (u. a. Filipp & Aymanns 2010; Schaeffer & Moers 2008) – ist die Aufnahmefähigkeit der Betroffenen jedoch zumeist blockiert. Worte erreichen sie nicht und es gibt in diesem Moment auch keine Worte, die wirklich trösten könnten. Schweigen und einfach nur »da sein« ist daher durchaus eine professionelle Reaktion. Kleine Handreichungen, wie in unserem Beispiel das Taschentuch oder das Glas Wasser, sind hilfreich und setzen nonverbale Zeichen der Empathie. Nachdem die Patientin sich etwas beruhigt hat, bietet die Pflegende Hilfe in Form eines Telefonats mit der Tochter an und eröffnet ihr damit die Perspektive auf emotionale Unterstützung durch ein vertrautes Familienmitglied. Indem sie sich vergewissert, dass sie die Patientin allein lassen kann, hat sie ihren Auftrag für den Moment beendet und kann sich anderen Dingen zuwenden. Die ganze Szene wird kaum länger als fünf Minuten in Anspruch nehmen. Oft werden solche Situationen von Pflegenden gemieden, da sie befürchten, »dann nicht mehr aus dem Zimmer zu kommen«. Die Sorge ist jedoch unbegründet, wenn Pflegende zwar die Gefühle des Betroffenen wahrnehmen, von ihnen jedoch nicht selbst überwältigt werden, so dass aus einer Distanzhaltung heraus ihre Handlungsfähigkeit zum Wohl des Patienten erhalten bleibt.

Beispiel 2: Setting Ambulante Pflege

Die Bezugspflegeperson kommt zum morgendlichen Pflegeeinsatz zu Herrn Grabowski, einem 78-jährigen Patienten mit Morbus Parkinson und fortschreitender Demenz. Seine Ehefrau empfängt sie an der Haustür mit einem sorgenvollen Gesicht. Sie bittet die Pflegende zunächst in die Küche, um ungestört mit ihr reden zu können. In der Nacht sei ihr Ehemann aufgestanden und durch die Wohnung geirrt. Er habe sie nicht erkannt und ihr sogar mit seinem Stock gedroht, als sie mit ihm geschimpft habe. Frau Grabowski ist am Boden zerstört über das Verhalten ihres sonst so verträglichen Mannes. Sie macht sich Sorgen, dass so etwas häufiger vorkommen könne und weiß nicht, wie sie damit umgehen soll.

Beispiel

Settin Ambulante Pflege

Die Pflegende setzt sich mit Frau Grabowski an den Küchentisch und hört ihr ruhig zu, ohne sie zu unterbrechen. Sie zeigt eine zugewandte Haltung, hält Blickkontakt und nickt gelegentlich mit dem Kopf. Dabei vermeidet sie es, auf die Uhr zu schauen. Nachdem die Ehefrau ihre Schilderung beendet hat und dabei den Tränen nahe ist, äußert die Pflegende zunächst Verständnis dafür, dass Frau Grabowski sich vom Verhalten ihres Ehemanns gekränkt fühlt. Sie versichert ihr jedoch, dass das Verhalten krankheitsbedingt und sicherlich nicht gegen sie persönlich gerichtet sei. Da sie noch weitere Patienten zu versorgen habe, könne sie jetzt leider nicht für ein intensiveres Beratungsgespräch zur Verfügung stehen. Sie verspricht Frau Grabowski jedoch, am Ende der Tour noch einmal zurückzukommen, um gemeinsam mit ihr zu überlegen, wie sie zukünftig in solchen Situationen reagieren könne. Außerdem werde sie ihr am nächsten Tag eine Broschüre der Alzheimer Gesellschaft und die Telefonnummer der örtlichen Demenzberatungsstelle mitbringen. Das kurze Gespräch hat Frau Grabowski getröstet und die Pflegende kann nun zu Herrn Grabowski gehen, um die morgendliche Versorgung durchzuführen.

Auch in diesem Beispiel finden wir verschiedene Facetten der Gleichzeitigkeit von professioneller Nähe und Distanz. Die Pflegende nimmt sich Zeit, die Schilderung der Angehörigen anzuhören und signalisiert ihr mit ihrer Körpersprache (hinsetzen, zuhören, Blickkontakt halten) Aufmerksamkeit. Sie lässt sich nicht anmerken, dass sie unter Zeitdruck steht. Indem sie Verständnis für die subjektive Betroffenheit der Ehefrau äußert, zeigt sie Empathie und Einfühlungsvermögen. Da sie aber auch den nachfolgenden Patienten gegenüber verpflichtet ist, ist es nun erforderlich, in eine distanziertere Haltung zu wechseln. Dadurch gelingt es der Pflegenden,

Analyse

das Gespräch an dieser Stelle zunächst einmal zu Ende zu bringen. Ebenso wie in dem ersten Fallbeispiel zeigt sich auch hier die Professionalität der Pflegenden, indem sie die Ehefrau nicht ratlos zurücklässt, sondern auf weitere Unterstützungsmöglichkeiten verweist. Indem sie – anders als die Angehörige – in die Situation nicht emotional verstrickt ist, kann sie Überlegungen zu konkreten Hilfeleistungen anstellen.

Beispiel 3: Setting Pflegeheim

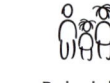

Beispiel Setting Pflegeheim

Der 82-jährige Josef Herber lebt seit mehreren Jahrzehnten in der dritten Etage eines Mehrfamilienhauses. Nach einem Sturz in der Wohnung mit der Folge eines komplizierten Beckenbruchs mit bleibenden Folgen wird er in das Krankenhaus eingewiesen. Da Herr Herber alleinstehend ist und nicht mehr in seine Wohnung zurückkehren kann – das Haus verfügt nicht über einen Aufzug und auch das Bad ist nicht behindertengerecht –, wird er direkt vom Krankenhaus in ein örtliches Pflegeheim verlegt.

Das Aufnahmegespräch im Pflegeheim wird von seiner zukünftigen Bezugspflegeperson geführt. Der Altenpfleger nimmt wahr, dass Herr Herber unruhig und unkonzentriert wirkt und fragt, ob ihn irgendetwas belaste. Daraufhin berichtet Herr Herber etwas verschämt, dass er in großer Sorgen um seinen kleinen Hund sei, der nach seinem Sturz von den Nachbarn in ein Tierheim gebracht worden sei. Der Pflegende unterbricht das Aufnahmegespräch und fragt Herrn Herber, ob er ein Foto seines Hundes dabeihabe, was dieser bejaht. Er holt aus seiner Brieftasche das Foto und zeigt es ihm. Der Pflegende ermuntert ihn, von seinem Hund zu erzählen und schlägt vor, das Foto auf dem Nachttisch aufzustellen, so dass er es immer sehen könne. Er erläutert dem neuen Bewohner, dass die Hausordnung des Heims leider keine Tiere zulasse. Er bietet ihm jedoch an, im Tierheim anzurufen und sich nach dem Hund zu erkundigen. Herr Herber wirkt einigermaßen erleichtert, so dass nun das Aufnahmegespräch weitergeführt werden kann.

Analyse

In diesem dritten Beispiel haben wir es erneut mit der professionellen Gestaltung von Nähe und Distanz in einer Situation zu tun. Durch aufmerksames Beobachten nimmt die Pflegefachperson die emotionale Verfasstheit des neuen Bewohners wahr und spricht ihn darauf an. Indem er das Aufnahmegespräch an dieser Stelle unterbricht, zeigt er, dass er die Sorge um das Haustier ernst nimmt. Mit der Bitte um ein Foto und dem anschließenden Gespräch über den Hund signalisiert er Herrn Herber sein Mitgefühl und seine Wertschätzung. Die Gleichzeitigkeit von Nähe und Distanz spiegelt sich insbesondere in dem klaren Hinweis des Altenpflegers auf die Hausordnung, gekoppelt mit dem Ausdruck des Bedauerns. Mit dem Vorschlag eines Telefonats mit dem Tierheim setzt er einen beruhigenden Hoffnungsschimmer, etwas über das Befinden des Tieres zu erfahren.

Alle drei Beispiele zeigen einen professionellen Umgang der Pflegenden mit Nähe und Distanz zum Wohle der jeweiligen Betroffenen. Indem sie beide Strategien gleichzeitig verfolgen, werden hilfreiches Handeln und der Aufbau einer gelingenden Beziehung zu ihrem Gegenüber möglich. Sie verstricken sich weder in ein Zuviel an Nähe, welches zu Hilflosigkeit und emotionaler Erschöpfung führt, noch in ein Zuviel an Distanz, welches zu Gleichgültigkeit gegenüber den Bedürfnissen der Betroffenen führt (Hellige 2003, Pillen 2002).

Hilfreiches Handeln durch Nähe und Distanz

> Erst durch die *Fähigkeit zur professionellen Nähe* und zu Einfühlungsvermögen in die Situation eines kranken und pflegebedürftigen Menschen erschließt sich für die Pflegefachperson, was in einer gegebenen Situation erforderlich und angemessen ist.
> Erst durch die *Fähigkeit zur professionellen Distanz* wird hilfreiches Handeln im Sinne von Unterstützung möglich.

4.3 Professionelle Kommunikation

Als drittes Gestaltungselement einer professionellen Pflegebeziehung geht es im Folgenden um die Kommunikation. Pflege ist ein sprechender Beruf und Sprechen ist eine Pflegehandlung. Sprechen begleitet nicht nur pflegerisches Handeln, sondern ist selbst pflegerisches Handeln, auch wenn dies in der Praxis zum Teil immer noch nicht als »Arbeit« akzeptiert wird (Walther 2005, S. 51 f). In der Gestaltung der Beziehung zwischen Patienten und Pflegenden gehört die *kommunikative Kompetenz* zu den Schlüsselqualifikationen in der Pflege (Elzer & Sciborski 2007). Im Unterschied zur alltäglichen, intuitiven Kommunikation zeichnet sich eine professionelle Kommunikation durch eine bewusste Gestaltung auf der Grundlage von (im Studium vermittelten) Basis- und Handlungswissen über Theorien, Strategien und Formen der Kommunikation, die Fähigkeit zur Wahrnehmung, Beobachtung und Selbstreflexion sowie Einfühlungsvermögen aus (▶ Kap. 3). Wesentliche Voraussetzungen für eine gelingende Kommunikation sind eine ethisch-reflexive Grundhaltung der Pflegenden, in der sich Anteilnahme, Respekt, Wertschätzung und Partnerschaftlichkeit ausdrückt (▶ Kap. 4.1). Ergänzend dazu bedarf es je nach Kommunikationsanlass und -kontext differenzierter Vorgehensweisen in der Kommunikation. Das Führen eines Erstgespräches, die Anleitung und Schulung von Patienten, das Gespräch mit Menschen aus anderen Kulturen oder die Beratung von pflegenden Angehörigen stellen jeweils ganz unterschiedliche Anforderungen an die Pflegenden und ihre kommunikative Kompetenz. So bedarf es beispielsweise für Anleitungssituationen grundlegender methodisch-didaktischer Kompetenz und Motivationsfähigkeit, während in der Beratung Problemlösungskompetenzen gefordert sind.

Kommunikative Kompetenz als Schlüsselqualifikation

Eine immer größere Rolle im Pflegealltag spielt die Kommunikation mit dementiell veränderten Menschen. Angepasste Kommunikationskonzepte, wie beispielsweise die Validation (Feil & de Klerk-Rubin 2017), ermöglichen ein Einfühlen in die subjektive Welt der Patienten und tragen so dazu bei, ihren besonderen Bedürfnissen gerecht zu werden. Da die Erkrankten sich stark an nonverbalen Signalen ihres Gegenübers orientieren (Kitwood 2008), kommt hier Mimik und Gestik eine zentrale Rolle zu. Durch einfache Gesten, Augenkontakt und Kongruenz der verbalen Äußerungen und der Körpersprache kann Vertrauen und damit eine Beziehung aufgebaut werden.

Bedeutung der Körpersprache

Zur kommunikativen Kompetenz gehört daher auch das Wissen um die Bedeutung der *Körpersprache*, die ebenso wie das gesprochene Wort für den Aufbau einer Pflegebeziehung von Bedeutung ist (Elzer & Sciborski 2007; Rogall-Adam et al. 2011) (▶ Kap. 3). Positive Signale werden ausgesendet durch

- *Lächeln:* die Patientin wird durch ein natürliches Lächeln willkommen geheißen.
- *Blickkontakt:* der Patientin wird signalisiert, dass sie wahrgenommen wird (Achtung: ein zu langer, starrer Blickkontakt wird meist als unangenehm empfunden).
- *Offene, zugewandte Körperhaltung:* der Patientin wird Interesse signalisiert durch leichtes Vorbeugen des Oberkörpers sowie durch eine Gesprächsführung auf gleicher Höhe (z. B. Sitzhöhe).
- *Ruhige Gestik:* der Patientin wird Sicherheit und Vertrauen vermittelt.
- *Körperliche Distanz:* es wird ein respektvoller Abstand gewahrt; Körperkontakt wird nur bei notwendigen Pflegemaßnahmen und mit Erlaubnis der Patientin aufgenommen.

Wichtig ist die Übereinstimmung zwischen den verbalen und nonverbalen Anteilen in der Kommunikation. Eine Patientin erlebt Inkongruenz, wenn die verbale Botschaft einer Pflegenden lautet: »Machen Sie nur langsam, wir haben Zeit«, sie dabei jedoch mehrfach auf ihre Uhr oder zur Tür schaut.

»Babytalk«

Ganz und gar kein Beleg für kommunikative Kompetenz ist übrigens der so genannte »Babytalk«, auch »Elderspeak« genannt. Diese infantilisierende Sprechweise lässt sich häufig in der Kommunikation mit alten Menschen beobachten, insbesondere wenn es sich um Personen mit einer dementiellen Erkrankung handelt. Kennzeichen der Babysprache ist eine langsamere Sprechgeschwindigkeit, eine höhere Tonlage, eine größere Lautstärke (obwohl nicht alle Menschen ab einem bestimmten Alter automatisch schwerhörig sind), eine große Einfachheit bei der Wortwahl und die Verwendung von kurzen Sätzen (Elzer & Sciborski 2007, S. 225). Typisch sind ferner Verniedlichungen (»Das ist aber ein hübsches Pullöverchen!«) oder übertriebenes Lob (»Fein! Heute haben

> Sie aber schön gegessen!«). Indem ältere Menschen wie Kleinkinder behandelt werden, spricht man ihnen den Erwachsenenstatus ab und die (Macht-)Asymmetrie der Pflegebeziehung verstärkt sich. Wie außerdem Beobachtungsstudien zeigen, fördert Elderspeak im Vergleich zu »normaler Sprache« das Auftreten von auffälligen Verhaltensweisen bei Menschen mit Demenz, wie erhöhte Reizbarkeit, Aggression und Unruhe (Williams et al. 2009). Eine kognitive Einschränkung ist zwar ein Grund für eine verständliche und klare Ansprache, aber keineswegs ein Grund für die Anwendung der Babysprache. Jeder Mensch hat – auch im Alter – ein Recht auf eine respekt- und würdevolle Ansprache. Eine ethisch-reflexive Grundhaltung von Pflegenden hilft, das Bewusstsein für solch unangemessene Kommunikationsweisen zu fördern (▶ Kap. 4.1).

Zur bewussten Gestaltung pflegerischer Kommunikation gehört auch die Klarheit über ihre *Zielsetzung* und ihren *Inhalt*. Im Mittelpunkt sollten die gesundheitlichen, pflegerischen und alltagsbezogenen Problemlagen eines Patienten stehen. Damit gehören zuallererst die Gespräche im Rahmen des Pflegeprozesses zu den Kerninhalten professioneller Kommunikation (Stefanoni & Alig 2009):

Gespräche im Rahmen des Pflegeprozesses

- Aufnahme- bzw. Anamnesegespräche
- Planungsgespräche
- Informationsgespräche über pflegerische Interventionen
- Evaluationsgespräche
- Entlassungsgespräche.

Die Gespräche haben eine jeweils eigene Zielsetzung; dabei bauen sie aufeinander auf und stehen in Beziehung miteinander. Vor dem Hintergrund der veränderten Patientenrolle im heutigen Gesundheitswesen (▶ Kap. 2.1.2) sollte eine aktive Beteiligung der Patienten selbstverständlich sein und »Handlungsbegründungen in einem Prozess argumentativer Verständigung zwischen den Beteiligten« ausgehandelt werden (Darmann 2000, S. 25).

Eine besondere Herausforderung für Pflegende sind Gespräche über emotionale und soziale Bedürfnisse von Patientinnen und Patienten. Wie auf solche Bedürfnisse kommunikativ angemessen reagiert werden kann, zeigen die Fallbeispiele an anderer Stelle (▶ Kap. 4.2). Keineswegs sollte in therapeutischer Absicht reagiert werden oder in der Absicht, psychologische Klärungshilfe zu leisten (Darmann 2000, S. 225). Diesbezüglich kommt es offensichtlich immer wieder zu Missverständnissen, die darin begründet liegen, dass in der pflegerischen Ausbildung angesichts des Mangels an eigenen Kommunikationstheorien der Pflege oftmals Anleihen aus anderen Disziplinen, vorwiegend der Psychologie (z. B. Watzlawick, Schulz von Thun, Rogers) vorgenommen werden (▶ Kap. 3). Wie Darmann (2000) und auch Pohlmann (2006) konstatieren, wird dabei übersehen,

Gespräche über emotionale und soziale Bedürfnisse

dass es sich um Kommunikationskonzepte handelt, die ursprünglich zur Anwendung im psychotherapeutischen Bereich entwickelt wurden. Sie kritisieren die unreflektierte Übertragung dieser Konzepte auf die Pflege, da sie eine bestimmte Erwartungshaltung provozieren und nicht der Realität in der Pflegepraxis entsprechen. Vielmehr führen sie ihrer Ansicht nach zu Überforderung und überhöhten Ansprüchen der Pflegenden an sich selbst. Dem kann entgegengehalten werden, dass gewisse Anteile solcher Konzepte – wie Akzeptanz, Empathie, Kongruenz als Grundhaltung in der klientenzentrierten Gesprächsführung – durchaus wertvolle beziehungsfördernde Elemente darstellen und in Beratungs- oder Krisensituationen unerlässlich sind. Insbesondere in der psychiatrischen Pflege lässt sich dies gut beobachten (▶Kap. 3.2.1). Gleichwohl bedarf es einer kritischen Überprüfung und Reflexion theoretischer Konzepte aus anderen Disziplinen, inwieweit sie einen realistischen Orientierungsrahmen für pflegerische Kommunikation und Beziehungsgestaltung darstellen.

4.4 Bewusste Gestaltung von Körperkontakten

Beziehungsgestaltung durch körperbezogene Pflegeinterventionen

Zentralen Einfluss auf die Qualität der Pflegebeziehung hat die Gestaltung von Körperkontakten (▶Kap. 1.3.1 und ▶Kap. 3.3). Die spezifische Körpernähe macht es erforderlich, diesen Bereich des Pflegeberufs sehr bewusst zu gestalten, denn die Art und Weise der Durchführung körperbezogener Pflegeinterventionen kann einem Beziehungsaufbau förderlich sein, ihn aber auch behindern. So signalisiert die behutsame Durchführung eines Verbandswechsels zur Vermeidung unnötiger Schmerzen Einfühlungsvermögen in den Patienten, während ein unbedachtes, grobes Anfassen Gefühle von Angst und Ausgeliefertsein verstärken wird. Als ursprünglichste Form der Kommunikation bietet der Körperkontakt wertvolle Möglichkeiten und vielfältige Anknüpfungspunkte zur Beziehungsgestaltung. Pflegerische Interventionen, wie z. B. Einreibungen, Auflagen und Wickel sowie die Konzepte der Basalen Stimulation und Kinästhetik, können zu einer positiven Entwicklung der Beziehung zum Patienten beitragen. »Sie zeichnen sich durch einen engen Körperbezug zum Patienten aus und könnten der mögliche Zugang für eine pflegespezifische und professionelle Beziehungsgestaltung zwischen Pflegenden und Patienten sein« (Pohlmann, 2006, S. 161). Eine beruhigende Waschung nach dem Konzept der basalen Stimulation kann eine therapeutische Wirkung entfalten, so dass durchaus von einer »heilenden Beziehung« gesprochen werden kann (Pohlmann, 2006, S. 161). Besonders eindrucksvoll zeigt sich die Wirkung körperbezogener Pflegeinterventionen dort, wo Körperkontakte die einzige Chance bieten, mit einem Patienten in Beziehung zu treten, wie beispielsweise bei dementiell schwerstbeeinträchtigten Menschen. Während hier die Möglichkeiten der Medizin rasch ausgeschöpft sind, ist es die Berufsgruppe der

4.4 Bewusste Gestaltung von Körperkontakten

Pflegenden, die mithilfe spezieller Berührungskonzepte Wohlbefinden und Lebensqualität fördern kann.

Im Kontakt mit dem Körper einer pflegebedürftigen Person ist neben dem praktischen Können ein hohes Maß an Sensibilität und Reflexionsfähigkeit notwendig (Böhnke, 2012; Moers 2012). Ein Pflegehandeln, welches dem Beziehungsaufbau förderlich ist, bedarf einer Grundhaltung jenseits eines funktionalistischen Pflegeverständnisses, welches den Patienten und seinen Körper zum Objekt degradiert. Eine professionelle Beziehungsgestaltung verlangt eine Auseinandersetzung über den Umgang mit dem Körper des Patienten und die Gestaltung von Körperkontakten. Bei pflegerischen Körperkontakten berühren sich die Beteiligten gleichzeitig, wobei die Pflegende in aller Regel die aktiv Berührende ist, während der Patient passiv berührt wird. An der Reaktion des Patienten lässt sich erspüren, ob er sich angemessen oder unangemessen berührt fühlt (Eißing 2018). Gezwungene, unfreiwillige Berührungen lösen eine Anspannung der Muskulatur, ein unangenehmes Gefühl, Abwehrhaltungen und oft auch Aggressionen aus. Angemessene Berührungen hingegen bewirken eine Entspannung der Muskulatur, ein angemessenes Gefühl, Zuwendung und Kooperation (ebd., S. 45).

Eine »gute« Berührung ist Voraussetzung für eine vertrauensvolle Beziehung, während eine unfreiwillige, grobe Berührung Vertrauen zerstört und den Beziehungsaufbau erschwert (Eißing 2018). Eine professionelle Berührung ist mehr als nur Technik. Sie erfordert zielgerichtetes, bewusstes und reflektiertes Handeln. Die professionelle Berührungsfähigkeit in der Pflege ist daher von der natürlichen Berührungsfähigkeit, die jeder Mensch besitzt, abzugrenzen: »Professionelles Berühren verlangt Kenntnisse über den Berührungssinn, die Qualitätsmerkmale der Berührung, die Berührungskategorien sowie Berührung als Form der nonverbalen Kommunikation« (ebd., S. 52).

Professionelle Berührungsfähigkeit

Körperliche Berührungen unterliegen festen, meist unausgesprochenen und unbewussten Regeln (Wied & Warmbrunn 2012, S. 112). Für bestimmte Körperbereiche gilt ein gesellschaftliches und sittliches Verbot der Berührung, ein *Berührungstabu* (engl. touch taboo), welches kulturell, alters- und geschlechtsspezifisch unterschiedlich ausgeprägt ist (ebd.). Die folgende Abbildung (▶ Abb. 4.1) zeigt die verschiedenen Berührungsbereiche, die allerdings nur der groben Orientierung dienen, da jeder Mensch seine Berührungskategorien individuell definiert (Wied & Warmbrunn 2012, S. 112).

Berührungstabus

Berührungen in Intimzonen sind normalerweise nur wenigen, sehr vertrauten Personen erlaubt und dies auch nur mit Zustimmung. In pflegerischen Situationen stehen sich zwei weitgehend Fremde gegenüber, die pflegebedürftige Person und die Pflegende. Daher sollte die körpernahe Interaktion in Situationen, in denen Eingriffe in die Intimsphäre stattfinden und Schamgrenzen überschritten werden (*intimate touch*), immer im Bewusstsein einer Grenzüberschreitung erfolgen. Insbesondere Körperkontakte zur Unterstützung der Ausscheidung – in der Öffentlichkeit oftmals als »schmutzige« Seite der Pflege wahrgenommen – erfordern ein hohes Maß an Professionalität, um trotz vorhandener, gleichwohl tabuisierter Gefühle wie Ekel, Angst und Scham, ein angemessenes Handeln sowie Menschenwürde und Autonomie des Menschen zu sichern (Gröning, 2004; Ringel 2000).

Intimate Touch

Abb. 4.1:
Berührungstabu, in Anlehnung an Wied & Warmbrunn 2012, S. 112

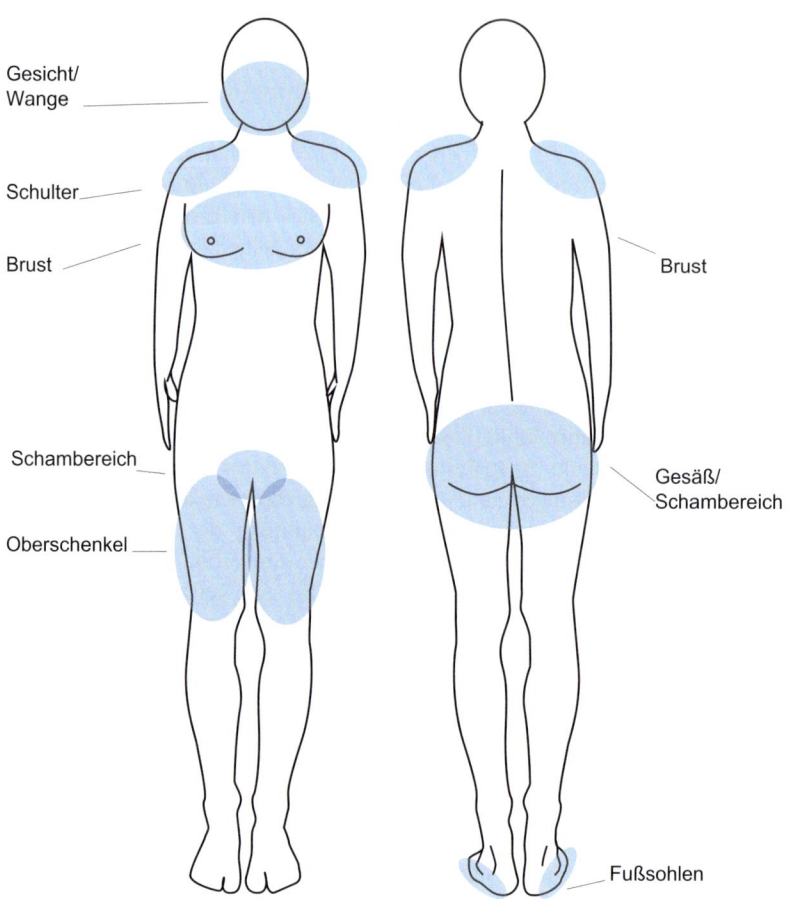

Trotz der enormen Bedeutung von Körperkontakten für die Beziehungsgestaltung beschäftigen sich nur wenige wissenschaftliche Untersuchungen mit dieser Thematik. Im Rahmen einer US-amerikanischen qualitativen Studie befragten O'Lynn & Krautscheid (2011) in mehreren Fokusgruppeninterviews insgesamt 24 erwachsene, gesunde Personen nach ihren Vorstellungen zur Gestaltung von pflegerischen Körperkontakten im Intimbereich. Einige der Befragten verfügten bereits über Erfahrungen als Patientinnen und Patienten. Die genannten Wünsche und Erwartungen wurden in vier Hauptkategorien gefasst:

Wünsche von Patienten an die Gestaltung von Körperkontakten

Kategorie 1: »Communicate with me«, d. h.

- Patienten möchten über die Notwendigkeit einer Pflegemaßnahme im Intimbereich und ihren konkreten Ablauf im Vorfeld informiert werden.
- Die Pflegenden sollten freundlich auftreten und mit ihrer Körpersprache Zugewandtheit signalisieren.

- Während der Pflegemaßnahme im Intimbereich sollte die Pflegende ein angemessenes Gespräch mit dem Patienten initiieren.
- Es sollten keine Gespräche über den Kopf des Patienten hinweg mit anderen Personen im Raum geführt werden.

Kategorie 2: »Give me choices«, d. h.

- Patienten möchten nach Möglichkeit die Körpflege im Intimbereich selbstständig durchführen.
- Patienten möchten in die Entscheidung über die Notwendigkeit einer Pflegemaßnahme im Intimbereich einbezogen werden.
- Von den Patienten sollte das Einverständnis in die Pflegemaßnahme eingeholt werden.
- Die Patienten sollten zu ihren Wünschen bzgl. der konkreten Pflegemaßnahme befragt werden.
- Bedenken der Patienten sollten nicht ignoriert werden.

Kategorie 3: »Ask me about gender«, d. h.

- Patienten möchten zu ihren Wünschen nach dem bevorzugten Geschlecht der Pflegeperson befragt werden.
- Eine männliche Pflegeperson sollte eine Patientin zur Durchführung einer Pflegemaßnahme im Intimbereich zuvor um die Erlaubnis bitten.

Kategorie 4: »Touch me professionally, not too fast and not too slow«, d. h.

- Die Pflegende sollte kompetent und vertrauenswürdig wirken.
- Es sollte ein Sichtschutz gewährleistet sein, die Tür zum Zimmer bzw. zum Bad sollte geschlossen werden.
- Der Körper sollte so wenig wie möglich entblößt werden.
- Berührungen sollten sicher und fest, weder zaghaft noch grob, weder zu schnell noch zu langsam durchgeführt werden.

Etliche der genannten Wünsche und Erwartungen finden sich in den von Eißing (2018, S. 46) formulierten *Qualitätskriterien* einer professionellen qualitativ »guten« Berührung wieder. Eine Grundvoraussetzung ist auch hier die Einholung des Einverständnisses vor dem Berühren.

> **Qualitätskriterien einer professionellen Berührung**
>
> - *Einholung des Einverständnisses*: d. h. die Pflegemaßnahme wird angekündigt und vor dem Berühren wird die Erlaubnis des Patienten eingeholt;
> - *Eindeutigkeit der Berührung*, d. h. der Berührte weiß, wann und wo er berührt wird und weshalb die Berührung stattfindet;

Qualitätskriterien einer professionellen Berührung

> - *Flächenhaftigkeit der Berührung*, d. h. durch eine Berührung mit der ganzen Handfläche kann die berührte Person die Berührung besser lokalisieren und zuordnen;
> - *Adäquate Druckausübung*, d. h. die Berührung wird mit einem angenehm verträglichen Druck und einer möglichst gleichbleibenden Konstanz durchgeführt;
> - *Angemessene Berührungsbewegungen*, d. h. die Berührung erfolgt ruhig und zügig, in einem gleichbleibenden Rhythmus;
> - *Beachten der Intimzone*, d. h. Berührungen in der Intimzone erfolgen besonders behutsam und einfühlend, nach vorheriger Aufklärung, möglichst unter aktiver Beteiligung der pflegebedürftigen Person, unter Vermeidung unnötigen Aufdeckens der Person und unter Beachtung von Wünschen nach dem bevorzugten Geschlecht der Pflegenden.
>
> (Eißing 2018, S. 46 f)

Beachtung genderspezifischer Bedürfnisse

Auf den letztgenannten Aspekt – den Umgang mit *genderspezifischen* Bedürfnissen und Wünschen – soll an dieser Stelle noch extra eingegangen werden. Denn ohnehin vorhandene Scham- und Ohnmachtsgefühle können verstärkt werden, wenn Maßnahmen der Körperpflege (Waschen, Duschen, Toilettengang, Wechsel der Inkontinenzeinlage) bei einer Heimbewohnerin durch eine männliche Pflegeperson vorgenommen werden. Solche Situationen werden unter Umständen nicht nur als peinlich, sondern als erniedrigend erlebt. Wie eine Untersuchung aus Deutschland von Heusinger & Dummert (2016) zeigt, versuchen jedoch nur wenige Heimbewohnerinnen, ihre diesbezüglichen Wünsche durchzusetzen. Angesichts ihrer existentiellen Abhängigkeit arrangieren sie sich mit den institutionellen Gegebenheiten und Zwängen. Im Rückzug auf die Rolle als pflegebedürftige und damit quasi geschlechtslose Person bietet sich ihnen ein Ausweg aus schambesetzten Situationen. Um jedoch dem Recht auf Selbstbestimmung Rechnung zu tragen, müssen die genderbezogenen Bedürfnisse von Heimbewohnerinnen und auch von Heimbewohnern mehr Berücksichtigung finden.

Achtsamer Umgang mit dem eigenen Körper

Damit eine Pflegeperson die Reaktionen des von ihr berührten Menschen besser wahrnehmen und interpretieren kann, ist es hilfreich, sich mit der *eigenen* Berührungsempfindlichkeit auseinanderzusetzen. Um mit dem Körper eines anderen Menschen verantwortungsvoll umgehen zu können, bedarf es eines achtsamen Umgangs mit dem eigenen Körper (▶ Kap. 3.3). Nicht von ungefähr fordern Narbei und Uschok »die curriculare Entwicklung eines eigenständigen Moduls in der Pflegeausbildung, in dem die Erfahrung des eigenen Körpers und der Umgang mit anderen Körpern ausreichend Berücksichtigung findet« (Narbei & Uschok 2003, S. 191). Dort wo Pflegende unter dauerhaft hohem Arbeitsdruck stehen, bei der Verarbeitung emotional belastender Ereignisse allein gelassen werden und keine Unterstützung bei der Reflexion über die Ausgestaltung einer professionellen Pflegebeziehung erhalten, erleben sie eine Missachtung ihrer selbst und ihres eigenen Körpers. Damit droht die Gefahr der Übertragung solcher Umgangsweisen auf die Arbeit mit Patienten und die Entwicklung einer Haltung der Gleichgültigkeit gegenüber den anvertrauten Personen (Pillen 2002). Hingegen öffnet sich durch einen verantwortungsbewussten Umgang einer Institution mit ihren Mitarbeitern und eine bereits in der Ausbildung angestoßene Auseinandersetzung mit dem »Körper« der Blick für die vielfältigen Möglichkeiten der Beziehungsgestaltung durch körperbezogene Pflegeinterventionen.

4.5 Realistische Erwartungen an die Pflege-Patienten-Beziehung

Die historische Entwicklung der Krankenpflege (▶ Kap. 2.1.1) sowie die prominente Stellung des Beziehungsaspekts in verschiedenen Pflegetheorien (▶ Kap. 3.2) haben dazu geführt, dass hohe Ansprüche an die Beziehungsgestaltung entwickelt wurden. Pflegende selbst haben oftmals »idealisierte Vorstellungen« (Elsbernd 2001, S. 255) in Bezug auf die Beziehung, was daran erkennbar ist, dass sie außergewöhnliche Beziehungserlebnisse aus ihrer pflegerischen Praxis auch noch nach Jahren unter großer emotionaler Beteiligung schildern (Pohlmann 2006). Allerdings verweist Pohlmann zugleich darauf, dass es sich bei derartig intensiven Beziehungen nicht um alltägliche Pflegende-Patienten-Beziehungen handelt, sondern um einzigartige Erlebnisse, die fast immer in besonderen Kontexten – wie Grenz- oder Krisensituationen – stattfinden. Seiner Ansicht nach führt der Anspruch, bei jedem Patienten auch für die emotionalen Bedürfnisse zuständig zu sein, zu einer Überforderung der Pflegenden, die angesichts von Kompetenzmängeln und im ständigen Widerspruch zwischen den normativen Vorgaben und den realen Möglichkeiten der Pflegepraxis zu einem professionellen Umgang mit Belastungen und Emotionen oftmals nicht in der Lage sind. Mit Blick auf die Patienten gibt außerdem Darmann zu bedenken, dass eine »Ausweitung des pflegerischen Aufgabenbereichs auf die sozialen und emotionalen Bedürfnisse der Patienten letztlich zu einer grenzenlosen Verfügbarkeit der Patienten und einer weiteren Ausdehnung des pflegerischen Machtbereichs führen, was zugleich die Gefahr des Machtmissbrauchs weiter befördern könnte« (Darmann 2000, S. 224).

Gefahr der Überforderung von Pflegenden

Vor dem Hintergrund einer teilweisen theoretischen und normativen Überhöhung des Beziehungsgeschehens haben Pflegende nicht nur überhöhte Ansprüche an sich selbst, sondern zum Teil unrealistische Vorstellungen von den »Beziehungsbedürfnissen« der Patienten. Sowohl Darmann (2000) als auch Elsbernd (2001) konnten in Untersuchungen aufzeigen, dass Patienten in der Akutversorgung dem Aufbau einer tieferen emotio-

Realistische Vorstellungen von den Beziehungsbedürfnissen

nalen Beziehung zu den Pflegenden eher geringe Bedeutung zuwiesen. Nur wenige wünschten sich demnach eine tiefere Beziehung zu den Pflegenden oder äußerten das Bedürfnis, mit ihnen über ihre Sorgen zu sprechen. Sie erwarteten in erster Linie eine »normale« Kommunikation und wünschten, von den Pflegenden über krankheits- und krankenhausbezogene Themen informiert werden (Darmann 2000, S. 223). Hier muss allerdings darauf hingewiesen werden, dass es sich jeweils um Untersuchungen im Setting Akutkrankenhaus mit vergleichsweise kurzer Verweildauer der Patienten handelte. In Bereichen der Langzeitversorgung kommt der Pflegebeziehung hingegen eine wichtige *soziale* Funktion zu (Corbett & Williams 2014), wie an anderer Stelle bereits aufgezeigt wurde (▶ Kap. 1.5.1). Zu einer professionellen Beziehungsgestaltung gehört es, sich dieser unterschiedlichen Anforderungen des jeweiligen Settings bewusst zu sein. Ferner bedarf es der Fähigkeit, die eigenen Ansprüche an die Pflegebeziehung sowie normative Vorgaben kritisch zu reflektieren und zwischen einer Grundhaltung zugewandten Interesses gegenüber der zu pflegenden Person und einer persönlichen Beziehung unterscheiden zu können (▶ Kap. 1.2). Überhöhte Ansprüche an die Beziehung sind keineswegs Zeichen von Professionalität und weder für Pflegende noch für Patienten von Vorteil. Nur eine professionelle Beziehung ermöglicht hilfreiches Handeln im Sinne von Unterstützung und Begleitung bei der Bewältigung von Krankheit und Pflegebedürftigkeit.

Pflege als Dienstleistung

Dabei helfen kann die Entwicklung eines gewissen Verständnisses von Pflege als professionelle *Dienstleistung* – eine Sichtweise die für viele Menschen, insbesondere für die Pflegenden selbst, immer noch ungewohnt ist und nicht selten auf Ablehnung trifft (Elzer & Sciborski 2007, S. 155). Demgegenüber plädiert Darmann (2000) dafür, bereits in der Ausbildung ein Verständnis von Pflege als professionelle Dienstleistung zu vermitteln. Sie konstatiert einen gewissen mangelnden Realismus von Pflegekräften hinsichtlich der ökonomischen Bedingungen ihrer Berufstätigkeit. In ihrer Untersuchung der Kommunikationsstrukturen in der Pflegepraxis kommt sie nicht nur zu dem Ergebnis, dass nur wenige Patienten mit den Pflegenden über ihre Sorgen sprechen möchten, sondern vielmehr Wert legen auf freundliche und zugewandte Umgangsformen (ebd., S. 224) – ein Zeichen dafür, dass Patienten die pflegerische Versorgung offensichtlich als eine Art Dienstleistung wahrnehmen. Auch in der Langzeitpflege bestehen »typische« Dienstleistungserwartungen, wie u. a. Wingenfeld (2003) sowie Müller & Thielhorn (2000) feststellen. So wünschen sich insbesondere in der häuslichen Pflege Patienten und Angehörige Pünktlichkeit, Zuverlässigkeit, personelle Kontinuität und ausreichend Zeit der Pflegenden. Sie erwarten die Berücksichtigung individueller Gewohnheiten und Bedürfnisse sowie Ansprache und Abstimmung bei der Durchführung von Pflegemaßnahmen.

Professioneller Umgang mit Antipathie, Sympathie und Beschwerden

Serviceorientierung und ein Verständnis von Pflege als Dienstleistung tragen des Weiteren zu einer Vermeidung der Übertragung alltagstheoretischer Konzepte der Beziehungsgestaltung auf den beruflichen Kontext bei, indem sie einen professionelleren Umgang mit Emotionen wie Antipathie und Sympathie oder mit sogenannten »schwierigen«, »unkooperativen« oder

»fordernden« Patienten ermöglichen (▶ Kap. 1.4.5). Auch auf Kritik und Beschwerden kann reflektierter, kompetenter und patientenorientierter reagiert werden. Letzteres wird im Übrigen auch durch den Gesetzgeber gefordert. Sowohl im Sozialgesetzbuch V als auch im Sozialgesetzbuch XI findet sich die Verpflichtung zur Einführung eines patientenorientierten Beschwerdemanagementsystems im Rahmen der Qualitätssicherung von Gesundheits- und Pflegeeinrichtung. Häufig sind es die Pflegenden, die aufgrund ihres engen Kontakts zu Patientinnen und Patienten zuerst mit einer Beschwerdeäußerung konfrontiert werden. Die professionelle Entgegennahme einer Beschwerde hat maßgeblichen Einfluss auf die Patientenzufriedenheit und die wahrgenommene Dienstleistungsqualität (Stauss & Seidel 2014).

Nicht zuletzt könnte ein stärkeres Dienstleistungsverständnis zu einer veränderten Wahrnehmung von Pflege in der Öffentlichkeit beitragen, indem es die längst überfällige Abkehr von der Vorstellung von Pflege als Akt christlicher Nächstenliebe unterstützt (▶ Kap. 2.2). Der moderne Dienstleistungsbegriff hat nichts mehr zu tun mit der früher verlangten klischeehaften Erwartung der »Aufopferung« von Pflegenden und sollte nicht mit der traditionell als unterwürfig verstandenen Form von Dienen verwechselt werden, wie Wied & Warmbrunn (2012, S. 202) betonen. Die »Dienstleistung Pflege« darf aber auch nicht verwechselt werden mit anderen Dienstleistungsberufen, wie Flugbegleiterinnen oder Hotelfachfrauen und -männer. Die Unterstützung bei der Bewältigung von Krankheit und Pflegebedürftigkeit u. a. durch Zuhören, verbal signalisierte Empathie oder ein Beratungsgespräch, hat einen anderen Charakter als übliche personenbezogene Dienstleistungen (Wingenfeld 2003). Dennoch bleibt festzuhalten, das heutige Patientinnen und Patienten *auch* Dienstleistungserwartungen haben: »Da originäre Patientenwünsche und -ansprüche im Rahmen des traditionellen Verständnisses auf Heilung bzw. Linderung auch zukünftig bestehen bleiben, handelt es sich bei den dargestellten Veränderungen insgesamt nicht um einen Prozess der Entwicklung des Patienten zum Kunden, sondern vielmehr um die Ergänzung der Bedürfnisse des Patienten um die Erwartungen eines Kunden an einen Dienstleister« (Fleige & Philipp 2011, S. 123) (▶ Kap. 2.1.2).

Moderner Dienstleistungsbegriff

4.6 Bewusstsein der Grenzen der Pflegebeziehung

Im letzten Gestaltungselement einer professionellen Pflegebeziehung geht es um das Erkennen und Respektieren der eigenen Grenzen und der Grenzen anderer sowie um das Bewusstsein für die Grenze zwischen professionellem und nicht-professionellem Handeln. Ziel ist die Wahrung von Würde, Autonomie und Privatheit sowohl der pflegebedürftigen Person als auch der eigenen Person.

Grenzverletzungen können sich in verschiedenen Formen äußern, z. B. durch die Bevorzugung eines Patienten, zu große Vertraulichkeit oder die Annahme von Geschenken, aber auch durch unangemessene Körperkontakte sowie Anwendung von Zwang und Gewalt. Auf einige Warnsignale für Grenzüberschreitungen wurde bereits an anderer Stelle eingegangen (▶ Kap. 1.4). Zur Orientierung und als Reflexionshilfe für Pflegende entwickelten in der kanadischen Provinz Britisch-Kolumbien mehrere Pflegeverbände einen gemeinsamen Standard *Boundaries in the Nurse-Client Relationship*. In diesem Standard werden Grundprinzipien der Grenzen der Pflegebeziehung formuliert, von denen nachfolgend einige vorgestellt werden.

Vermeidung von Grenzverletzungen

Grenzen der Pflegebeziehung

(Auszug aus dem Standard *Boundaries in the Nurse-Client Relationship*)

- Die Pflegefachperson legt die Grenzen in der Beziehung zu jedem einzelnen Klienten fest und ist für ihre Einhaltung zuständig.
- Die Pflegefachperson ist zuständig für den Aufbau, die Aufrechterhaltung und die Beendigung der professionellen Beziehung zum Klienten, stets unter Beachtung der Bedürfnisse des Klienten.
- Die Pflegefachperson nimmt keine persönlichen Kontakte oder freundschaftlichen Beziehungen zu einem Klienten auf, auch nicht über soziale Netzwerke oder andere öffentliche Foren.
- Die Grenzen in der Pflegebeziehung gelten auch für die Angehörigen und Freunde des Klienten.
- Die Pflegefachperson hilft anderen Pflegenden beim Aufbau professioneller Grenzen.
- Falls eine Pflegefachperson einen Klienten persönlich kennt, sollte die Verantwortung für die Versorgung möglichst auf eine andere Pflegefachperson übertragen werden.
- Die Pflegefachperson offenbart einem Klienten gegenüber nur begrenzt Informationen über ihre eigene Person.
- Die Pflegefachperson berührt den Klienten ausschließlich in unterstützender und therapeutischer Absicht sowie mit Einverständnis des Klienten.
- Die Pflegefachperson spricht nicht mit oder über einen Klienten in respektloser, erniedrigender oder beleidigender Weise.
- Die einzelne Pflegefachperson nimmt keine Geschenke von einem Klienten an; lediglich eine Annahme von Geschenken für das Gesamtteam kann unter bestimmten Bedingungen erfolgen.
- […]

(CLPNBC/CRNBC/CRPNBC 2013, Übersetzung durch die Verfasserin, C. B.)

Insbesondere im häuslichen Versorgungssetting mit oftmals langjährigen Pflegebeziehungen können die Grenzen zwischen privater und professioneller Beziehung leicht verwischen (▶ Kap. 1.3.4). Corbett & Williams (2014) vertreten die Ansicht, dass gerade in diesem Bereich gewisse Grenzüberschreitungen nahezu unvermeidbar sind. Sie fordern die Pflegenden dazu auf, Sensibilität zu entwickeln, wann aus einer Grenz*überschreitung* eine Grenz*verletzung* wird. Ferner sollte jede Pflegende in der jeweiligen Situation überlegen, inwieweit die Preisgabe von Details aus ihrem Privatleben angemessen oder nicht angemessen ist. Bei Unsicherheiten in der Erkennung klarer Grenzen kann möglicherweise die Entwicklung eines Standards – ähnlich dem Standard der kanadischen Pflegeverbände – hilfreich sein.

Grenzüberschreitung – Grenzverletzung

4.7 Fazit

Jede Pflegebeziehung ist einzigartig und bedarf ihrer jeweils individuellen Ausgestaltung. Die in diesem Kapitel vorgestellten Gestaltungselemente einer professionellen Pflegebeziehung sind demzufolge nicht als Handlungsanweisungen zu verstehen, sondern als elementare Voraussetzungen einer gelingenden Begegnung. Man kann sie auch als *Beziehungskompetenzen* bezeichnen, über die Pflegefachpersonen verfügen müssen: ethisch-reflexive und patientenorientierte Grundhaltung, Fähigkeit zum Umgang mit Nähe und Distanz, Fähigkeit zur professionellen Gestaltung von Kommunikation und Körperkontakten, realistische Erwartungen an die Pflegebeziehung und Bewusstsein für die Grenzen einer Pflegebeziehung. Eher selten werden all diese Fähigkeiten als Persönlichkeitseigenschaften mitgebracht. In aller Regel müssen sie im Verlauf von Ausbildung und Studium entwickelt und gefördert werden. Hier gilt es, frühzeitig das notwendige Rüstzeug zu vermitteln, denn angesichts der hohen Relevanz der Pflegebeziehung sowohl für die Menschen mit Pflegebedarf als auch für die Pflegenden selbst, kann ihre Ausgestaltung nicht allein in den individuellen Verantwortungsbereich der Pflegefachperson geschoben wird.

Die Pflegenden selbst sollten nicht nur untereinander, sondern auch in der Öffentlichkeit selbstbewusst darlegen, dass es sich z. B. bei der Gestaltung von Körperkontakten um ein höchst anspruchsvolles Geschehen handelt, welches einer hohen Fachlichkeit und Reflexionsfähigkeit bedarf. Nur die Pflegenden selbst können sich gegen die häufig einseitige und falsche öffentliche Darstellung des Pflegeberufs wehren. Sie sollten darauf hinweisen, dass es sich bei Szenen, in denen Pflegende ungefragt und unaufgefordert alte Menschen umarmen, ihnen die Wange tätscheln oder die Hand halten, keineswegs um Belege für eine professionelle Pflegebeziehung, sondern um Grenzüberschreitungen und Grenzverletzungen handelt. Sie sollten sich vehement dagegen wehren, wenn es heißt, für eine Tätigkeit in der Pflege sei es das Wichtigste, das »Herz auf dem richtigen Fleck« zu haben, »helfen« zu wollen und eine »gehörige Portion Empathie« mitzubringen. Zweifellos handelt es sich dabei um bedeutsame Eigenschaften, die im Übrigen auch in anderen Gesundheitsberufen erforderlich sind. Auch Ärzte und Ärztinnen, Psychologen und Psychologinnen oder Hebammen sollten über Empathie und den Willen zum Helfen verfügen. Niemand würde diesen Berufsgruppen jedoch absprechen, dass es *außerdem* einer (in einem Studium erworbenen) hohen Fachkompetenz und Reflexionsfähigkeit bedarf. Dies gilt in gleicher Weise für den Pflegeberuf.

Lernaufgaben

1. Welche gesellschaftlich verankerten ethisch-moralischen Prinzipien finden sich in pflegerischen Ethik-Kodizes wieder?
2. Wozu dient ein Unternehmens- oder Pflegeleitbild?
3. In vielen Pflegeleitbildern finden sich Sätze wie dieser: »Wir treten unseren Patienten mit Wertschätzung und Achtung gegenüber«. Wie kann die Umsetzung einer solchen Leitmaxime im pflegerischen Alltag konkret aussehen?
4. Nehmen Sie Stellung zu der Aussage »Für eine gelingende Pflegebeziehung bedarf es der Nähe *und* der Distanz«.
5. Professionelle Kommunikation zeichnet sich u. a. durch eine positive Körpersprache aus. Welche nonverbalen Signale sind einem Beziehungsaufbau förderlich?
6. Was versteht man unter einem »Babytalk« bzw. »Elderspeak«?
7. Für welche Körperbereiche gilt ein gesellschaftliches und sittliches Verbot der Berührung, das sogenannte Berührungstabu?
8. Nennen Sie Qualitätskriterien einer professionellen Berührung.

Reflexionsaufgaben

1. Reflektieren Sie Ihre bisherige Pflegepraxis. Wo haben Sie Machtdemonstrationen von Pflegenden gegenüber Patientinnen und Patienten beobachtet? Welcher Art waren diese Machtdemonstrationen? Reflektieren Sie, wie sich die Betroffenen dabei wohl gefühlt haben.
2. Nähe und Distanz können sowohl positive als auch negative Wirkungen in der Pflegebeziehung entfalten. Suchen Sie nach Beispielen aus Ihrem Pflegealltag a) für positive und negative Wirkungen von Nähe in der Pflegebeziehung, b) für positive und negative Wirkungen von Distanz in der Pflegebeziehung.
3. Denken Sie an eine Situation aus der Pflegepraxis, in der Sie bei einer Kollegin oder einem Kollegen im Gespräch mit einer älteren, pflegebedürftigen Person »Babytalk« beobachtet haben. Erinnern Sie sich, wie die Person reagiert hat. Wie haben Sie die Situation empfunden?

4. Körperkontakte in Intimzonen von Patienten sind immer auch Grenzüberschreitungen. Welche Reaktionen nehmen Sie bei den Betroffenen wahr?
5. Lesen Sie noch einmal das Fallbeispiel zu Beginn des Kapitels und gehen Sie den dort aufgeworfenen Diskussionsfragen nach:
    a. Welches Bild von Pflege wird in der Öffentlichkeit vermittelt?
    b. Welche Bedeutung wird der Fachebene und der Beziehungsebene eingeräumt?
    c. Inwieweit zeigen die Darstellungen eine professionelle Beziehungsgestaltung?
    d. Welche Auswirkungen hat die mediale Fokussierung auf die Beziehungsebene?
    e. Wie könnte eine Imagekampagne aussehen, die ein realistisches Bild von der Pflege und einer professionellen Pflegebeziehung vermittelt?

Literatur

Ben-Ari A (2012). Rethinking closeness and distance in intimate relationships: Are they really two opposites? In: Journal of Family Issues. 33. Jg., Heft 3, 391–412.

BMFSFJ (2002). 4. Bericht zur Lage der älteren Generation. Risiken, Lebensqualität und Versorgung Hochaltriger unter besonderer Berücksichtigung dementieller Erkrankungen. Berlin: Bundesministerium für Familie, Senioren, Frauen und Jugend. (https://www.bmfsfj.de/bmfsfj/service/publikationen/4-altenbericht-/95594; Zugriff am 10.12.2017).

Böhnke U (2012). Die bewegten Leibkörper in Pflegesituationen. Körperkontakte pflegeberuflichen Handelns. In: Schmidt R-B, Schetsche M (Hrsg.). Körperkontakt. Interdisziplinäre Erkundungen. Gießen: Psychosozial-Verlag, S. 201–218.

CLPNBC/CRNBC/CRPNBC (2013). Boundaries in the Nurse-Client Relationship. College of Licensed Practical Nurses of British Columbia, College of Registered Nurses of British Columbia & College of Registered Psychiatric Nurses of British Columbia. (https://www.crnbc.ca/Standards/PracticeStandards/Pages/boundaries.aspx; Zugriff am 15.09.2017).

Corbett S & Williams F (2014). Striking a professional balance: interaction between nurses and their older rural patients. In: British Journal of Community Nursing. 19. Jg., Heft 4, 162–167.

Darmann I (2000). Anforderungen der Pflegeberufswirklichkeit an die kommunikative Kompetenz von Pflegekräften. In: Pflege. 13. Jg., Heft 4, 9–225.

Deutscher Pflegerat e.V. (2004). Rahmenberufsordnung. Berlin. (www.deutscher-pflegerat.de/Downloads/.../Rahmenberufsordnung.pdf; Zugriff am 15.12.2017).

Dörr M & Müller B (2012). Einleitung: Nähe und Distanz als Strukturen der Professionalität pädagogischer Arbeitsfelder. In: Dörr M & Müller B (Hrsg.): Nähe und Distanz. Ein Spannungsfeld pädagogischer Professionalität. 3., aktualisierte Auflage. Weinheim: Beltz Juventa, S. 7–16.

Eißing E (2018). Berührung in der Pflege. In: Lauber A & Schmalstieg P (Hrsg.): Pflegerische Interventionen. Verstehen & Pflegen 3. 4., aktualisierte Auflage. Stuttgart: Thieme, S. 40–53.

Elsbernd A (2001). Bedeutsame Elemente in Pflegesituationen Erlebnisorientierte Situationsforschung in der Pflege. In: Pflege. 14. Jg., Heft 4, 252–258.

Elzer M & Sciborski C (2007). Kommunikative Kompetenzen in der Pflege. Theorie und Praxis der verbalen und nonverbalen Interaktion. Bern: Huber.

Feil N & de Klerk-Rubin V (2017). Validation. Ein Weg zum Verständnis verwirrter alter Menschen. 11. Auflage. München. Reinhardt.

Filipp S-H & Aymanns P (2010). Kritische Lebensereignisse und Lebenskrisen. Vom Umgang mit den Schattenseiten des Lebens. Stuttgart: Kohlhammer.

Fleige G & Philipp MP (2011). Patientensouveränität als Chance – neue Handlungsspielräume für Krankenhäuser. In: Fischer A & Sibbel R (Hrsg.). Der Patient als Kunde und Konsument. Wieviel Patientensouveränität ist möglich? Wiesbaden: Gabler, S. 104–124.

Gröning K (2004). Entweihung und Scham. Grenzsituationen in der Pflege alter Menschen. 4., überarbeitete Auflage. Frankfurt am Main: Mabuse.

Hellige B (2003). Nähe und Distanz in pflegerischen Langzeitbeziehungen. In: Deutscher Verein für Pflegewissenschaft e.V. (Hrsg.): Das Originäre der Pflege entdecken. Pflege beschreiben, erfassen, begrenzen. Pflege & Gesellschaft Sonderausgabe. S. 63–80.

Heusinger J & Dummert S (2016). »Genderspezifische Bedürfnisse von Pflegeheimbewohner_innen«. Fokus Körperpflege. In: Zeitschrift für Gerontologie und Geriatrie. 49. Jg., Heft 8, 685–691.

Hulskers H (2003). Die Entwicklung eines Messinstrumentes zur Messung der Qualität der pflegerischen Beziehung. In: Pflege. 16. Jg., Heft 3, 135–143.

Hulskers H (2001). Die Qualität der pflegerischen Beziehung: Ein Anforderungsprofil. In: Pflege. 14. Jg., Heft 1, 39–45.

ICN (2012). The ICN Code of Ethics for Nurses. Geneva: International Council of Nurses. (https://www.icn.ch; Zugriff am 30.06.2018).

Kitwood T (2008). Der person-zentrierte Ansatz im Umgang mit verwirrten Menschen. Bern: Huber.

Moers M (2012). Leibliche Kommunikation, Krankheitserleben und Pflegehandeln. In: Pflege & Gesellschaft. 17- Jg., Heft 2, 111–119.

Müller K & Thielhorn U (2000). Zufriedene Kunden? Die Qualität ambulanter Pflege aus der Sicht der Patienten. Stuttgart: Kohlhammer.

Narbei E & Utschok A (2003). Der Körper in Theorie und Praxis der Pflege. In: Deutscher Verein für Pflegewissenschaft e. V. (Hrsg.): Das Originäre der Pflege entdecken. Pflege beschreiben, erfassen, begrenzen. Frankfurt/Main: Mabuse, S. 181–194.

O'Lynn C & Krautscheid l (2011). ›How should I touch you?‹: A qualitative stuy of attitudes on intimate touch in nursing care. In: American Journal of Nursing. 111 Jg., Heft 3, 24–31.

Pillen A (2002). Gerechtigkeit und gute Pflege. In: Pflege. 15. Jg., Heft 4, 163–169.

Pohlmann M (2006). Die Pflegende-Patienten-Beziehung. Ergebnisse einer Untersuchung zur Beziehung zwischen Patienten und beruflich Pflegenden im Krankenhaus. In: Pflege. 19. Jg., Heft 3, 156–162.

Ringel D (2000). Ekel in der Pflege – eine »gewaltige« Emotion. Frankfurt am Main: Mabuse.

Rogall-Adam R, Josuks H, Adam G & Schleinitz G (2011). Professionelle Kommunikation in Pflege und Management. Ein praxisnaher Leitfaden. Hannover: Schlütersche.

Schaeffer D & Moers M (2008). Überlebensstrategien – ein Phasenmodell zum Charakter des Bewältigungshandelns chronisch Erkrankter. In: Pflege & Gesellschaft. 13. Jg., Heft 1, 6–31.

Stauss B & Seidel W (2014). Beschwerdemanagement. Unzufriedene Kunden als profitable Zielgruppe. 5., vollständig überarbeitete Auflage. München: Hanser.

Stefanoni S & Alig B (2009). Pflegekommunikation. Gespräche im Pflegeprozess. Bern: Huber.

Tarlier DS (2004). Beyond caring: the moral and ethical bases of responsive nurse-patient relationships. In: Nursing Philosophy. 5. Jg., Heft 3, 230–241.

Tschudin V (2003). Ethics in Nursing. The Caring Relationship. Edinburgh: Butterworth-Heinemann.
Walther S (2005). Sprechen als Pflegehandlung. In: Abt-Zegelin A & Schnell MW (Hrsg.): Sprache und Pflege. 2., vollständig überarbeitet und aktualisierte Auflage. Bern: Huber, S. 51–55.
Wied S & Warmbrunn A (Hrsg.) (2012). Pschyrembel Pflege. 3. Auflage. Berlin: de Gruyter.
Williams KN, Herman R, Gajweski B & Wilson K (2009). Elderspeak Communication: Impact on Dementia Care. In: American Journal of Alzheimer's Disease and other Dementia. 24. Jg., Heft 1, 11–20.
Wingenfeld K (2003). Studien zur Nutzerperspektive in der Pflege. Veröffentlichungsreihe des Instituts für Pflegewissenschaft an der Universität Bielefeld. Bielefeld: IPW.

Zum Weiterlesen

Abt-Zegelin A & Schnell MW (Hrsg.) (2005). Sprache und Pflege. 2., vollständig überarbeitet und aktualisierte Auflage. Bern: Huber.
Bischoff-Wanner C (2002). Empathie in der Pflege. Bern: Huber.
Kumbruck C, Rumpf M, & Senghaas-Knobloch E (2010). Unsichtbare Pflegearbeit. Fürsorgliche Praxis auf der Suche nach Anerkennung. Berlin: LIT.
Mahnke E & Sielert U (2012). Körperkontakt im Alter. In: Schmidt R-B & Schetsche M (Hrsg.): Körperkontakt. Interdisziplinäre Erkundungen. Gießen: Psychosozial-Verlag, S. 161–179.
Moers M & Uzarewicz C (2012). Leiblichkeit in Pflegetheorien – eine Relektüre. In: Pflege & Gesellschaft. 17. Jg., Heft 2, 135–148.
Storch M & Tschacher W (2014) Embodied Communication. Kommunikation beginnt im Körper, nicht im Kopf. Bern: Huber

5 Pflegebeziehung mit spezifischen Zielgruppen

Christa Büker

Nach der vorangegangenen Operationalisierung des Konstrukts der »professionellen Pflegebeziehung« geht es auch in diesem Kapitel um die Handlungsebene der konkreten Beziehungsgestaltung. Im Mittelpunkt stehen jetzt Menschen mit *bestimmten* Erkrankungen, Merkmalen oder Pflegesituationen, die Einfluss auf die Beziehungsgestaltung nehmen. Mit den meisten dieser Zielgruppen kommen Pflegefachpersonen häufig in Kontakt: Menschen mit einer dementiellen Erkrankung, Menschen mit psychischen Störungen oder Menschen in der letzten Lebensphase. Besonderheiten weist auch die Beziehungsgestaltung mit Menschen auf, die sich aufgrund einer Infektionsgefahr in der Isolierung befinden oder die aufgrund einer bestimmten Erkrankung oder Lebenssituation Stigmatisierungen ausgesetzt sind. Viele weitere Zielgruppen sind denkbar.

Ein erstes Ziel des Kapitels ist die Sensiblisierung für die Spezifika der jeweiligen Pflegebeziehung und der Beziehungsbedürfnisse der Betroffenen. Ein weiteres Ziel ist die Ableitung von Schlussfolgerungen für die Gestaltung der pflegerischen Versorgung mit den genannten Zielgruppen. Dazu werden *beispielhaft* ausgewählte beziehungsfördernde Pflegeinterventionen vorgestellt, die allerdings keineswegs als einzig potentielle Maßnahmen zu verstehen sind.

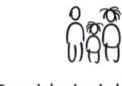

Praxisbeispiel

Greta Lenz, Nils Hoffmeier und Fatma Hafiz[6] absolvieren berufsbegleitend ein Bachelorstudium in der Pflege. Die drei Studierenden sind seit ihrer Berufsausbildung in der Gesundheits- und Krankenpflege befreundet. Nach dem Examen haben sie zunächst zwei Jahre Berufserfahrung gesammelt und dann gemeinsam beschlossen, zu studieren. Inzwischen sind sie bereits im vierten Semester.

Greta Lenz arbeitet aktuell auf einer Intensivstation, Nils Hoffmeier in einem Hospiz und Fatma Hafiz in einem ambulanten Pflegedienst, der vorwiegend türkeistämmige Patientinnen und Patienten versorgt. Die drei sehr unterschiedlichen Arbeitsbereiche geben immer wieder Anlass zu regen Diskussionen, beispielsweise über die jeweilige Zielsetzung der pflegerischen Versorgung. Während auf der Intensivstation Lebensret-

---

6 fiktive Namen

tung und Lebenserhaltung im Vordergrund stehen, geht es in der Palliativversorgung um größtmögliche Lebensqualität in der letzten Lebensphase. Ziel der ambulanten Pflege hingegen ist der möglichst langfristige Verbleib der pflegebedürftigen Person in der häuslichen Umgebung. Wie in den Gesprächen der drei Studierenden deutlich wird, unterscheiden sich dementsprechend auch die pflegerischen Interventionen der drei Einsatzfelder. Das pflegerische Handeln auf der Intensivstation ist stark medizinisch-technisch ausgerichtet, auf der Palliativstation sorgt sich die Pflege primär um Symptommanagement und die Förderung des Wohlbefindens, im ambulanten Bereich stehen Maßnahmen der aktivierenden Pflege und die Unterstützung pflegender Angehöriger im Mittelpunkt.

In den Gesprächen kommen die Studierenden auch auf das Thema der Beziehungsgestaltung mit ihrer jeweiligen spezifischen Patientenklientel zu sprechen. So berichtet Greta Lenz, dass die Patientinnen und Patienten auf der Intensivstation häufig sediert bzw. stark wahrnehmungsbeeinträchtigt sind. Sie fragt sich, wie sie dennoch Kontakt zu ihnen aufnehmen und eine Beziehung gestalten kann. Für Nils Hoffmeier ist der Umgang mit sterbenden Menschen eine große Herausforderung. Insbesondere in der Anfangszeit ist ihm die Kommunikation über den nahenden Tod schwergefallen. Inzwischen fällt es ihm leichter und er ist sich bewusst, dass für eine gelingende Pflegebeziehung Offenheit und Aufrichtigkeit sehr wichtig sind. Fatma Hafiz wiederum erklärt, dass in ihrem Arbeitsbereich das Wissen um kulturelle Besonderheiten eine wichtige Rolle bei der Beziehungsgestaltung spielt. Aufgrund ihres eigenen Migrationshintergrunds bringt sie bereits eine gewisse Sensibilität für die Bedürfnisse der spezifischen Klientel ihres Pflegedienstes mit. Da jedoch auch innerhalb der türkischen Kultur eine große Diversität vorhanden ist, weist sie nachdrücklich darauf hin, dass es nicht *den* Türken gibt, sondern Stereotypien über andere Kulturen einem Beziehungsaufbau eher abträglich sind.

5.1 Menschen mit einer dementiellen Erkrankung

Die Demenz gehört zu den häufigsten Erkrankungen im Alter. Gegenwärtig leiden schätzungsweise 1,5 Millionen Menschen an einer Demenz (RKI 2015a). Für die Zukunft wird ein deutlicher Anstieg prognostiziert. Demnach kann bis zum Jahr 2050 die Zahl der Betroffenen auf 3,0 Millionen ansteigen (ebd.). Es gibt verschiedene Demenzformen, die häufigste Form ist die Demenz vom Alzheimer Typ.

Definition Demenz-erkrankung

Demenzerkrankung

»Demenzerkrankungen sind definiert durch den Abbau und Verlust kognitiver Funktionen und Alltagskompetenzen. Bei den zumeist progressiven Verläufen kommt es u. a. zu Beeinträchtigungen der zeitlich-örtlichen Orientierung, der Kommunikationsfähigkeit, der autobiographischen Identität und von Persönlichkeitsmerkmalen. Häufig ist das schwere Stadium der Demenz durch vollständige Hilflosigkeit und Abhängigkeit von der Umwelt charakterisiert. Demenzerkrankte haben zusätzlich ein erhöhtes Morbiditätsrisiko für andere Erkrankungen und eine verkürzte Lebenserwartung. Aufgrund dieser Charakteristik sind Demenzen als schwere Erkrankungen zu verstehen, die in hohem Maße mit Ängsten bezüglich der Erkrankung bei Betroffenen und Angehörigen assoziiert sind« (AWMF 2016, S3-Leitlinie »Demenzen«).

Förderung der Lebensqualität bei Demenz

Hinsichtlich des Schweregrads der Alzheimer-Demenz erfolgt eine Einteilung in die leichte, moderate/mittelschwere und schwere Alzheimer-Erkrankung (AWMF 2016). Im fortgeschrittenen Stadium ist eine verbale Kommunikation mit den Betroffenen nur noch schwer möglich. Jetzt haben psychosoziale Interventionen wesentlichen Einfluss auf die Lebensqualität von Menschen mit Demenz (Dichter & Schmidhuber 2016). Angesichts der eher begrenzten Wirkung medikamentöser Behandlung kommt ihnen eine besondere Rolle zu. Auch wenn bislang nur wenige wissenschaftliche Erkenntnisse zu ihren Effekten vorliegen, werden folgende Interventionen empfohlen: Musiktherapie, Snoezelen, Aromatherapie, validierendes Verhalten, Erinnerungspflege, Basale Stimulation, körperliche Berührungen, Bewegungsförderung (AWMF 2016; Schröder 2014).

Die Nutzung derartiger Interventionen sind wichtige Elemente einer gelingenden Pflegebeziehung mit Menschen mit Demenz. Während in Einrichtungen der stationären Langzeitpflege etliche dieser Maßnahmen bereits seit vielen Jahren zur Anwendung kommen, sind Krankenhäuser auf die Problemlagen und Bedürfnisse der speziellen Patientengruppe oftmals noch nicht hinreichend eingestellt. Ärztliches und pflegerisches Personal sind mit den Verhaltensauffälligkeiten der Betroffenen überfordert und wenig vertraut mit speziellen Konzepten der Versorgung von Menschen mit Demenz. Nicht selten kommt es daher während eines Krankenhausaufenthaltes zu einer weiteren Verschlechterung der Selbstständigkeit und der kognitiven Verfassung von Betroffenen.

Menschen mit Demenz im Krankenhaus

In einem Modellprojekt zur Verbesserung der Versorgung demenzkranker älterer Menschen im Krankenhaus (Kleina & Wingenfeld 2007) wurde den Defiziten der akutstationären Versorgung nachgegangen, um daraus abgeleitet nachhaltige Problemlösungsstrategien zu entwickeln. Die Vorschläge zur Verbesserung der pflegerischen Versorgung wirken auch positiv auf die Beziehungsebene:

- Organisation der Pflege im Bezugspflegesystem und damit die Gewährleistung personeller Kontinuität,
- eine angepasste Kommunikation, die den Fähigkeiten und Bedürfnissen der Betroffenen Rechnung trägt (z. B. durch Anwendung der Methode der integrativen Validation),
- größtmögliche Anpassung der Abläufe an die vertrauten Tagesstrukturen (z. B. Körperpflege oder Mahlzeiten zu den gewohnten Zeiten),
- Vorhalten von Beschäftigungsangeboten (Kleina & Wingenfeld 2007, S. 71 f).

Voraussetzung für einer gelingende Pflegebeziehung ist allerdings, dass Pflegende grundlegendes Wissen erwerben über die Erkrankung Demenz, ihre Auswirkungen auf das Erleben der Betroffenen, über Möglichkeiten der Kommunikation und Strategien zum Umgang mit bzw. zur Vermeidung von problematischen Verhaltensweisen. Ferner bedarf es einer empathischen Grundhaltung und der Akzeptanz des Andersseins der Menschen mit Demenz. Wertvolle Hilfestellung für professionell Pflegende bietet der Expertenstandard des Deutschen Netzwerkes für Qualitätsentwicklung in der Pflege »*Beziehungsgestaltung in der Pflege von Menschen mit Demenz*« (DNQP 2018). Erstmalig wurde in einem Expertenstandard die Beziehungsebene in den Fokus gestellt und stellt damit aus Sicht des DNQP ein wichtiges Signal für die Pflege von Menschen mit Demenz, aber auch darüber hinaus, dar (ebd., S. 3).

Expertenstandard des DNQP

Die theoretische Rahmung des Expertenstandards bildet das Konzept der person-zentrierten Pflege von Tom Kitwood (Kitwood 2016). Eine an diesem Grundverständnis orientierte Pflege von Menschen mit Demenz ist in erster Linie Ausdruck einer *Haltung*, die die Person und nicht die Erkrankung in den Mittelpunkt rückt. Zentrales Anliegen von Pflege ist die Förderung der Lebensqualität von Betroffenen, was sich auch in der Zielsetzung des Expertenstandards spiegelt.

Konzept der person-zentrierten Pflege

> **Expertenstandard »Beziehungsgestaltung in der Pflege von Menschen mit Demenz«**
>
> Zielsetzung:
> *»Jeder pflegebedürftige Mensch mit Demenz erhält Angebote zur Beziehungsgestaltung, die das Gefühl, gehört, verstanden und angenommen zu weden sowie mit anderen Personen verbunden zu sein, erhalten oder fördern.«*
>
> Begründung:
> *»Beziehungen zählen zu den wesentlichen Faktoren, die aus Sicht von Menschen mit Demenz Lebensqualität konstituieren und beeinflussen. Durch person-zentrierte Interaktions- und Kommunikationsangebote kann die Beziehung zwischen Menschen mit Demenz und Pflegenden*

> *sowie anderen Menschen in ihrem sozialen Umfeld erhalten und gefördert werden.«*
> (DNQP 2018, S. 31)

Beziehungsfördernde Interventionen

Durch individuell angepasste beziehungsfördernde und -gestaltende Maßnahmen kann die Lebensqualität von Menschen mit Demenz erhalten und gefördert werden. Dazu gehören in erster Linie Angebote der Interaktion und Kommunikation. Der Standard nennt zahlreiche beziehungsfördernde Interventionen, die in vier Themenfelder unterteilt werden (DNQP 2018, S. 153):

- Unmittelbar auf die Lebenswelt bezogene Interventionen (z. B. Einsatz von Erinnerungshilfen, theapeutische Kommunikation),
- Künstlerisch-musikalische Interventionen (z. B. Musiktherapie, Theater-Aktivitäten, Tanzinterventionen),
- Interventionen mit Lebewesen bzw. mit Lebewesen nachempfundenen Gegenständen (tiergestützte Interventionen, Einsatz von Puppen oder Sozial-Robotern),
- Interventionen der direkten sensorischen Stimulation (z. B. Snoezelen).

Mit diesen und weiteren Maßnahmen können professionell Pflegende Menschen mit Demenz in ihrem *Person-sein* stärken und ihnen das Gefühl geben, gehört, verstanden und angenommen zu werden sowie mit anderen Personen verbunden zu sein (O'Rourke et al. 2015, S. 29). Verantwortlich für eine person-zentrierte Pflege ist dem Standard zufolge jedoch nicht nur die jeweilige Pflegefachperson, sondern immer auch die Einrichtung. Sie ist aufgerufen, ein Handlungskonzept sowie geeignete Rahmenbedingungen für eine person-zentrierte Pflege zu schaffen.

5.2 Menschen mit psychischen Störungen

Unter dem Begriff der psychischen Störungen werden verschiedene Erkrankungen zusammengefasst. Zu den häufigsten Diagnosen gehören Depressionen, Angststörungen, Suchterkrankungen sowie Demenzen (Statista 2017). Psychische Störungen sind in Deutschland und Europa weit verbreitet. Die Behandlung der jeweiligen Erkrankung erfolgt in der Regel durch ein multiprofessionelles Team, in dem die Berufsgruppe der Pflegenden sowohl in der stationären als auch in der außerstationären Versorgung häufig den engsten Kontakt zu den Patienten hat (Schoppmann & Schmitt 2011). Zu den Aufgaben der Pflegenden gehören u. a. die Hilfebedarfsplanung, Beobachten von Krankheitszustand und Entwicklung, Hilfe bei der Medikamenteneinnahme, Krisenintervention, Aktivierung zu elementaren Verrichtungen, usw.

(Schoppmann & Schmitt 2011; BAPP 2003). Auch die Beziehungsgestaltung mit den Patienten gehört zu den festen Bestandteilen der Arbeit der Pflegenden. Die Bundesinitiative Ambulante Psychiatrische Pflege e.V. unterteilt diese Aufgabe noch einmal in drei Bereiche (BAPP 2003):

- Aufbau und Pflege eines Vertrauensverhältnisses,
- Kennenlernen von Lebensgewohnheiten, Biographien und Bedürfnissen des Klienten,
- Erarbeitung von Compliance, Akzeptanz und gegenseitiger Wertschätzung.

Der pflegerischen Beziehung kommt in der psychiatrischen Pflege eine besondere Bedeutung zu, sie bildet quasi den *Kern* der psychiatrischen Pflege und wird klar als eine *therapeutische Beziehung* verstanden (Wolff 2018; Schädle-Deininger & Wegmüller 2017; Schröck 2003).

Beziehungsgestaltung als Kern psychiatrischer Pflege

Die aus dem Berufsfeld der psychiatrischen Pflege stammende US-amerikanische Pflegewissenschaftlerin Hildegard Peplau beschreibt den Aufbau und die Gestaltung einer Pflegebeziehung als einen aus vier Phasen bestehenden Prozess: Orientierung, Identifikation, Nutzung und Ablösung (Peplau 1995) (▶ Kap. 3.2.1). Im Verlauf dieses Prozesses stehen insbesondere kommunikative Maßnahmen im Mittelpunkt. Vielfältige, dem Beziehungsaufbau förderliche Interventionen können der NIC (Bulechek et al. 2015) entnommen werden. Nachfolgend werden Auszüge aus der NIC-Pflegeintervention »Komplexer Beziehungsaufbau« präsentiert.

> **Pflegeinterventionen und Aktivitäten**
> **NIC-Pflegeinterventionen »Komplexer Beziehungsaufbau«**
>
> - Erkennen der eigenen Einstellung gegenüber dem Patienten und der jeweiligen Situation.
> - Vernachlässigen persönlicher Gefühle, die bei dem Patienten und in der therapeutischen Interaktion negativen Einfluss ausüben könnten.
> - Schaffen einer warmen und akzeptierenden Atmosphäre.
> - Sorgen für körperliches Wohlbefinden vor der Interaktion.
> - Besprechen der Vertraulichkeit preisgegebender Informationen, falls angemessen.
> - Beobachtung nonverbaler Mitteilungen des Patienten.
> - Bemühen, nonverbale Mitteilungen entschlüsseln zu können, falls angemessen.
> - Reagieren/Antworten auf nonverbale Mitteilungen des Patienten, falls angemessen.
> - Anpassen der räumlich-körperlichen Distanz zwischen Pflegeperson und Patienten, falls angemessen.
> - Unterstützen des Patienten, Gefühle wie Wut, Angst, Feindseligkeit oder Traurigkeit zu erkennen, die ihre Interaktionsfähigkeit mit anderen Menschen verhindern.

Interventionen zum Beziehungsaufbau in der psychiatrischen Pflege

- Bestimmen der Themen gegenseitigen Interesses.
- Vorstellen der eigenen Person gegenüber der Bezugsperson des Patienten, falls angemessen.
- Zusammenfassung des Inhaltes der Unterhaltung am Ende jeden Gesprächs.
- Einhaltung der verabredeten Zeit- und Treffpunkte, um das Interesse an dem Patienten zu demonstrieren.
- Vorbereiten des Patienten auf die Beendigung der Beziehung, falls angemessen.
- Anerkennung des Geleisteten während der Beziehung.
- Entwickeln spezieller Kommunikationswege (Bilder, andere Worte).
- [...]

(Bulechek et al. 2015)

Angesichts der Vielfalt der Kommunikationsmöglichkeiten benötigen psychiatrische Pflegefachpersonen umfassendes Wissen über Kommunikationsmodelle und -techniken. So müssen sie sich beispielsweise der Bedeutung nonverbaler Kommunikation (Gestik, Mimik, Körperhaltung, etc.) bewusst sein sowie zu aktivem Zuhören und gezielter Gesprächsführung (Motivationsgespräche, Konfliktgespräche, Krisengespräche, etc.) in der Lage sein.

5.3 Menschen in der letzten Lebensphase

Die Gestaltung der letzten Lebensphase eines Menschen – sei es im Krankenhaus, in einem Pflegeheim, einem Hospiz oder im häuslichen Bereich – gehört zu den anspruchsvollsten Aufgaben in der gesundheitlichen Versorgung. Im Idealfall werden die Menschen durch ein multidisziplinäres Team betreut, welches im Sinne von »Palliative Care« eine umfassende und bedürfnisorientierte Betreuung leistet. Förderung und Verbesserung des Wohlbefindens sowie größtmögliche individuelle Lebensqualität bis zum Schluss gehören zu den primären Zielsetzungen dieses Konzeptes (Schärer-Santschi et al. 2017).

Kerndimensionen von Palliative Care

Palliative Care ist ein international verwendeter Fachausdruck. Es gibt jedoch kein einheitliches Verständnis des Begriffs, sondern eine Vielzahl von Definitionen und Begrifflichkeiten. Weitgehende Übereinstimmung im Grundverständnis besteht über die von der Weltgesundheitsorganisation (WHO 2002) postulierten Kerndimensionen, die hier im englischen Original vorgestellt werden.

5.3 Menschen in der letzten Lebensphase

> **WHO-Definition Palliative Care**
>
> «Palliative care is an approach that improves the quality of life of patients and their families facing the problems associated with life-threatening illness, through the prevention and relief of suffering by means of early identification and impeccable assessment and treatment of pain and other problems, physical, psychosocial and spiritual. Pallliative care:
>
> - provides relief from pain and other distressing symptoms;
> - affirms life and regards dying as a normal process;
> - intends neither to hasten or postpone death;
> - integrates the psychological and spiritual aspects of patient care;
> - offers a support system to help patients live as actively as possible until death;
> - offers a support system to help the family cope during the patients illness and in their own bereavement;
> - use a team approach to address the needs of patients and their families, including bereavement counselling, if indicated;
> - will enhance quality of life, and may also positively influence the course of illness;
> - is applicable early in the course of illness, in conjunction with other therapies that are intended to prolong life, such as chemotherapy or radiation therapy, and includes those investigations needed to better understand and manage distressing clinical complication.«
>
> (WHO 2002, o. S.)

Wie die Definition zeigt, geht es bei der Palliativversorgung konkret um die Linderung von Schmerzen und anderen belastenden Symptomen, um psychologische und spirituelle Begleitung des Patienten, eine aktive Lebensgestaltung bis zum Schluss und um eine Unterstützung der Angehörigen.

In allen Settings ist es die professionelle Pflege, die die meiste Zeit mit dem sterbenden Menschen verbringt und am intensivsten in die Betreuung involviert ist. Umso größere Bedeutung kommt der Pflegebeziehung als wesentliches Element einer gelingenden Palliativversorgung zu (Offen 2015; Dobrina et al. 2014). Durch offene und empathische Kommunikation können Pflegende den sterbenden Menschen dabei unterstützen, den nahenden Tod zu akzeptieren und letzte Dinge zu regeln. Mittels einer einfühlsamen Pflege kann größtmögliches Wohlbefinden erreicht und weitgehende Autonomie erhalten werden. Wichtig sind die Beachtung der Einzigartigkeit der Person, seiner persönlichen Werte und Präferenzen sowie der Individualität von Lebensqualität. Bedeutsam ist ferner die Gestaltung einer vertrauensvollen Beziehung zu den Angehörigen. Auch ihre emotionalen Bedürfnisse gilt es zu beachten. Angehörige benötigen eine sensible Information und Aufklärung über medizinisch-pflegerische

Offene und einfühlsame Kommunikation

Maßnahmen. Sie sollten zudem befragt werden, ob sie in die pflegerische Versorgung mit einbezogen werden möchten, um so dem Patienten beistehen zu können (ebd.).

Vertrauen als konstituierendes Element der Pflegebeziehung

Eine Untersuchung zu den Besonderheiten der Pflegebeziehung im Kontext der Palliativversorgung findet sich bei Mok & Chiu (2004). Sie führten Interviews mit Pflegefachpersonen, die in einem Hospiz tätig waren, sowie mit unheilbar kranken Krebspatienten. Ihren Erkenntnissen zufolge sind es in aller Regel die Pflegenden, die am Anfang einer Begegnung die Beziehungsgestaltung in die Hand nehmen, indem sie dem Patienten deutlich machen, dass sie sich um ihn sorgen und seine Bedürfnisse wahrnehmen. Sensibel und ohne aufdringlich zu sein, tasten sie sich an die Person heran. Signalisiert diese jedoch, dass sie (noch) keine tiefere Beziehung wünscht, wird dies respektiert. Indem die Pflegenden die Bedürfnisse des Patienten wahrnehmen und eine fürsorgliche Haltung zeigen, entwickelt sich aus der anfänglich eher oberflächlichen Beziehung im Laufe der Zeit zumeist eine vertrauensvolle Beziehung. Auch eine ganzheitliche Versorgung unter Beachtung der physischen, psychosozialen und spirituellen Bedürfnisse trägt zur Förderung von Vertrauen bei. Indem die Pflegenden die Interessen des Patienten vertreten, zum Beispiel gegenüber der Familie oder dem behandelnden Arzt, werden sie zu einer engen Bezugsperson für den Patienten. Das tiefe Vertrauen, welches die Menschen in ihrer letzten Lebensphase zu den Pflegenden entwickeln, gibt ihnen Sicherheit und Frieden, mitunter sogar neue Kraft und Energie.

Wie die Untersuchung weiter zeigt, handelt es sich bei der Pflegebeziehung in der Palliativversorgung keineswegs um ein einseitiges Geschehen, sondern durchaus um eine reziproke Beziehung. Die Pflegenden erleben die Beziehung mit einem sterbenden Menschen als bereichernd und sinnstiftend, sie erfahren persönliches Wachstum und eine hohe Zufriedenheit mit ihrer Tätigkeit (Mok & Chiu 2004). Eine zentrale Besonderheit der Pflegebeziehung in der Palliativversorgung liegt in der Rolle der emotionalen Komponente, die – deutlich stärker als in anderen pflegerischen Handlungsfeldern – neben der Fachexpertise der Pflegenden unabdingbar ist, um Menschen in ihrer letzten Lebensphase angemessen zu begleiten und ihnen ein friedvolles Sterben zu ermöglichen.

5.4 Patienten in der Isolierung

Bestimmte Infektionserkrankungen führen dazu, dass die Betroffenen zum Schutz anderer Patientinnen und Patienten separiert werden müssen, da von ihnen eine erhöhte Ansteckungsgefahr ausgeht. Typische isolierungspflichtige Krankheiten sind beispielsweise eine Besiedlung mit MRSA bzw. anderen antibiotikaresistenten Erregern oder eine Infektion mit Noroviren. Neben der in solchen Fällen als »Standardisolation« bezeichneten Separierung gibt es noch die sogenannte »protektive Isolierung«, auch als »Umkehrisolation« bezeichnet (RKI 2015b). Hierbei geht es darum, abwehrgeschwächte oder immunsupprimierte Patienten vor Infektionserregern zu schützen. Dies betrifft u. a. Patienten mit hochdosierter Chemotherapie oder Patienten, die vor einer Stammzelltransplantation stehen.

Eine Isolierung geht für die Betroffenen mit zahlreichen Belastungen einher, wie verschiedene Studien zeigen (Mehrotra et al. 2013; Abad 2010; Hartmann 2006). Aufgrund der Unterschiede in der jeweiligen Zielsetzung einer Standardisolation und einer Umkehrisolation geht es in den folgenden Ausführungen ausschließlich um mögliche negative Folgen einer *Standardisolierung*.

Belastungen durch Isolierung

> **Auswirkungen einer Isolierung**
>
> - *Auswirkungen auf die psychische Verfassung der Patienten:*
>   Ängste; Unsicherheit; Vereinsamungsgefühl; Ärger; Unzufriedenheit mit der Versorgung; Erleben von Kontrollverlust und sozialer Isolation; höhere Depressions-Scores.
> - *Auswirkungen auf die Versorgungssituation:*
>   seltenere Besuche durch Ärzte und Stationspersonal; längere Wartezeiten; verringerte Zeitdauer von Kontakten; Mangel an Aufmerksamkeit gegenüber den Patientenbedürfnissen.
> - *Auswirkungen auf die Patientensicherheit:*
>   seltenere Messung der Vitalparameter; häufigeres Auftreten unerwünschter Ereignisse (Stürze, Dekubitus, etc.); fehlende Kohärenz bei der Einhaltung von Hygienestandards durch das Personal.
>
> (Mehrotra et al. 2013; Abad 2010; Hartmann 2006)

Die pflegerische Beziehung mit isolierten Patienten wird beeinflusst durch das Tragen von Schutzkleidung. Schutzkittel, Haube, Handschuhe und ggf. ein Mund-Nasen-Schutz bilden gewissermaßen eine Barriere im Umgang mit dem Patienten. In einer Untersuchung von Barrat et al. (2010) äußern Betroffene, dass die Schutzkleidung des Personals ihnen das Gefühl vermittelt, »dreckig« oder »aussätzig« zu sein. Für professionell Pflegende ist es daher wichtig, sich der Auswirkungen einer Isolierung auf den Patienten bewusst zu sein und der Beziehungsgestaltung besondere Aufmerksamkeit zu widmen.

Schutzkleidung als Barriere in der Beziehungsgestaltung

Eine wichtige pflegerische Maßnahme zur Förderung der Pflegebeziehung ist die Aufklärung über die Notwendigkeit der Isolierung. Je besser der Patient über die Hintergründe informiert ist, um so eher wird er Verständnis für die getroffenen Vorkehrungen entwickeln. Der Patient sollte Informationen erhalten über den jeweiligen Keim (z. B. MRSA), seine Übertragungswege, die Bedeutung der Isolierung, die mutmaßliche Dauer der Isolierung, Hygienemaßnahmen und Behandlungsmöglichkeiten, das spätere Verhalten zu Hause, etc. Informationsbroschüren und Merkblätter in patientenverständlicher Sprache können die Aufklärung unterstützen.

Aufklärung als beziehungsfördernde Intervention

Patienteninformationen

Bei der Herausgabe von Patienteninformationen sollte vorab die Evidenzbasiertheit der Broschüren geprüft werden. Verschiedene geeignete Materialien, die speziell für Patientinnen und Patienten angefertigt worden sind, finden sich im Internet, beispielsweise die Broschüre »Prävention von Krankenhausinfektionen und Infektionen durch multiresistente Erreger« vom Aktionsbündnis Patientensicherheit (www.aps-ev.de) oder das Merkblatt »MRSA und Co. – Was Sie über diese Erreger wissen sollten« von der Bundesärztekammer (www.bundesaerztekammer.de).
Die letztgenannte Broschüre steht übrigens auch in anderen Sprachen zum Download bereit (Arabisch, Englisch, Französisch, Russisch, Spanisch und Türkisch).

Maßnahmen zur Milderung der negativen Auswirkungen einer Isolation

Im Rahmen des Aufklärungsgesprächs sollte auch aktiv das Problem der zusätzlichen psychischen Belastung angesprochen werden (Simon et al. 2009). Um dem Vereinsamungsgefühl vorzubeugen, empfiehlt es sich, trotz des oft hektischen Arbeitsalltags mehrmals am Tag bewusst das Zimmer des Betroffenen aufzusuchen, um ihm für einige Minuten Gesellschaft zu leisten. Angehörige sollten ermuntert werden, den Patienten regelmäßig zu besuchen, sofern sie selbst gesund sind. Auch sie sind über die notwendigen Hygienemaßnahmen zu informieren und in der Durchführung einer korrekten Händehygiene anzuleiten (ebd.). Um die negativen Auswirkungen einer Isolierung abzumildern, sollten nicht zuletzt die äußeren Rahmenbedingungen für den Betroffenen möglichst angenehm gestaltet werden. So sollte das Isolierzimmer über Radio und Fernsehen sowie eine Internetverbindung verfügen.

Im Wissen um die negativen Auswirkungen einer Separierung können professionell Pflegende einen wesentlichen Beitrag leisten, den Betroffenen den unvermeidlichen Aufenthalt in der Isolierung erträglicher zu gestalten. Wenn auch der Aufbau einer förderlichen Beziehung durch die Gegebenheiten der Isolierung erschwert ist, so ist er nicht unmöglich.

5.5 Beziehungsgestaltung bei Stigmatisierungsgefahr

Ausgrenzung bestimmter Personengruppen

Bei bestimmten Erkrankungen oder der Zugehörigkeit zu einer bestimmten Bevölkerungsgruppe sehen sich die Personen häufig mit gesellschaftlichen Vorurteilen und negativen Stereotypen konfrontiert. Dazu gehören beispielsweise Menschen mit einer HIV/Aids-Infektion und anderen sexuell übertragbaren Erkrankungen, Menschen mit psychischen oder Suchterkrankungen sowie Randgruppen wie wohnungslose oder drogenabhängige Personen. Die Betroffenen werden stigmatisiert und müssen erleben, dass Menschen sich von ihnen abwenden und sie gesellschaftlich ausgegrenzt werden.

> **Definition Stigmatisierung**
>
> »Zuschreibung einer allgemein oder gruppenspezifisch negativ bewerteten Eigenschaft durch die soziale Umgebung; von der Gesellschaft als negativ bewertete Merkmale werden in Form eines sozialen Vorurteils bestimmten Personen oder Gruppen zugeordnet. Stigmatisierung beruht auf Typifikation und Verallgemeinerung eigener oder fremder Erfahrungen, die nicht überprüft werden. Ein negativ bewertetes Merkmal (z. B. Alkoholabhängigkeit) kann darüber hinaus mit weiteren Eigenschaften in Verbindung gebracht werden, die objektiv damit nicht in Zusammenhang stehen (z. B. Charakterschwäche, Willensschwäche). Das Verhalten so stigmatisierter Personen wird tendenziell auf das Stigma bezogen und diesbezüglich interpretiert« (Wied & Warmbrunn 2012, S. 784).

Auch in Gesundheitseinrichtungen gibt es stigmatisierendes Verhalten gegenüber bestimmten Patientinnen und Patienten. So erleben wohnungslose Personen im Krankenhaus nicht selten Diskriminierungen und eine eher negative Haltung des Personals ihnen gegenüber (Wise et al. 2013). Auch Migrantinnen und Migranten wird nicht selten mit bestimmten Klischeevorstellungen begegnet, wie die Zuschreibung einer größeren Wehleidigkeit – ein Stereotyp, welches sogar mit einer eigenen Bezeichnung (»Mediterranes Syndrom« oder »Mamma-Mia-Syndrom«) einhergeht, wie Verena Dreißig in ihrer Untersuchung zur interkulturellen Kommunikation im Krankenhaus feststellte (Dreißig 2005, S. 175). Es ist nachvollziehbar, dass eine solchermaßen vorurteilsbehaftete Haltung nicht ohne Auswirkungen auf die Pflegebeziehung bleibt. Nachfolgend soll am Beispiel von *Menschen mit einer HIV-Infektion* das Thema näher betrachtet werden.

Stigmatisierendes Verhalten in Gesundheitseinrichtungen

Schätzungen zufolge leben in Deutschland ca. 88.000 Menschen mit einer Infektion mit dem Humanen Immundefizienzvirus (HIV) (RKI 2017). Während die Erkrankung in der ersten Zeit nach ihrer Entdeckung (1980er/1990er Jahre) innerhalb weniger Jahre zum Tod führte, kann heute dank moderner, antiretroviraler Behandlungsmöglichkeiten (die sogenannte HAART-Therapie) die Krankheit zwar nicht geheilt, ihr Fortschreiten jedoch verhindert werden. Auch das Infektionsrisiko ist unter wirksamer Therapie deutlich verringert. Dennoch handelt es sich immer noch um eine gesellschaftlich stigmatisierte Erkrankung, so dass HIV-infizierte Personen häufig davor zurückscheuen, ihre Diagnose öffentlich zu machen. Wird im Rahmen einer Krankenhausbehandlung die Erkrankung beim Gesundheitspersonal bekannt, so erleben die Betroffenen auch dort unter Umständen negative Reaktionen (Wagner et al. 2016; Gagnon 2015).

Menschen mit einer HIV-Infektion

Bedeutung einer vorurteilsfreien Haltung von Pflegenden

Stigmatisierung entsteht häufig durch Unwissenheit und Unsicherheit. Für eine professionelle und diskriminierungsfreie Pflege ist es daher von grundlegender Bedeutung, dass Pflegefachpersonen über die Erkrankung, ihre Übertragungswege und das Infektionsrisiko informiert sind. Es sollte generell bekannt sein, dass berufsbedingte HIV-Infektionen ausgesprochen selten sind (RKI 2014) und die üblichen Hygienemaßnahmen zum Schutz vor dem Virus völlig ausreichen. Maßnahmen, wie z. B. das Tragen von zwei Paar Handschuhen, eine häufige Flächendesinfektion im Patientenzimmer oder gar ein »Warnhinweis« auf der Patientenakte, sind nicht nur übertrieben und unnötig. Sie belasten auch die Beziehung und werden von den Betroffenen als diskriminierend empfunden. Aufgrund ihrer erhöhten Vulnerabilität für Stigmatisierung sollte eine besondere Sensibilität im Umgang mit den HIV-infizierten Personen an den Tag gelegt werden. Beziehungsfördernd sind eine vorurteilsfreie Einstellung der Pflegenden und eine Haltung, die von Würde und Respekt gekennzeichnet ist. Nicht nur die körperlichen, sondern auch die psychischen Bedürfnisse des Patienten sollten Beachtung finden. Gesprächsbedarfe sollten aufgegriffen werden und – auf Wunsch – Unterstützungsmöglichkeiten aufgezeigt werden, z. B. durch Kontaktvermittlung zu Beratungsstellen und Selbsthilfegruppen.

In Zukunft werden Pflegefachpersonen immer häufiger Menschen mit einer HIV-Infektion begegnen, da sie eine weitgehend normale Lebenserwartung haben und aufgrund anderer typischer Erkrankungen des höheren Lebensalters in Gesundheitseinrichtungen (Krankenhaus, Altenheim, Ambulante Pflege) auf Pflege angewiesen sein werden. Gerade Pflegende sollten zu einer professionellen Begegnung mit den Betroffenen – frei von »irrationalen Ängsten« und Vorurteilen – in der Lage sein.

5.6 Menschen mit starker Beeinträchtigung der Wahrnehmung

Professionell Pflegende begegnen in zahlreichen Settings Menschen, deren Bewusstsein und Wahrnehmung erheblich beeinträchtigt sind. Dazu gehören beispielsweise komatöse Patientinnen und Patienten auf der Intensivstation, Menschen mit einer schweren geistigen Behinderung in Einrichtungen der Behindertenhilfe, Menschen mit einer schweren Demenz im Pflegeheim oder sterbende Menschen in Hospizeinrichtungen.

Bedeutung der Haltung der Pflegenden

Als Grundvoraussetzung für eine Beziehungsaufnahme und Beziehungsgestaltung mit Menschen mit schweren Wahrnehmungsbeeinträchtigung bedarf es einer Haltung der Pflegefachpersonen, mit der sie davon ausgehen, dass eine Interaktion überhaupt möglich ist (Zündel 2012, S. 194). Zur Anwendung kommen unterschiedliche sprachliche und nichtsprachliche

Elemente. Eine zentrale Rolle kommt gezielten Berührungen zu. Hier bietet das *Konzept der Basalen Stimulation* hilfreiche Ansatzpunkte, um miteinander in Kontakt und damit in Beziehung zu treten.

> Das Konzept der *Basalen Stimulation* wurde in den 1970er Jahren von dem Sonderpädagogen Andreas Fröhlich für die Kommunikation mit schwerstbehinderten Menschen entwickelt. Gemeinsam mit der Pflegewissenschaftlerin Christel Bienstein übertrug er es auf die Pflege, wo es inzwischen sehr populär geworden ist (Bienstein & Fröhlich 2016).
> Bei der Basalen Stimulation geht es im Kern um die Gestaltung zwischenmenschlicher Begegnungen und Beziehungen zu schwerstbeeinträchtigten Menschen. Dies geschieht mittels der Förderung der Sinne über eine gezielte Stimulation. Die Zugangswege sind individuell unterschiedlich und betreffen die basalen Wahrnehmungsbereiche des Menschen: somatisch (den Körper betreffend), olfaktorisch (den Geruch betreffend), gustatorisch (den Geschmack betreffend), auditiv (das Gehör betreffend), taktil-haptisch (das Fühlen und Spüren betreffend), visuell (das Sehen betreffend) (Fröhlich 2016).

Konzept der Basalen Stimulation

Voraussetzung für die Anwendung Basaler Stimulation ist eine wertschätzende Haltung der Pflegefachperson gegenüber der pflegebedürftigen Person:

»Wenn davon ausgegangen wird, dass der Erkrankte wahrnimmt, lebt und spürt, gestaltet sich die Pflege völlig anders, als wenn hingegen von einem stark wahrnehmungsbeeinträchtigten, seine Umwelt nicht erkennenden und sich selbst nur als leidenden Körper begreifenden Menschen ausgegangen wird« (Bienstein & Fröhlich 2016, S 29).

Das Gesamtkonzept der Basalen Stimulation kann hier verständlicherweise nicht vorgestellt werden. Interessierten Leserinnen und Lesern stehen einschlägige Publikationen zur Verfügung (Bienstein & Fröhlich 2016; Fröhlich 2016; Buchholz & Schürenberg 2013; Nydahl & Bartoszek 2012). Im Rahmen dieses Kapitels erfolgt die Konzentration auf einen Zugangsweg, der an anderer Stelle bereits angesprochen wurde, nämlich die Wahrnehmungsförderung und Beziehungsgestaltung durch *Berührung* (▶ Kap 4.4). Für Pflegefachpersonen bieten sich auch im oft hektischen Pflegealltag vielfältige Möglichkeiten einer gezielten Stimulierung im Rahmen pflegerischer Interventionen, z. B. durch Einreibungen, Massagen und Waschungen. Zwei Maßnahmen sollen im Folgenden vorgestellt werden: Das *Basale Berühren* und die *beruhigende bzw. belebende Ganzkörperwaschung*.

Beziehungsgestaltung durch Berührung

Basales Berühren

Mit Berührungskontakten verbundene Pflegehandlungen bei Menschen mit schweren Beeinträchtigungen der Wahrnehmung bedürfen einer professionellen Vorgehensweise. Dazu haben Thomas Buchholz und Ansgar Schürenberg, Pflegeexperten für Basale Stimulation, zwölf »Elemente des

Basalen Berührens« formuliert (Buchholz & Schürenberg 2009, S. 65 ff). Dabei erfolgen berührungsbezogene Pflegehandlungen im Rahmen eines möglichst einfach strukturierten Ablaufs, eingebettet in ein Begrüßungs- und Verabschiedungsritual.

Elemente des Basalen Berührens

- Sich selbst einstimmen auf den Kontakt mit der Person,
- sich beim Betroffenen ankündigen,
- sich annähern an die vom Betroffenen akzeptierte Kontaktstelle,
- eindeutige, wiedererkennbare, möglichst großflächige Berührung zur Kontaktaufnahme (Berührungsgeste), verweilend für die Dauer einer Begrüßung,
- den Anderen meinen,
- beständiges In-Kontakt-Sein während des Austausches,
- eindeutige Berührungen (deutlich spürbarer Druck, ganze, großflächig aufgelegte, geschlossene Hand oder beide Hände – je nach Kontext) und einfach nachvollziehbare, regelmäßig wiederkehrende Bewegungen (Richtung, Geschwindigkeit, Beständigkeit, Rhythmus, Druck, Dauer) je nach Akzeptanz des Betroffenen und Absicht des Berührenden,
- eigene Gefühle ernst nehmen und respektieren,
- horchender und sprechender Austausch durch die Berührung,
- handeln im »Hier und Jetzt«,
- deutlicher Abschluss der Handlung mit Berührungsgeste,
- sich entfernen (Buchholz & Schürenberg 2009, S. 64).

Begrüßungsritual

Im ersten Schritt geht es darum, sich selbst auf den Kontakt mit der Person einzustimmen und sich bewusst auf die kommunikative Beziehung zu der pflegebedürftigen Person vorzubereiten. Dies kann in Form eines kleinen persönlichen Rituals erfolgen (z. B. vor Betreten des Zimmers kurz innehalten, einmal tief ein- und ausatmen, die Körpermuskulatur kurz anspannen). Im zweiten Schritt kündigt sich die Pflegeperson beim Patienten an, z. B. durch ein bestimmtes Klopfzeichen an der Tür sowie durch die (selbstverständliche) Begrüßung des Patienten mit seinem Namen und der Nennung des eigenen Namens. Viele weitere individualisierte Formen sind denkbar. Anschließend erfolgt die Annäherung an die vom Betroffenen akzeptierte Kontaktstelle. Die Pflegeperson tritt in das Blickfeld des Patienten und nähert sich langsam mit der Hand der Kontaktstelle an. Anschließend erfolgt die Berührungsgeste. Eine solche Berührung zur Begrüßung wird auch häufig mit dem Begriff der »Initialberührung« bezeichnet (Nydahl & Bartoszek 2012). Sie knüpft an Begrüßungsrituale aus dem allgemeinen gesellschaftlichen Leben an: Bei Begegnungen schütteln wir uns die Hände, sehr vertraute Menschen umarmen wir sogar oder berühren sie an der Wange. Auch bei Menschen mit schwerer Beeinträchtigung der Wahrnehmung ist ein Berührungsritual von Bedeutung, da es Sicherheit und Vertrauen gibt und sensorisch auf eine Pflegehandlung vorbereitet.

5.6 Menschen mit starker Beeinträchtigung der Wahrnehmung

> Selbst bei schwerer Wahrnehmungsbeeinträchtigung nehmen viele Betroffene gewisse Reize, wie plötzliche laute Geräusche, Schmerzen oder unangenehmes Anfassen, z. B. zum Positionswechsel, wahr. Da sie diese Reize nicht einordnen und sich nicht darauf vorbereiten können, erschrecken sie und geraten in eine Stresssituation. Die Initialberührung kündigt eine kommende Maßnahme an und gibt den Betroffenen die Möglichkeit, sich innerlich darauf vorzubereiten. Dadurch kommt es zur Entspannung und Stressverringerung (Nydahl & Bartoszek 2012, S. 102 ff).

Ziel der Initialberührung/ Begrüßungsberührung

Wichtig ist, dass die Berührungsgeste zur Begrüßung regelmäßig, immer an der gleichen Stelle und durch sämtliche Personen, die mit dem Patienten in Kontakt kommen (Pflegefachpersonen, Ärzte, Therapeuten, etc.), durchgeführt wird. Auch Familienmitglieder können einbezogen werden, soweit diese nicht ein eigenes Begrüßungsritual entwickelt haben. Geeignete Kontaktpunkte für die Berührung sind die Schultern, die Oberarme oder die Hände. Bei jedem Betroffenen gilt es, den individuellen Kontaktpunkt zu vereinbaren, ggf. unter Einbeziehung der Angehörigen.

Vereinbarung eines individuellen Kontaktpunkts

> Die Pflegefachperson begrüßt beim Betreten des Zimmers den Patienten mit seinem Namen. Dadurch wird dieser auf den Kontakt vorbereitet. Nach der Ansprache erfolgt die Berührung mit der Innenfläche der Hand. Der Händedruck ist dabei gleichmäßig, fest und eindeutig. Die Hand bleibt einige Sekunden auf dem Kontaktpunkt liegen und es wird die Reaktion des Patienten abgewartet (z. B. Verringerung des Muskeltonus, Entspannung der Stirnfalte). Nun ist der Patient vorbereitet und die Pflegehandlung kann durchgeführt werden (Nydahl & Bartoszek 2012, S. 102 ff).

Durchführung der Initialberührung/ Begrüßungsberührung

Es empfiehlt sich, zu Form und Ablauf der Begrüßungsgeste ein entsprechendes Hinweisschild gut sichtbar im Zimmer oder über dem Bett anzubringen.

Im weiteren Verlauf des basalen Berührens nach Buchholz & Schürenberg (2009, S. 65 ff) geht es um die Hinwendung zu dem Patienten, der sich als Person »gemeint« fühlen soll. Während der Körperpflege sollte ein beständiges In-Kontakt-Sein stattfinden, d. h. ein Unterbrechen des Körperkontakts ist zu vermeiden. Alle Berührungen sollten eindeutig sein (deutlich spürbarer Druck, großflächig aufgelegte, geschlossene Hand oder beide Hände) mit einfach nachvollziehbaren, regelmäßig wiederkehrenden Bewegungen, immer unter aufmerksamer Beobachtung der Akzeptanz des Betroffenen. Des Weiteren gehört es zu den Elementen des basalen Berührens, die eigenen Gefühle ernst zu nehmen und zu respektieren, beispielsweise wenn das diffuse Gefühl besteht, dass bestimmte Handlungen oder Berührungen dem Patienten nicht gefallen. Ferner bedarf es der Aufmerksamkeit gegenüber nonverbalen Mitteilungen der Person, sozusagen eines »horchenden« Austauschs. Ebenso

Beständiges In-Kontakt-Sein

wichtig ist das Handeln im »Hier und Jetzt«, d. h. das Richten der Aufmerksamkeit auf den Patienten und die pflegerischen Handlungen. Störungen und Ablenkungen (z. B. Fernsehen, Radio, Klingel) sollten ausgeschaltet werden, um keine Unterbrechungen der Tätigkeit zu bewirken.

Verabschiedungsgeste — Zum Abschluss einer pflegerischen Maßnahme erfolgt die Verabschiedungsgeste. Dazu wird die gleiche Berührung wie bei der Begrüßungsgeste eingesetzt. So weiß der Patient, dass die Intervention beendet ist und nun eine Ruhephase einsetzt. Die Pflegeperson entfernt sich, idealerweise erneut in Form eines kleinen persönlichen Rituals, mit dem sie sich aus der Begegnung entlässt, um für neue Begegnungen gerüstet zu sein.

Beruhigende bzw. belebende Ganzkörperwaschung

Eine weitere Möglichkeit, um mit schwer wahrnehmungsbeeinträchtigten Menschen in Beziehung treten zu können, bietet das Konzept der Basalen Stimulation in Form von *beruhigenden* oder *belebenden Ganzkörperwaschungen*. Bei der beruhigenden Ganzkörperwaschung wird mit der Haarwuchsrichtung, bei der belebenden Ganzkörperwaschung entgegen der Haarwuchsrichtung gewaschen.

Durch eine *beruhigende Waschung* können Unruhezustände gemildert und die Entspannung gefördert werden. Vor der Waschung ist darauf zu achten, dass im Zimmer eine ruhige Atmosphäre und eine angenehme Zimmertemperatur herrschen. Ggf. ist ein Sichtschutz aufzustellen. Das Waschwasser sollte warm sein (leicht über Körpertemperatur); je nach individueller Vorliebe der pflegebedürftigen Person können eventuell ätherische Öle hinzugefügt werden. Unter Verwendung eines weichen Waschhandschuhs und eines weichen Handtuchs wird mit ruhigen und gleichmäßigen Bewegungen in Haarwuchsrichtung gewaschen und abgetrocknet. Dabei sollte versucht werden, möglichst die ganze Zeit Körperkontakt zu halten (Bienstein & Fröhlich 2016; Bucholz & Schürenberg 2013).

Eine *belebende Waschung* soll anregend wirken, das Körpergefühl fördern und den Muskeltonus erhöhen. Auch hierbei bedarf es einer angenehmen Raumtemperatur, der Ruhe im Zimmer und eines Sichtschutzes. Das Waschwasser ist etwas kühler als die normale Körpertemperatur, der Patient sollte jedoch nicht frieren. Waschhandschuh und Handtuch sind eher rau, so dass es in Kombination mit dem kühlen Wasser zu einer gewissen Reizung der Haut kommt. Die Berührungen erfolgen mit einem angemessenen Druck. Durch das Waschen entgegen der Haarwuchsrichtung wird das Nervengeflecht der Haarwurzel angeregt (Bienstein & Fröhlich 2016; Bucholz & Schürenberg 2013).

Aufgrund der Komplexität des Konzepts der Basalen Stimulation gibt es noch keine wissenschaftlichen Untersuchungen, die die Wirkung des Gesamtkonzepts nachweisen (Bienstein 2017). Erkenntnisse gibt es bislang zu Einzelmaßnahmen, wie beispielsweise zur Wirkung der Atemstimulierenden Einreibung zur Schlafförderung (Schiff 2006). Auch bei Menschen mit Demenz und herausforderndem Verhalten wird der Einsatz Basaler Stimulation empfohlen (Halek & Bartholomeyczik 2006). Die vielfältigen Praxiserfahrungen von Pflegenden deuten darauf hin, dass es sich um ein interessantes und vielversprechendes Konzept handelt, um in Kontakt und damit in Beziehung zu Menschen mit schwerer Beeinträchtigung der Wahrnehmung zu treten. Eine theoretische Anschlussfähigkeit bieten möglicherweise die Konzepte der Leibphänomenologie sowie des Embodiment.

5.7 Beziehungsgestaltung mit Angehörigen

Krankheit und Pflegebedürftigkeit betrifft immer auch das Familiensystem. In nahezu allen Bereichen der pflegerischen Versorgung kommen Pflegefachpersonen mit den Angehörigen von kranken und pflegebedürftigen Menschen in Kontakt:

Patient und Familie

- Angehörige sorgen sich, wenn ein Familienmitglied ins Krankenhaus kommt, und erkundigen sich beim Stationspersonal nach dem Befinden.
- In der ambulanten Pflege sind die Angehörigen wichtige Partner im Pflegegeschehen, da sie sich rund um die Uhr um die pflegebedürftige Person kümmern.
- Auch bei der Übersiedlung eines alten Menschen in ein Pflegeheim fühlen sich viele Angehörige weiterhin zuständig und möchten von den professionell Pflegenden einbezogen werden.
- In die Sprechstunde von Pflegeberatungsstellen kommen überwiegend Angehörige, um sich in Fragen rund um die häusliche Versorgung einer pflegebedürftigen Person Rat und Hilfe zu holen.

Insgesamt zeigt sich eine hohe Bereitschaft von Familien, sich um ihre hilfe- und pflegebedürftigen Mitglieder zu kümmern. Eine Pflegebeziehung sollte daher immer auch das familiäre Umfeld mit umfassen. Nachfolgend werden am Beispiel verschiedener Settings (Häusliche Versorgung, Intensivstation, Pflegeheim) Anforderungen an die Beziehungsgestaltung zu Angehörigen näher betrachtet.

Häusliche Versorgung

Immer noch ist die Familie »Deutschlands größter Pflegedienst« (Wetzstein et al. 2015). Wie die aktuelle Pflegestatistik zeigt, leben mehr als zwei Drittel der derzeit 2,9 Millionen pflegebedürftigen Personen zu Hause und werden dort überwiegend allein durch Angehörige betreut (Statistisches Bundesamt 2017). Die häusliche Versorgung eines Pflegebedürftigen ist mit vielfältigen Herausforderungen und Belastungen verbunden, insbesondere wenn es

Beziehungsgestaltung in der häuslichen Versorgung

sich um eine Person mit einer dementiellen Erkrankung handelt (Brügger et al. 2016; Gräßel & Behrndt 2016). Wie Untersuchungen zeigen, empfinden drei Viertel der Hauptpflegepersonen (77 %) die Belastungen der Pflege als eher stark bis sehr stark (BMG 2017). Das Ausmaß der empfundenen Belastung hängt von verschiedenen Faktoren ab, u. a. von der Dauer der Pflegetätigkeit, der sozialen Unterstützung sowie den kognitiven und verhaltensbezogenen Problemen der pflegebedürftigen Person (Wetzstein et al. 2015). Zu den hauptsächlichen Belastungsfaktoren gehören die physische, psychische, emotionale, soziale und zeitliche Belastung. Häufige pflegebedingte gesundheitliche Beeinträchtigungen sind Rückenschmerzen, Herz- und Magenbeschwerden, Schlafstörungen, Erschöpfung, Burnout und Depressionen (DAK-Gesundheit 2015; Wetzstein et al. 2015). Auch die Abnahme sozialer Kontakte bis hin zu sozialer Isolation lässt sich beobachten (Kummer et al. 2010). Hinzu kommt, dass der Großteil der pflegenden Angehörigen sich ebenfalls bereits in einem höheren Lebensalter befindet und ggf. bereits unter eigenen gesundheitlichen Beeinträchtigungen leidet. So sind mehr als zwei Drittel der pflegenden Angehörigen älter als 55 Jahre (BMG 2017).

Angehörige als Partner im Pflegegeschehen

Nur knapp 700.000 pflegebedürftige Personen erhalten (ergänzende) Hilfe durch einen ambulanten Pflegedienst. Die Beziehung zwischen pflegenden Angehörigen und den professionell Pflegenden ist nicht immer einfach. Nicht selten wird die Hinzuziehung eines Pflegedienstes von den Familien als Störung oder zusätzliche Belastung empfunden, wenn beispielsweise gewohnte Routinen verändert werden. Zudem steht bei vielen professionellen Akteuren der Pflegebedürftige im Mittelpunkt, während die Bedürfnisse und Wünsche der Angehörigen kaum wahrgenommen oder berücksichtigt werden (Büscher 2007). Für den Aufbau einer vertrauensvollen Beziehung gilt es:

- pflegende Angehörige wertzuschätzen, ihre Leistung anzuerkennen und dies auch zu verbalisieren,
- sie als gleichberechtigte Partner im Pflegegeschehen zu begreifen,
- die Wünsche und Bedürfnisse der Angehörigen zu erfassen und mit in den Pflegeprozess zu integrieren,
- die Angehörigen als Experten ihrer Lebenswelt und Lebenssituation zu akzeptieren und die Eigenständigkeit und Entscheidungshoheit der Familien zu respektieren,
- bei Problemen gemeinsam mit den pflegenden Angehörigen nach Lösungen zu suchen (Büker 2015, S. 17).

Vor dem Hintergrund der Zunahme älterer und pflegebedürftiger Menschen sowie der wachsenden Lücke zwischen Bedarf und Angebot an Pflegefachpersonen kommt der Familie auch in Zukunft eine zentrale Bedeutung zu. Eine längerfristige häusliche Versorgung einer pflegebedürftigen Person kann jedoch nur durch ein tragfähiges und belastbares Familiensystem geleistet werden. Hier kann die professionelle Pflege einen wesentlichen Beitrag leisten, um:

- Gesundheit und Lebensqualität der pflegenden Angehörigen zu erhalten,
- die familiäre Pflegebereitschaft zu fördern,
- Autonomie und Selbstbestimmung von Familien zu stärken,
- die Eigenverantwortung der Familie im Umgang mit Krankheit und Pflegebedürftigkeit zu fördern,
- eine bedarfs- und bedürfnisgerechte Versorgung der Pflegebedürftigen sicherzustellen und ihre Lebensqualität zu erhalten.

In der Beziehungsgestaltung mit den Angehörigen bedarf es einer hohen Sensibilität für die (Belastungs-)Situation der Familien. Beziehungsfördernd wirkt konkrete Unterstützung in Form von Information, Schulung und Beratung, jedoch nicht nur über pflegerische Techniken und sozialrechtliche Belange, sondern insbesondere auch über Entlastungsmöglichkeiten und Maßnahmen zur Förderung der eigenen Gesundheit. Auch im Bedürfnis von Angehörigen nach Aussprache sollten professionell Pflegende zur Seite stehen.

Sensibilität für die Belastungssituation pflegender Angehöriger

Intensivstation

Wertvolle Anregungen zur Beziehungsgestaltung zwischen Angehörigen und den professionell Pflegenden auf der Intensivstation gibt eine Untersuchung von Barbara Kuhlmann (2004). In ihrer qualitativen Studie befragte sie sowohl Angehörige als auch Pflegefachpersonen zum Erleben der Beziehung auf Intensivstationen. Ziel war es dabei, bedeutsame Elemente in der Beziehung zu identifizieren und Pflegende anzuregen, das eigene Verhalten zu reflektieren. Im Folgenden soll die Perspektive der Angehörigen auf das Beziehungsgeschehen im Mittelpunkt stehen.

Beziehungsgestaltung auf der Intensivstation

Die Sorge um das erkrankte Familienmitglied steht bei den Angehörigen klar im Vordergrund. Für sie ist es wichtig, dass der Patient gut betreut und versorgt wird. Sie erwarten daher nicht unbedingt, dass sich das Pflegepersonal auch um sie kümmert, zugleich aber schätzen sie dies ungemein. Wie Kuhlmann (2004, S. 148) betont, gibt es »nicht *die* Beziehung zwischen Angehörigen und Pflegenden, die sich ganz allgemein beschreiben ließe und durchgehend während der gesamten Zeit existiert«. Vielmehr beschreibt sie sieben Schlüsselsituationen, die für das Beziehungsgeschehen von zentraler Bedeutung sind (ebd., S 148 ff):

- *Erster Kontakt:* Die erste Begegnung der Angehörigen mit den Pflegefachpersonen ist entscheidend für den Aufbau einer vertrauensvollen Beziehung. Anhand weniger Worte und Gesten erschließt sich den Angehörigen die Haltung der Pflegenden ihnen gegenüber. Sehr rasch wird ihnen deutlich, ob ihre Anwesenheit als wichtig erlebt und sie ernst genommen werden oder ob sie sich lediglich in einer passiven Rolle wiederfinden. Positiv empfunden wird, wenn die Pflegenden sich auf die Angehörigen einlassen und sie beispielsweise auf den Anblick des intensivversorgten Patienten vorbereiten.

Schlüsselsituationen im Beziehungsgeschehen

- *Informationen:* Angehörige schätzen offene, ehrliche und zeitnahe Informationen über den Zustand des Patienten. Unzureichende Aufklärung führt hingegen zu Angst und Ohnmachtsgefühlen.
- *Gefühle:* Mitgefühl von Seiten des Pflegepersonals wird von den Angehörigen als hilfreich und tröstend erlebt. Sie erleben es aber auch, dass nicht alle Pflegenden mit den teilweise heftigen Gefühlen und Gefühlsäußerungen von Angehörigen umgehen können.
- *Anwesenheit und Warten:* Vor der Tür warten müssen und nicht jederzeit bei ihrem Familienmitglied sein zu dürfen, wird von Angehörigen oftmals als schrecklich empfunden. Ängste und Sorgen um die erkrankte Person werden dadurch noch verstärkt.
- *Umgang mit dem Patienten:* Eine gute Versorgung der ihnen nahestehenden Person ist den Angehörigen sehr wichtig. Ein menschlicher und einfühlsamer Umgang der Pflegenden mit dem Patienten wird von den Angehörigen als Zeichen gewertet, dass der Erkrankte als Persönlichkeit wahrgenommen wird.
- *Rückmeldungen:* Manche Angehörige äußern sich gegenüber dem Pflegepersonal positiv über deren Arbeit. Sie bedanken sich, loben die gute Betreuung und Versorgung und leisten damit ein Stück Anerkennung.
- *Regeln:* Die auf vielen Intensivstationen vorgegebenen Besuchszeitenregelungen werden zum Teil von Angehörigen als negativ empfunden, weil sie sich der Macht der Pflegenden ausgeliefert fühlen.

Pflegeheim

Beziehungsgestaltung im Pflegeheim

In einem dritten Beispiel soll die Beziehungsgestaltung mit Angehörigen im Setting Pflegeheim betrachtet werden. Auch wenn ein pflegebedürftiger Mensch in ein Heim übersiedelt und die direkte Pflegeverantwortung auf die Mitarbeitenden der Einrichtung übergeht, bleibt die Familie zumeist die zentrale Bezugsgröße. Nicht immer allerdings gestaltet sich die Beziehung zwischen Angehörigen und Pflegepersonal konfliktfrei, insbesondere wenn unterschiedliche Ansichten über die bestmögliche Versorgung des Pflegebedürftigen bestehen (Austin et al. 2009).

Einbeziehen der Angehörigen in das Pflegegeschehen

In einer australischen Studie gehen Bauer et al. (2009) der Frage nach, welche Kriterien für eine gelingende Beziehung zwischen den professionell Pflegenden einer Langzeitpflegeeinrichtung und den Angehörigen ausschlaggebend sind. Wie die qualitativen Interviews mit insgesamt 27 Mitarbeitenden und 14 Angehörigen zeigen, ist der entscheidende Faktor eine gelingende *Kommunikation* zwischen den Beteiligten. Auch in dieser Studie wird die Bedeutung des Erstkontakts hervorgehoben, der wesentlich dazu beiträgt, ob die Familie sich willkommen und akzeptiert fühlt. Durch eine regelmäßige, gegenseitige Informationsvermittlung und die Anerkennung der gegenseitigen Expertise kann Vertrauen aufgebaut werden. Ferner ist es den Angehörigen wichtig, in das Pflegegeschehen einbezogen zu werden. Sie wollen in gewisser Weise am Leben im Heim teilhaben und bei

Entscheidungen über die Versorgung des Pflegebedürftigen gefragt werden. Ihnen ist es ein Anliegen, vom Pflegepersonal auf dem aktuellen Stand zum Befinden des Bewohners bzw. der Bewohnerin gehalten zu werden.

Wie die drei Beispiele zeigen, wollen die meisten Angehörige als Zugehörige einer pflegebedürftigen Person wahrgenommen und in das Pflegegeschehen einbezogen werden. Wichtig ist daher nicht nur eine patientenorientierte, sondern auch eine familienorientierte Pflege. Pflegende sollten die Beziehungsgestaltung mit Angehörigen daher viel stärker als bisher als *selbstverständlichen* Bestandteil ihrer Arbeit betrachten. Indem Pflegende ihnen gegenüber von Beginn an eine zugewandte Haltung zeigen, fühlen sich Angehörige beachtet und wertgeschätzt. Als theoretisches Fundament bietet sich die Theorie von Marie-Luise Friedemann zur familien- und umweltbezogenen Pflege an (Friedemann & Köhlen 2010). Sie stellt den Patienten mit seiner Familie in den Mittelpunkt des pflegerischen Geschehens und plädiert für ein Pflegeverständnis, welches den Patienten nicht nur als kranke Einzelperson, sondern immer auch innerhalb seiner sozialen Bezüge betrachtet.

Familienorientierung in der Pflege

5.8 Fazit

In diesem Kapitel wurden beispielhaft verschiedene Zielgruppen mit ihren spezifischen Bedürfnissen und daraus resultierende Anforderungen an die Pflegebeziehung vorgestellt. Damit ist das Thema jedoch keineswegs erschöpfend behandelt, vielmehr lassen sich zahlreiche weitere Patientengruppen mit speziellen Anforderungen an die Handlungsebene der Beziehungsgestaltung identifizieren, z. B. Kinder, onkologische Patientinnen und Patienten, hochaltrige Menschen, Menschen mit gleichgeschlechtlicher Lebensweise, Menschen mit Migrationshintergrund. Bei aller Unterschiedlichkeit der Bedürfnisse bestimmter Zielgruppen gilt es selbstverständlich immer, die *individuelle* Situation und speziellen Bedürfnisse einer Person an die Pflegebeziehung in den Blick zu nehmen.

Lernaufgaben

1. Lesen Sie noch einmal das Fallbeispiel zu Beginn des Kapitels. Welche Ratschläge zur Gestaltung einer gelingenden Pflebeziehung bei den drei speziellen Zielgruppen würden Sie den Studierenden nach dem Lesen dieses Kapitels geben?
2. Besorgen sie sich in der Bibiliothek den Expertenstandard des DNQP zur »Beziehungsgestaltung in der Pflege von Menschen mit Demenz« und lesen Sie dort die Aussagen zur beziehungsförderlichen Interventionen bei Menschen mit Demenz nach.
3. Welche Besonderheiten kennzeichnen die Pflegebeziehung im Kontext der Palliativversorgung?

4. Welche Auswirkungen kann eine Isolierung auf die betroffenen Patienten haben?

Reflexionsaufgaben

1. Welche weiteren Zielgruppen fallen Ihnen ein, die Ihrer Meinung nach Besonderheiten bei der Beziehungsgestaltung aufweisen?
2. Betrachten Sie eine dieser Zielgruppen genauer. Welche spezifischen Bedürfnisse haben die Betroffenen und was bedeutet das für die Gestaltung einer gelingenden Pflegebeziehung?
3. Sicherlich sind Ihnen in der Pflegepraxis schon häufiger Patientinnen und Patienten mit Migrationshintergrund begegnet. Über welches kulturelle Wissen hätten Sie mit Blick auf die Gestaltung der Pflegebeziehung gern verfügt?
4. Möglicherweise sind Ihnen in der Pflegepraxis gelegentlich Stereotypien und Vorurteile von Kolleginnen und Kollegen gegenüber bestimmten Patientengruppen begegnet. Um welche Patienten handelte es sich dabei? Was könnten Sie beim nächsten Mal tun, um negative Auswirkungen auf die Pflegebeziehung zu vermeiden?
5. Versetzen Sie sich einmal in die Lage eines Patienten, der sich aufgrund einer MRSA-Infektion in der Isolierung befindet. Welche Wünsche hätten Sie an die pflegerische Versorgung?

Literatur

Abad C, Fearday A, Safdar N (2010). Adverse effects of isolation in hospitalised patients: a systematic review. In: Journal of Hospital Infection. 76. Jg., Heft 2, S. 97–102.

Austin W, Goble E, Strang V, Mitchell A, Thompson E, Lantz H & Vass K (2009). Supporting relationships between family and staff in continuing care settings. In: Journal of Family Nursing. 15. Jg., Heft 3, 360–383.

AWMF (2016). S3-Leitlinie »Demenzen«. Arbeitsgemeinschaft der Wissenschaftlichen Medizinischen Fachgesellschaften e.V. (www.awmf.org/uploads/tx_szleitlinien/038-013l_S3-Demenzen-2016-07.pdf; Zugriff am 15.03.2018).

BAPP (2003). Tätigkeitskatalog ambulante psychiatrische Pflege. Bundesinitiative Ambulante psychiatrische Pflege e.V. (APP). (www.bap.info/texte/taetigkeiten.pdf; Zugriff am 30.07.2018).

Bauer M, Fetherstonhaugh D, Tarzia D, & Chenco C (2009). Staff-Family Relationships in Residential Aged Care Facilities: The Views of Residents' Family Members and Care Staff. In: Journal of Applied Gerontology. 33. Jg., Heft 5, 564–585.

Barrat R, Shaban R & Moyle W (2010). Behind barriers: patients' perceptions of source isolation for Methicillin-resistant Staphylococcus aureus (MRSA). In: Australian Journal of Advanced Nursing. 28. Jg., Heft 2, 53–59.

Bulechek GM, Butcher HK, Dochterman JM, & Wagner CM (Hrsg.) (2015). Pflegeinterventionsklassifikation (NIC). Bern: Hogrefe.

Dichter M N & Schmidhuber M (2016). Das Konzept Lebensqualität von Menschen mit Demenz verstehen – Zwei Ansätze zur theoretischen Auseinandersetzung. In: Pflege & Gesellschaft. 21. Jg., Heft 2, 114–129.

DNQP (Hrsg.) (2018). Expertenstandard Beziehungsgestaltung in der Pflege von Menschen mit Demenz. Osnabrück: Deutsches Netzwerk für Qualitätsentwicklung in der Pflege (www.dnqp.de; Zugriff am 30.06.2018).

Dobrina R, Tenze M & Palese A (2014). An overview of hospice and palliative care nursing models and theories. In: International Journal of Palliative Nursing. 20. Jg., Heft 2, 75–81.

Gagnon M (2015). Re-thinking HIV Related Stigma in Health Care Settings: A Qualitative Study. In: Journal of the Association of Nurses in AIDS Care. 26. Jg., Heft 6, 703–719.

Gräßel E & Behrndt E-M (2016). Belastungen und Entlastungsangebote für pflegende Angehörige. In: Jacobs K, Kuhlmey A, Greß S, Klauber J & Schwinger A (Hrsg.). Pflegereport 2016. Schwerpunkt: Die Pflegenden im Fokus. Stuttgart: Schattauer, S. 169–187.

Hartmann C (2006). Wie erleben Patienten die Isolierung wegen einer Infektion oder Kolonisierung mit MRSA? In: Pflegewissenschaft. 59. Jg., Heft 1, 2–8.

Halek M & Bartholomeyczik S (2006). Verstehen und Handeln. Forschungsergebnisse zur Pflege von Menschen mit Demenz und herausforderndem Verhalten. Schlütersche, Hannover.

Kitwood T (2016). Demenz. Der person-zentrierte Ansatz im Umgang mit verwirrten Menschen. 7., überarbeitete und ergänzte Auflage. Bern: Hogrefe.

Kleina T & Wingenfeld K (2007). Die Versorgung demenzkranker älterer Menschen im Krankenhaus. Veröffentlichungsreihe des Instituts für Pflegewissenschaft an der Universität Bielefeld (IPW).

Mehrotra P, Croft L, Day HR, Perencevich EN, Pineles L, Harris AD, Weingart SN, Morgan DJ (2013). Effects of contact precautions on patient perception of care and satisfaction: A prospective cohort study. In: Infection Control and Hospital Epidemiology. 34. Jg., Heft 1, 1087–1093.

Mok C & Chiu PC (2004). Nurse-patient relationships in palliative Care. Journal of Advanced Nursing. 48. Jg., Heft 5, 475–83.

Offen J (2015). The role of UK district nurses in providing care for adult patients with a terminal diagnosis: a meta-ethnography. In International Journal of Palliative Nursing. 21. Jg., Heft 3, 134–141.

O'Rourke HM, Duggley W, Fraser KD & Jerke L (2015). Factors that affect quality of life from the perspective of people with dementia: a metasynthesis. Journal of the American Geriatrics Society. 63. Jg., Heft 1, 24–38.

Peplau HE (1995). Interpersonale Beziehungen in der Pflege. Ein konzeptueller Bezugsrahmen für eine psychodynamische Pflege. Basel. Recom.

RKI (2017). Schätzung der Zahl der HIV-Neuinfektionen und der Gesamtzahl von Menschen mit HIV in Deutschland. Epidemiologisches Bulletin Nr. 47. Berlin: Robert Koch-Institut (www.rki.de; Zugriff am 30.03.2018).

RKI (2015a). Gesundheit in Deutschland. Gesundheitsberichterstattung des Bundes. Welche Auswirkungen hat der demografische Wandel auf Gesundheit und Gesundheitsversorgung? Berlin: Robert Koch-Institut (http://www.rki.de; Zugriff am 15.03.2018).

RKI (2015b). Infektionsschutz und Infektionsepidemiologie Fachwärter – Definitionen – Interpretationen. Berlin: Robert Koch-Institut.

RKI (2014). Berufsbedingte HIV-Infektionen in Deutschland und anerkannte Berufskrankheiten. Epidemiologisches Bulletin Nr. 39. Berlin: Robert Koch-Institut.

Schädle-Deininger H & Wegmüller D (2017). Psychiatrische Pflege. Bern: Hogrefe.

Schärer-Santschi E, Steffen-Bürgi B, Staudacher D & Monteverde S (Hrsg.) (2017). Lehrbuch Palliative Care. 3., vollständig überarbeitete und erweiterte Auflage. Bern: Hogrefe.

Schoppmann S & Schmitte H (2011). Pflege bei psychischen Störungen. In: Schaeffer D & Wingenfeld K (Hrsg.). Handbuch Pflegewissenschaft. Weinheim: Juventa, S. 365–383.

Schröck R /2003). Interaktionen zwischen Pflegenden und Patienten – Eine klassische Studie in der akuten Psychiatrie. In: Pflege. 16. Jg., Heft 1, 17–25.

Schröder B (2014). Menschen mit Demenz achtsam begleiten. Blickrichtungswechsel erleben. Stuttgart: Kohlhammer.

Simon A, Exner M, Kramer A & Engelhart S (2009). Umsetzung der MRSA-Empfehlung der KRINKO von 1999 – Aktuelle Hinweise des Vorstands der DGKH. In: Hygiene & Medizin 34(3), S. 90–101.

Statista (2017). Psychische Erkrankungen. Dossier. (www.study_id6522_psychische-erkrankungen–statista-dossier-2012.pdf; Zugriff am 30.06.2018).

Wagner AC, McShane KE, Hart TA, Margolese S (2016). A focus group qualitative study of HIV stigma in the Canadian healthcare system. In: The Canadian Journal of Human Sexuality. 25. Jg., Heft 1, 61–71.

Wetzstein M, Rommel A & Lange C (2015). Pflegende Angehörige – Deutschlands größter Pflegedienst. Berlin: Robert Koch-Institut (Hrsg.) GBE kompakt 6(3). (www.rki.de/gbe-kompakt; Zugriff am 30.03.2018).

WHO (2002). Definition of palliative care. Word Health Organization (www.who.int/cancer/palliative/definition/en; Zugriff am 30.03.2018).

Wise C & Philips K (2013). Hearing the Silent Voices. Narratives of Health Care and Homelessness.In: Issues in Mental Health Nursing. 34. Jg., Heft 5, 359–367.

Wolff S (2018). Pflegebeziehung und Interaktion. In: Sauer D, Abderhalden C, Needham I & Wolff S (Hrsg.). Lehrbuch psychiatrische Pflege. 3., vollständig überarbeitete und erweiterte Auflage. Bern: Huber, S. 309–346.

Zum Weiterlesen

Dunphy J (2014). Kommunikation mit Sterbenden. Praxishandbuch zur Palliative-Care-Kommunikation. Bern: Huber.

Flick U & Röhnsch G (2011). Vulnerble Bevölkerungsgruppen. In: Schaeffer D & Wingenfeld K (Hrsg.). Handbuch Pflegewissenschaft. Weinheim: Juventa, S. 447–469.

Schulte V & Steinbach C (Hrsg.) (2014). Innovative Palliative Care. Für eine neue Kultur der Pflege, Medizin und Betreuung. Bern: Huber.

Smith G (2018). Psychiatrische Pflege – auf einen Blick. Psychische Gesundheit erhalten und fördern. Bern: Hogrefe.

Stehling H (2008). Pflege und Wohnungslosigkeit – Pflegerisches Handeln im Krankenhaus und in der aufsuchenden Hilfe. In: Bauer U & Büscher A (Hrsg.). Soziale Ungleichheit und Pflege. Beiträge sozialwissenschaftlich orientierter Pflegeforschung. Wiesbaden: VS Verlag für Sozialwissenschaften, S. 375–395.

Steinmetz A (2015). Nonverbale Interaktion mit demenzkranken und palliativen Patienten – Kommunikation ohne Worte KoW®. Berlin: Springer.

6 Voraussetzungen effektiver Beziehungsgestaltung in der Pflege

Julia Lademann

Aus den in den vorherigen Kapiteln dargelegten Ausführungen konnten eine Reihe an Voraussetzungen und Ansätzen zur effektiven Gestaltung einer professionellen Beziehung zwischen Patientinnen bzw. Patienten und Pflegefachpersonen abgeleitet werden. In diesem Kapitel werden sie im Hinblick auf die wichtigsten Schlussfolgerungen zusammengeführt:

- Es bedarf der Entwicklung eines professionellen pflegeberuflichen und damit auch berufsethischen Selbstverständnisses, in welchem die pflegerische Beziehungsgestaltung eine explizite Rolle spielt.
- Unter Hinzuziehung von Erkenntnissen zur Beziehungsgestaltung bedarf es einer gezielten pflegewissenschaftlichen Entwicklung von theoretisch fundierten und praxistauglichen Beziehungskonzepten.
- Fähigkeiten von Pflegefachpersonen, wie kommunikative, moralisch-ethische und reflexive Kompetenzen müssen erlernt und weiterentwickelt werden.
- Es bedarf adäquater gesellschaftlicher und institutioneller Rahmenbedingungen damit eine effektive Beziehungsgestaltung in der Pflege möglich ist.

In den vorangegangenen Kapiteln standen vor allem Notwendigkeit, Bedeutung und Gestaltungsmöglichkeiten professioneller pflegerischer Beziehungen im Vordergrund. In diesem letzten Kapitel geht es darum, die Erkenntnisse hinsichtlich einer stringenten praktischen Umsetzung zu diskutieren. Spätestens jetzt wird deutlich, dass eine professionelle Beziehung nicht einfach »nebenbei« geleistet werden kann. Da dieses Kapitel eine Art Fazit der vorherigen Ausführungen und Überlegungen darstellt, werden auf das Praxisbeispiel und die Lernaufgaben verzichtet. Vielmehr geht es nun darum, kritisch zu diskutieren, welche Rolle die Beziehung zu Patienten und Klientinnen künftig in der professionellen Pflege spielen soll und wie diese auszugestalten ist.

6.1 Professionelles Berufsverständnis und Berufsethik

Notwendigkeit und Bedeutung von Beziehung sind bei allen pflegerischen Kontakten zu Patienten und Klientinnen – und seien sie noch so kurz – unumstritten (▶ Kap. 1.1). Dass Pflege als personenbezogener Dienstleistungsberuf ein expliziter Beziehungsberuf ist, haben bereits die ersten Pflegewissenschaftlerinnen festgestellt (▶ Kap. 3.2). Auch aktuelle pflegetheoretische Konzepte nehmen Beziehungs- und damit verbundene Kommunikationsaspekte in den Fokus (▶ Kap. 3.4). Allerdings scheint sich »das Beziehungsgedöns« – um es einmal despektierlich so zu nennen – einer Einbettung in ein professionelles Berufsverständnis zu entziehen. Dies hat möglicherweise v. a. zwei Gründe:

- Pflegerische Beziehungsgestaltung wird als selbstverständlicher, unsichtbarer »Liebesdienst« verstanden und
- es handelt sich sehr wohl um eine personenbezogene Dienstleistung, die aber nicht als ökonomisch fassbare Leistung abgerechnet wird.

Wirkmacht traditioneller Vorstellungen von Pflege

Pflege zählt zwar mittlerweile zu den Dienstleistungsberufen (Reichwald et al. 2012), aber im Bild der Öffentlichkeit scheint eine ausdrückliche Loslösung von traditionellen Vorstellungen immer noch nicht gelungen (▶ Kap. 2.1.1). Im Gegenteil – noch heute werden Pflegeberufe beeinflusst von dem angeblichen Ideal des »altruistischen (weiblichen) Dienens«, der Pflegerin, die selbstlos ihre ganze Kraft, geduldig und vor allem mit »großem Herzen« zum Wohle der Patienten einsetzt. Dass damit auch dem Helfersyndrom Vorschub geleistet wird, hat Schmidbauer (2002) überzeugend dargelegt (▶ Kap. 2.2.1). Dagegen wird eine professionelle pflegeberufliche Identität, die sich auf berufsspezifische Kompetenzen und eine klare Berufsethik stützt, kaum von der Gesellschaft wahrgenommen (▶ Kap. 4, Praxisbeispiel). Dies liegt nicht zuletzt auch daran, weil sich Pflegeberufe bislang, zumindest hierzulande, wenig berufspolitisch engagieren und positionieren. Auch hierfür sind die Gründe vielschichtig. So geben beispielsweise Politik und Gesellschaft der Pflege als Berufsgruppe nur wenig Spielraum zur beruflichen Selbstverwaltung. Wirtschaftliche Lobby sowie die starke Lobby der ärztlichen Berufsgruppen haben bislang erfolgreich ein berufspolitisches Erstarken der Pflegeberufe verhindert. Dies zeigt sich z. B. am sehr zögerlichen Aufbau von Pflegekammern in Deutschland. Dieser Aspekt ist deshalb so wichtig, weil eine Profession sich u. a. dadurch auszeichnet, dass sie über ihren eigenen beruflichen Gegenstand selbst bestimmt (exemplarisch Büker 2018, Lademann 2018). Im Hinblick auf die Frage der Bedeutung von Beziehung heißt das z. B., dass sich Pflegefachpersonen als Berufsgruppe gemeinsam darauf verständigen müssten, welche Rolle die Gestaltung der pflegerischen Beziehung in einem professionellen Verständnis von Pflege spielen soll. Handelt es sich um

Schwache gesellschaftliche Position der pflegerischen Berufsgruppe

einen »Verrichtungsberuf«, bei welchem es vor allem um technische Verrichtungen (im angloamerikanischen »hand-on-nursing«) geht? Oder ist Pflege vielmehr ein sozialer Beruf, in dem pflegerisch-medizinische Verrichtungen stets in einem Beziehungskontext (den es professionell zu gestalten gilt) erbracht werden? Die Ausführungen der vorangegangenen Kapitel dürften deutlich gemacht haben, dass pflegerische Verrichtungen erst dann ihre Wirkungen entfalten können, wenn sie im Rahmen einer bewusst zu gestaltenden und dennoch individuellen menschlichen Begegnung erfolgen. Bereits vor knapp 40 Jahren haben Strauss und Kolleginnen (1980) darauf hingewiesen, dass die in der pflegerischen Beziehungsgestaltung eingebettete Gefühlsarbeit eben genau dies ist: *Arbeit* (▶ Kap. 2.2.2). Dennoch wird dieser Umstand bis heute nicht berücksichtigt. Im zunehmend ökonomisierten und marktförmig organisierten Gesundheitssystem wird jeder Handgriff einer Pflegefachperson, z. B. bei der Unterstützung der Körperpflege eines kranken Menschen, als Leistungspunkt vergütet (▶ Kap. 1.6). Es mag polemisch erscheinen, Gefühls- und Beziehungsarbeit ebenfalls abzurechnen. Doch angesichts der bestehenden engen Zeitkorridore, in welchen die pflegerischen Verrichtungen zu erbringen sind – was fragwürdig genug erscheint –, wäre dies eigentlich zu fordern. Spätestens hier werden die Absurditäten deutlich, welche die Vermarktung von Pflege und Gesundheit zur Folge haben (▶ Kap. 6.4). Die Überlegungen zur Rolle von Gefühls- und Beziehungsarbeit im Rahmen professioneller Pflege müssen vielmehr gemäß fachlichen, pflegewissenschaftlich fundierten Argumenten erfolgen, ökonomische Diskussionen können angeschlossen werden.

Fehlende Berücksichtigung von Gefühlsarbeit als pflegerische Aufgabe

Damit Beziehungsgestaltung in der Pflege sowohl »innen«, d. h. für die Pflegefachpersonen als auch nach »außen«, d. h. für die Gesellschaft, einen angemessenen Platz einnehmen kann, ist eine deutlichere als bislang erfolgte Verortung im Rahmen eines professionellen Berufsverständnisses notwendig. Der Ethikkodex des International Council of Nurses (ICN 2012) bietet bereits eine geeignete Grundlage (▶ Kap. 4.1):

Entwicklung eines professionellen Berufsverständnisses

> **ICN Ethikkodex für Pflegefachpersonen**
>
> »Die Pflegende zeigt in ihrem Verhalten professionelle Werte wie Respekt, Aufmerksamkeit und Eingehen auf Ansprüche und Bedürfnisse, sowie Mitgefühl, Vertrauenswürdigkeit und Integrität« ICN (2012, S. 2).

Diese berufsethischen Werte sind innerhalb einer bewusst zu gestaltenden pflegerischen Beziehung umzusetzen. Dazu bedarf es entsprechender Konzepte (▶ Kap. 6.2) sowie professioneller Kompetenzen (▶ Kap. 6.3). Es kann davon ausgegangen werden, dass es einen Unterschied macht, im Pflegeberuf eine professionelle Haltung zu Beziehung zu entwickeln oder sich als Pflegefachperson verrichtungsorientiert über das »Handwerk Pflege« zu definieren, in welchem Beziehung als »unsichtbares Beiwerk« belassen wird.

»Caring« als theoretische und ethische Grundlage

Wird *Caring* als theoretische und ethische Grundlage von Pflege verstanden (exemplarisch Müller 2018) und ernst genommen, kann Pflege kein Verrichtungsberuf sein – dies sollten auch die Ausführungen in diesem Buch deutlich gemacht haben. Die Bedeutung von Beziehungen in einer sorgenden Haltung von Pflege wird im Folgenden noch einmal am Beispiel der neun Thesen von Elisabeth Conradi (2001) über Care aufgezeigt:

> **Take Care: Grundlagen einer Ethik der Achtsamkeit**
>
> Neun Thesen zu Care von Elisabeth Conradi
>
> 1. »Care bezeichnet menschliche Interaktionen. Mit Ausnahme der Selbstsorge werden sie von mindestens zwei Menschen gestaltet.« (ebd. S. 45)
> 2. »Häufig sind die an Care-Interaktionen beteiligten Menschen einander bekannt; es werden aber auch Kontakte neu geknüpft. Im Verlauf von Care-Interaktionen entsteht zwischen den daran beteiligten Menschen eine Beziehung.« (ebd. S. 46)
> 3. »Als Interaktion umfasst Care den Aspekt der Bezogenheit ebenso wie sorgende Aktivitäten. Insgesamt ist Care als gesellschaftliche Praxis zu verstehen.« (ebd. S. 48)
> 4. »Care umfasst sowohl das Zuwenden als auch das Annehmen der Zuwendung.« (ebd. S. 51)
> 5. »Care-Interaktionen sind oftmals asymmetrisch, aber es gibt eine Dynamik der Macht.« (ebd. S. 53)
> 6. »An Care-Interaktionen beteiligte Menschen sind unterschiedlich autonom. Achtung ist nicht auf eine Unterstellung von Autonomie angewiesen.« (ebd. S. 55)
> 7. »Care-Verhältnisse sind in der Regel nicht reziprok. Das Schenken von Achtsamkeit ist nicht an Reziprozität gebunden.« (ebd. S. 56)
> 8. »Care-Interaktionen können auch nonverbal sein. Care hat zumeist mit körperlichen Berührungen zu tun.« (ebd. S. 58)
> 9. »In Care-Interaktionen sind Fühlen, Denken und Handeln verwoben.« (ebd. S. 59)
>
> Conradi (2001, S. 45–59)

Dem Konzept *Caring* ist demnach eine bewusste Beziehungsgestaltung inhärent. Viele der aufgeführten Aspekte waren in den vorangegangenen Kapiteln theoretisch beleuchtet und in der praktischen Umsetzung diskutiert (z. B. die Aspekte von Asymmetrie und Macht, Autonomie, körperliche Berührungen). Ein klares Bekenntnis zu *Caring* als ethisch-theoretischer Kern professioneller Pflege könnte zu einer stärkeren Profilbildung der Berufsgruppe beitragen: Der Habitus des christlich motivierten, altruistischen Dienens wird durch eine ethisch reflektierte und fachlich fundierte Haltung abgelöst. Damit kann sich Pflege weiterhin der »Menschlichkeit« bzw. einer humanen gesundheitlichen Versorgung verpflichten, ohne sich dabei gemäß ihrem historischen Erbe selbst auszubeuten bzw. ausbeuten zu lassen.

Dies kann allerdings erst dann gelingen, wenn Pflege über eine berufliche Autonomie verfügt, die es ihr erlaubt, eigene ethische und fachliche Richtlinien in der Praxis umzusetzen und sich damit nicht im Widerspruch zu anderen Gesundheitsberufen verhält. Käppeli (2005), die *Caring* in der pflegerischen Bündnisbeziehung umgesetzt sieht (▶ Kap. 1.6), weist auf diese Problematik hin:

Notwendigkeit beruflicher Autonomie

> »Die unterschiedlichen Schwerpunkte von Pflege und Medizin werden verstärkt durch die teilweise verschiedenen ethischen Leitprinzipien der beiden Professionen. Das Prinzip der Unparteilichkeit und Affektneutralität, das das medizinische Verständnis von Professionalität leitet, steht der Aufforderung der Pflegenden zum persönlichen Einstehen für ihre Patienten, entgegen. Eine Bündnisbeziehung erlaubt keine Neutralität [...] Bündnisbeziehungen erfordern moralische Autonomie (von Seiten der Pflegenden, JL)« (Käppeli 2005, S. 191).

Nicht zuletzte daher sind zur Entwicklung und Überwachung einer professionellen pflegerischen Berufsethik die noch bundesweit zu gründenden Pflegekammern in Deutschland notwendig.

Bis sich ein neues und tragfähiges, professionelles – auf ethisch-fachlichen Grundlagen und beruflicher Autonomie begründetes – pflegerisches Berufsbild innerhalb der Berufsgruppe als auch in der Gesellschaft entwickelt und etabliert, sind sicher noch viele Schritte zu gehen. Das Bild von Pflege in der Öffentlichkeit bzw. in den Medien ist immer noch überwiegend von überkommenen Vorstellungen geprägt. Während beispielsweise über die Fortschritte der Medizin enthusiastisch berichtet wird, kommt Pflege vor allem in Form von »Katastrophenmeldungen« vor. Pflegenotstand in Krankenhäusern, Verwahrlosung in Pflegeheimen, gewalttätige Pflegekräfte sind unter den wenigen Schlagzeilen zur Pflege leider die bekanntesten. Werden aus aktuellen Anlässen Gesprächsrunden im Fernsehen zusammengestellt, sind es in der Regel Politiker, Mediziner oder andere »Expertinnen«, die *über* die Pflege sprechen. Manchmal kommen Pflegende selbst zu Wort, deren Anliegen nicht selten von rhetorischen Floskeln der scheinbaren Experten heruntergespielt werden. Pflegende benötigen eine starke Stimme, um mit ihrer fachlichen Expertise Gehör zu finden. Die Akademisierung kann hierzu einen wichtigen Beitrag leisten, damit eine Auseinandersetzung auf Augenhöhe möglich ist. Für sich selbst und die Berufsgruppe zu argumentieren, haben Pflegende nie gelernt – im Gegenteil, die besten Pflegekräfte waren lange diejenigen, die stillschweigend den ihnen vorgegeben Dienst verrichtet haben. Selbst zu denken war nicht vorgesehen. Genau dies wird im Rahmen einer wissenschaftlichen Ausbildung gelernt und gefördert. Wer sich mit den Grundlagen einer professionellen Pflege kritisch befasst, wird erkennen, dass die Gestaltung der Beziehung zu Patienten und Klientinnen ein Kernelement darstellt, für das es sich einzusetzen lohnt.

Notwendigkeit einer »starken Stimme« der Pflege

6.2 Pflegewissenschaftlich fundierte Beziehungskonzepte

Auf der Grundlage eines professionellen Berufsverständnisses mit ethischen Prinzipien, bedarf es einer fundierten Entwicklung von Beziehungskonzepten. Ausgehend von den Bezugsdisziplinen Psychologie, Soziologie und anderen gesundheitswissenschaftlich relevanten Erkenntnissen, ist eine explizit pflegewissenschaftliche Perspektive notwendig. Die bislang vorgelegten pflegetheoretischen Überlegungen zur Beziehungsgestaltung beziehen sich oftmals auf psychoanalytische Konzepte. In der psychiatrischen Pflege mag das Setting zwischen Patienten, Klientinnen und Pflegefachperson noch am ehesten dem zwischen Gesprächstherapeuten und Klienten ähneln. In vielen anderen pflegerischen Bereichen bestimmen jedoch andere Konstellationen die Pflege-Patienten-Beziehung. So kommen mit körperbezogenen pflegerischen Interventionen Aspekte von Leiblichkeit ins Spiel. Inwieweit und welche Auswirkungen dies auf die pflegerische Beziehung hat, ist bislang erst in Ansätzen erforscht (▶ Kap. 3.3). Aus pflegewissenschaftlicher Perspektive gilt es daher festzustellen, in welchem Setting und in welchen Situationen welche Art der Beziehungsgestaltung adäquat und effektiv sein kann (▶ Kap. 5):

Konstellationen der Pflege-Patient-Beziehung

- Es macht einen Unterschied, ob eine pflegerische Beziehung für voraussichtlich lange, manchmal jahrelange *Zeiträume* angelegt ist (z. B. in der Versorgung chronisch kranker Menschen, in der stationären Langzeitpflege oder in der häuslichen Pflege) oder für sehr kurze Zeit (in der Regel im Krankenhaus).
- Die Pflege-Patienten/Klientinnen-Beziehung wird im institutionellen *Kontext* von anderen Faktoren bestimmt (z. B. von institutionellen Belangen) als im ambulanten bzw. häuslichen *Kontext* (z. B. von Alltagsbelangen).
- Um pflegerisch effektiv tätig werden zu können, ist oftmals zusätzlich eine adäquate Beziehungsgestaltung mit *Angehörigen* bzw. dem sozialen Netz von Patienten und Patientinnen notwendig.
- Die Beziehungsgestaltung mit Patienten mit *somatischen, psychischen oder geistigen Beeinträchtigungen* (die oftmals mit verschiedenen pflegerischen Interventionen einhergehen) wird ebenfalls mit unterschiedlichen und vermutlich jeweils typischen Herausforderungen konfrontiert sein.
- Mit der körperlichen Nähe zwischen Pflegenden und Pflegebedürftigen und der daraus entstehenden Bedeutung von *Leiblichkeit*, gilt es in der pflegerischen Beziehung angemessen umzugehen.
- Schließlich werden *Determinanten* wie beispielsweise Alter, Geschlecht, sexuelle Orientierung, soziale Lage, kultureller Hintergrund sowohl der Patientinnen und Klienten als auch der Pflegefachpersonen die unterschiedlichen Settings und Situationen hinsichtlich der Beziehungsgestaltung prägen.

6.2 Pflegewissenschaftlich fundierte Beziehungskonzepte

Diese Aufzählung ist vermutlich nicht vollständig, doch mit Blick auf die deutschsprachige pflegewissenschaftliche Literatur wird deutlich, dass es an aktuellen Untersuchungen und belastbaren Daten zur Gestaltung der pflegerischen Beziehung hinsichtlich Problemlagen aber auch sich bewährenden Umgangsweisen noch mangelt. Die Entwicklung situations- und kontextspezifischer Konzepte zur gelingenden Gestaltung effektiver pflegerischer Beziehungen wird sicher nicht mit einfachen Lösungen möglich sein. Die Unterschiedlichkeit pflegerischer Situationen und die einzigartige Individualität eines jeden Menschen scheinen ein standardisiertes Vorgehen auf den ersten Blick auszuschließen. Dennoch – oder vielmehr: gerade deshalb – ist eine wissenschaftliche, d.h. theoretische und empirische Auseinandersetzung notwendig.

Pflegewissenschaftliche Leerstellen

Ausdrücklich verwiesen sei daher an dieser Stelle auf den aktuell erschienenen Expertenstandard »Beziehungsgestaltung in der Pflege von Menschen mit Demenz« (DNQP 2018). Es handelt sich um den ersten pflegerischen Expertenstandard, welcher den Aspekt der Beziehung in den Fokus nimmt – in diesem Falle im Umgang mit dementiell veränderten Menschen (▶ Kap. 5.1). Person-zentrierte Interaktions- und Kommunikationsangebote der Pflegefachpersonen sollen im Rahmen beziehungsfördernder und -gestaltender Maßnahmen die Lebensqualität von Menschen mit Demenz konstituieren und positiv beeinflussen. Die Autoren und Autorinnen betonen den mit dem Standard anvisierten therapeutischen Effekt: »Was ist das Innovative an diesem Expertenstandard, wenn das Thema Beziehung an sich schon als Kernelement pflegerischen Handelns definiert ist? Um es kurz zu machen: wir haben eine andere Beziehungsgestaltung, eine mit therapeutischem Charakter im Blick, die über das hinausgeht, was Pflege im Allgemeinen ausmacht.« (DNQP 2018, S. 17). Offenbar wird davon ausgegangen, dass es Beziehungen mit und ohne therapeutische Effekte in der Pflege gibt. Dieser Aspekt scheint aber pflegewissenschaftlich noch nicht ausdiskutiert. Wie bereits an anderen Stellen ausgeführt, verweist beispielsweise Käppeli (2005) auf die Effekte einer Bündnisbeziehung (▶ Kap. 1.6 und ▶ Kap. 6.1). Allerdings besteht in der Pflegewissenschaft insgesamt die Problematik, mit den vorhandenen wissenschaftlichen Erkenntnismethoden die Wirkung von Pflege zu messen (Friesacher 2008, Käppeli 2005) (▶ Kap. 3.4.1). Nicht ganz überraschend kommen die Autorinnen des oben genannten Expertenstandards zu der Erkenntnis:

Meilenstein Expertenstandard zur Beziehungsgestaltung

> **Mangel an Pflegeforschung zur Beziehungsgestaltung**
>
> »Enttäuschenderweise stellten wir im Rahmen unserer Literaturstudie beispielsweise fest, dass sowohl Studien zur Entwicklung von Interventionen zur Interaktion und Kommunikation als auch zur Beziehungsgestaltung in den letzten 25 Jahren in der Pflegeforschung de facto nicht vorkommen« DNQP (2018, S. 21).

Forschungsbedarf Dennoch gibt es viele Erkenntnisse aus der Pflegewissenschaft und ihren Bezugsdisziplinen, welche in dem vorliegenden Buch in den Kapiteln 1 bis 5 dargelegt sind. Sie bieten Ansatzpunkte zur Entwicklung fundierter Beziehungskonzepte. Ein großer Anteil an ausformulierten Modellen zur pflegerischen Beziehungsgestaltung stammt aus dem angloamerikanischen Raum. Zu nennen sind hier beispielsweise die person-zentrierte Pflege (▶ Kap. 5.1) oder die beziehungsbasierte Pflege (▶ Kap. 3.4.3). Sie bieten auch hierzulande sinnvolle Anknüpfungspunkte. Allerdings ist zu berücksichtigen, dass sie auf anderen Versorgungssystemen und anderen gesellschaftlichen Kulturen beruhen. Es gilt, auch in Deutschland zu dieser Thematik zu forschen, sowohl pflegewissenschaftlich als auch interdisziplinär. Die Autoren des aktuellen DNQP (2018) haben deutlich auf diese schmerzliche Forschungslücke hingewiesen.

Letztendlich muss sich der Erfolg pflegewissenschaftlich fundierter Beziehungskonzepte daran messen lassen, dass sie in der Praxis umsetzbar sind und sowohl von Patienten und Patientinnen als auch von Pflegefachpersonen als wirksam und sinnvoll wahrgenommen werden.

6.3 Pflegerische Kompetenzentwicklung

Damit Pflegefachpersonen Beziehungen professionell gestalten können, benötigen sie entsprechende Kompetenzen (▶ Kap. 3.4.2). Die Bedeutung sozialer Kompetenzen in der Gestaltung einer professionellen pflegerischen Beziehung wurde erstmals im Rahmen der Entwicklung von pflegetheoretischen Modellen expliziert. Sowohl damals als auch heute wurde und wird hauptsächlich auf beziehungspsychologische und -soziologische Erkenntnisse zurückgegriffen. Wie bereits ausgeführt stehen neben kommunikativen Kompetenzen ethische Aspekte wie Empathie, Respekt, Würde und Vertrauen sowie die Fähigkeit zur (Selbst)-Reflexion im Mittelpunkt. Darüber hinaus können körperbezogene Pflegemaßnahmen wie Einreibungen und Wickel oder spezielle Konzepte wie die basale Stimulation oder Kinästhetik für und in einer professionellen Beziehungsgestaltung genutzt werden (▶ Kap. 4.4).

Kompetenzbegriff im Bildungssystem Gemäß der Definition des Deutschen Qualifikationsrahmens für lebenslanges Lernen (DQR), stellt Kompetenz eine umfassende Fähigkeit dar, welche durch Bildung erworben werden kann:

Kompetenz

»Kompetenz bezeichnet im DQR die Fähigkeit und Bereitschaft des Einzelnen, Kenntnisse und Fertigkeiten, sowie persönliche, soziale und methodische Fähigkeiten zu nutzen, und sich durchdacht sowie individuell und sozial verantwortlich zu verhalten« (AK DQR 2011, S. 21).

Im DQR werden folgende Kompetenzdimensionen unterschieden (AK DQR 2011, S. 5):

- *Fachkompetenz* mit den Aspekten »*Wissen*« und »*Fertigkeiten*«
- *Personale Kompetenz* mit den Aspekten »*Sozialkompetenz*« und »*Selbständigkeit*«

Zur professionellen pflegerischen Beziehungsgestaltung sind Kompetenzen aus allen Bereichen erforderlich. So benötigt eine Pflegefachperson *Fachwissen* sowie *Fertigkeiten*, d. h. die Fähigkeit, Wissen umzusetzen, z. B. in der Anwendung von Kommunikationsstrategien und Beratungsansätzen oder von Berührungskonzepten. Werden diese Konzepte im Umgang mit anderen Menschen sinnvoll eingesetzt, handelt es sich um *soziale Kompetenzen*. Die personale Kompetenz der *Selbständigkeit* bezieht sich auf die Fähigkeit zur Verantwortungsübernahme und der Reflexivität – wichtige Kompetenzen im Hinblick auf eine beruflich adäquate Beziehungsgestaltung, wie im Folgenden weiter ausgeführt wird.

Mit Blick auf das Pflegeberufereformgesetz 2017 wird die Fähigkeit zu Beratung und Begleitung von pflegbedürftigen Menschen sowie deren Bezugspersonen als Ausbildungsziel formuliert. In der dazu gehörigen Ausbildungs- und Prüfungsverordnung werden Kompetenzen für die staatliche Prüfung zur Pflegefachfrau und Pflegefachmann festgehalten:

> **Kompetenzen für die staatliche Prüfung zur Pflegefachfrau/ Pflegefachmann**
>
> *gemäß Ausbildungs- und Prüfungsverordnung*
>
> **»Kommunikation und Beratung personen- und situationsorientiert gestalten.
> Kommunikation und Interaktion mit Menschen aller Altersstufen und ihren Bezugspersonen personen- und situationsbezogen gestalten und eine angemessene Information sicherstellen.**
>
> Die Absolventinnen und Absolventen
>
> a) machen sich eigene Deutungs- und Handlungsmuster in der pflegerischen Interaktion mit Menschen aller Altersstufen und ihren Bezugspersonen und mit ihren unterschiedlichen, insbesondere kulturellen und sozialen Hintergründen bewusst und reflektieren sie,
> b) gestalten kurz- und langfristige professionelle Beziehungen mit Menschen aller Altersstufen und ihren Bezugspersonen, die auch bei divergierenden Sichtweisen oder Zielsetzungen und schwer nachvollziehbaren Verhaltensweisen von Empathie, Wertschätzung, Achtsamkeit und Kongruenz gekennzeichnet sind,

> c) gestalten die Kommunikation von Menschen aller Altersstufen und ihren Bezugspersonen in unterschiedlichen Pflegesituationen unter Einsatz verschiedener Interaktionsformen und balancieren das Spannungsfeld von Nähe und Distanz aus (…)« Deutscher Bundestag (2018, S. 49).

Dementsprechend haben Darmann-Finck und Kolleginnen (2017) für die Entwicklung kommunikativer Kompetenzen in der beruflichen Ausbildung von Pflegfachpersonen folgende übergeordnete Kompetenzdimensionen beschrieben (▶ Kap. 3.4.2):

Kompetenzdimensionen Kommunikation

- *Kompetenzen zur strukturierten Analyse und Lösung von Kommunikationssituationen.* Hierfür ist theoretisches und praxisbezogenes Fachwissen über Kommunikation und Beratung notwendig.
- *Hermeneutische Kompetenzen*, die dem Selbst- und Fremdverstehen dienen.
- *Reflexionskompetenzen*, die notwendig sind, um schwierige Situationen zu erkennen und ein wohlüberlegtes und verantwortungsbewusstes Handeln ermöglichen.

Es handelt sich somit um eine Reihe von Anforderungen hinsichtlich fundierten Wissens, Fertigkeiten und reflexiver Kompetenzen. Diese können keinesfalls als vorausgesetzt erwartet werden, für Menschen die den Pflegeberuf ergreifen. Auch sind sie nicht rein intuitiv oder durch Erfahrung zu erwerben, sondern müssen gezielt erlernt und geübt werden. Erforderlich sind hierfür wissenschaftlich fundierte Aus- und Weiterbildungskonzepte, die darauf abzielen, dass sich Pflegekräfte in ihren persönlichen Kommunikations- und Beziehungskompetenzen weiterentwickeln können. Im Expertenstandard »Beziehungsgestaltung in der Pflege von Menschen mit Demenz« (DNQP 2018) wird die mangelnde Kompetenz Pflegender in der professionellen Beziehungsgestaltung konstatiert. Durch den Einsatz entsprechender Fort- und Weiterbildungsmaßnahmen können Kompetenzsteigerungen hinsichtlich Kommunikation und Interaktion festgestellt werden. Dies zeigen die Autorinnen und Autoren mithilfe der umfänglich vorgenommenen internationalen Literaturrecherche auf (DNQP 2018).

Empathische Kompetenz

Ohne auf *alle* notwendigen Kompetenzen im Rahmen einer professionellen Beziehungsgestaltung im Folgenden eingehen zu können, sollen doch einige spezifische Fähigkeiten benannt werden, die bislang weniger im Fokus pflegerischer Qualifikation stehen. *Empathische Kompetenz* wird zwar als unabdingbar in der Pflege erachtet (▶ Kap. 2.2.2), aber oftmals stillschweigend als Voraussetzung verstanden, die jeder und jede mitbringen muss, der oder die einen Pflegeberuf ergreift. Der Einsatz von Empathie muss reflektiert erfolgen, damit sie sowohl für die Patienten und Klientinnen als auch für die Pflegenden selbst angemessen und von Nutzen sein kann. Dies wird (und kann auch nicht) von vielen Pflegenden nicht selbstverständlich beherrscht. Pflegefachpersonen müssen zunächst verstehen, was professionelle Empathie ausmacht und wie sie zu Phänomenen wie »Mitleid« und »Sympathie/Antipathie« abzugrenzen ist (▶ Kap. 2.2.2). Zur Entwicklung empathischer Kompetenz gibt es mittlerweile einige Ansätze, entsprechende Bildungskonzepte in die pflegerische Qualifikation zu integrieren (Rößler 2017, Roth et al. 2016). Dass die Förderung von Empathie bei Angehörigen von Gesundheitsberufen erfolgreich gelingen kann, wurde mittlerweile auch in Studien nachgewiesen (exemplarisch Roth et al. 2016).

Eng einher geht die Kompetenz zur *Gefühls- und Emotionsarbeit* und deren Reflexion. Wie Gefühle von Patientinnen und Klienten sowie eigene Emotionen sinnvoll beeinflusst werden können, muss erlernt werden (▶ Kap. 2.2.3). Das Ziel sollte dabei stets sein, dass sich Pflegebedürftige nicht als »Objekte« einer auf rein technische Abläufe konzentrierten Verrichtung fühlen müssen. Darüber hinaus geht es darum, weder die Gefühle anderer noch die eigenen in ungünstiger Weise zu manipulieren. Leider scheint das Erlernen eines angemessenen Umgangs mit Gefühlen, vor allem auch der eigenen, bislang kaum in der pflegerischen Ausbildung regelhaft integriert. So zeigt sich – wenig überraschend – dass auch in der späteren pflegerischen Berufsausübung das Sprechen über Gefühle eher tabuisiert wird (Bomball & Niebuhr 2016). Diese Erkenntnisse machen deutlich, wie wichtig die Förderung von Kompetenzen hinsichtlich Gefühls- und Emotionsarbeit ist. Da dies in der Praxis nicht ganz einfach ist, besteht offensichtlich noch ein erheblicher Entwicklungsbedarf:

Kompetenz zur Gefühls- und Emotionsarbeit

> »Dass diese Prozesse bereits in der Ausbildung thematisiert und geübt werden müssen, zeigt sich an denen in der Praxis schwer zu instrumentalisierenden Methoden zum Umgang mit belastenden Gefühlen. Bislang hat sich, selbst dort, wo es vom Arbeitgeber angeboten ist, kein durch Supervisionen z. B. zu verwirklichendes Selbstverständnis durchgesetzt, dass über belastende Gefühle geredet werden darf und aus berufsethischen Gründen auch geredet werden muss. Stattdessen besteht wohl eher die Auffassung, dass eine gute Pflegekraft diese Gefühle noch nicht einmal fühlen darf« (Bomball & Niebuhr 2016, S. 158).

Umgang mit Gefühlen in der Pflege

Daraus ergibt sich eine weitere wichtige Fähigkeit: die *Kompetenz zur Selbstpflege*. Damit Pflegefachpersonen sich im Sinne von Caring empathisch um Patienten kümmern können, müssen sie darauf achten, dass auch für ihr eigenes Wohl gesorgt ist. Von der Gefahr von »Helfersyndrom« und »Burnout« wurde an anderer Stelle berichtet (▶ Kap. 2.2.1). Daher muss in der Pflege regelmäßig die Anleitung und Möglichkeit zur Selbstreflexion geboten werden. In der oben aufgeführten Ausbildungs- und Prüfungsverordnung wird die Kompetenz zum Herstellen einer Balance zwischen Nähe und Distanz in pflegerischen Beziehungen gefordert. Dafür müssen Pflegende nicht nur die Perspektive der Pflegebedürftigen im Auge haben, sondern auch eigene Befindlichkeiten berücksichtigen.

Selbstpflegekompetenz

Selbstpflege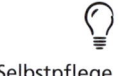

> »Effektive Selbstpflege bedeutet, dass der Einzelne über die Fähigkeit und das Wissen verfügt, mit den eigenen Schwierigkeiten fertig zu werden, seine persönlichen Bedürfnisse und Wertvorstellungen zu artikulieren und die Anforderungen seiner Arbeit mit seinem physischen und emotionalen Wohlbefinden und seiner Gesundheit in Einklang zu bringen« Koloroutis (2011, S. 22).

Prävention der Mitgefühlserschöpfung

Zur Prävention der Mitgefühlserschöpfung stellt die Pflege- und Gesundheitspädagogin Silke Doppelfeld (2016) das »ABC der Selbstfürsorge für Lehrende und Lernende in den Pflegeberufen« vor. Sie bezieht sich explizit auf das Phänomen der Sekundärtraumatisierung: »Wenn Pflegekräfte Patienten empathisch begegnen, kann es durch Übertragungsphänomene zu berufsbedingter Traumatisierung kommen.« (Doppelfeld 2016, S. 197). Pflegende benötigen die Kompetenz, mit diesen Phänomenen professionell umzugehen, um ihre eigene psychische Stabilität sicherzustellen. Das Konzept der ABC-Selbstfürsorge (entwickelt von der US-amerikanischen Trauma-Psychologin Laurie Anne Pearlman; Pearlman & McKay 2008) besteht aus den Elementen Achtsamkeit, Balance und Verbindung (▶ Tab. 6.1).

Tab. 6.1: Das ABC der Selbstfürsorge zum Umgang mit Sekundärtraumatisierung (Doppelfeld 2016, Pearlman & McKay 2008)

ABC-Komponenten	praktische Bedeutung
A: awareness *Achtsamkeit*	• sich selbst und anderen gegenüber achtsam sein • sich eigene Denkweisen und Gefühle bewusst machen • eigene Grenzen und Ressourcen wahrnehmen und achten
B: balance *Balance*	• für Ausgleich sorgen: work-life-balance • Pausen einhalten, Ruhe zulassen • positive Erlebnisse und Humor pflegen
C: connection *Verbindung*	• mit Menschen und der Gemeinschaft in Verbindung stehen: soziales Umfeld pflegen • mit der Natur und/oder Spiritualität verbunden sein

Im Rahmen von Schulungen und/oder Supervisionen können solche Ansätze dazu beitragen, dass Pflegende trotz hoher beruflicher Anforderungen ihre eigene Gesundheit stärken. Somit können Sie in einer professionellen Beziehung auch mit traumatisierten Patienten und Patientinnen diese mit der eigenen Stärke stützen, ohne selbst zu Schaden zu kommen.

Körperkontakt- und Berührungskompetenz

Auf spezielle *Kompetenzen im Bereich Körperkontakt bzw. Berührungen* wurde ebenfalls bereits hingewiesen (▶ Kap. 4.4). Körperkontakt sollte stets reflektiert erfolgen und je nach Absicht sind spezielle Fertigkeiten zu erlernen, beispielsweise zur Durchführung Basaler Stimulation (▶ Kap. 5.6). Allerdings zeigt sich die Bedeutung von Körper und Leiblichkeit in der pflegerischen Beziehungsgestaltung im Unterschied zum Stellenwert verbaler Kommunikationskompetenzen erst zögerlich (▶ Kap. 3.3). Gerade Gesundheitsberufe sollten in Aus-, Fort- und Weiterbildung Möglichkeiten zur Sensibilisierung für das eigene leibliche Spüren erhalten. Wer zunächst bei sich selbst erforscht, wie er bzw. sie diesbezüglich »tickt«, kann dann versuchen, empathisch die Erlebensweisen Anderer zu erspüren. Notwendig scheint demnach nicht nur ein reflektierter Geist bzw. Verstand und eine bewusste Wahrnehmung eigener und fremder Emotionen, sondern auch eine reflektierte Leiblichkeit, die in der Beziehungsgestaltung sinnvoll zum Tragen kommen kann. Hülsken-Giesler (2016), der sich mit Köper und Leib als Ausgangspunkt pflegerischen Handelns befasst hat, schlägt die Integration einer ästhetisch/aisthetischen Bildungs- und Kulturarbeit vor, um ein Bewusstsein für körperlich-leibliche Erfahrungen zu entwickeln. So haben beispielsweise Tanz, Schauspiel, Yoga und andere körperorientierte kulturelle Praktiken sowie darstellende Künste nicht nur einen gewissen ästhetischen sondern auch einen leiblich-spürbaren, d. h. aisthetischen Aspekt. Auch diesbezüglich gibt es Ansätze zur Einbindung solcher Konzepte. Beispielhaft ist hier der Einsatz des szenischen Spiels in der Ausbildung von Pflegefachpersonen zu nennen: Indem die Lernenden ihre innere (Gefühle, Gedanken, Einstellungen) und äußere Haltung (körperlich-leiblich) durch ein szenisches Spiel darstellen, können diese Haltungen erkannt und kritisch reflektiert werden (Oelke 2009).

Es zeigt sich, dass v. a. reflexive Kompetenzen eine herausragende Rolle spielen, damit eine Beziehungsgestaltung professionell gelingen kann. Beispielsweise ist auch eine *Reflexion der Machtasymmetrie* als inhärentes Merkmal der pflegerischen Beziehung notwendig (▶ Kap. 1.3.3). In der Gestaltung einer Beziehung zu einem Menschen, der aufgrund seiner Pflegebedürftigkeit von der Pflegefachperson abhängig ist, muss genau dies berücksichtigt werden. Der Patient ist auf eine existentielle Versorgung z. B. mit Nahrung, der Hilfestellung beim Toilettengang angewiesen. Dass Pflegende diese Abhängigkeit nicht ausnutzen und ihre Macht missbräuchlich einsetzen, um z. B. unliebsame Patienten zu demütigen oder gar Gewalt anzuwenden scheint selbstverständlich. In der täglichen Praxis und in kritischen, die Pflegenden überlastenden Situationen, kommt Machtmissbrauch dennoch vor. Mittlerweile gibt es zu diesem »Tabuthema« sinnvolle Ansätze zur Prävention und Überlegungen, welche Kompetenzen Pflegefachpersonen in diesem Zusammenhang benötigen und erlernen können (Staudhammer 2018). Umgekehrt müssen Pflegende auch damit zurechtkommen, wenn Patienten und Klientinnen im Sinne rechtskräftiger Pflegeverträge als »Kunden« auftreten und sich somit ebenfalls in einer gewissen Machtposition befinden (▶ Kap. 1.6, ▶ Kap. 2.1.2 und ▶ Kap. 6.4).

Reflexion der Asymmetrie der Pflegebeziehung

Neben der Notwendigkeit zur Berücksichtigung der oben aufgeführten Kompetenzen im Rahmen pflegerischer Qualifikationsmaßnahmen, ist zwingend geboten, dass Pflegefachpersonen regelmäßig an *Reflexionsangeboten* teilnehmen. Dies kann z. B. in Form von Supervision sowohl in der Ausbildung als auch in den Einrichtungen der pflegerischen Versorgung erfolgen. Dass eine regelmäßige Unterstützung und Begleitung durch solche Angebote ein Zeichen von Professionalität und nicht von Schwäche ist, scheint in der Praxis noch nicht selbstverständlich zu sein. Reflexion

Schaffung von Reflexionsangeboten im Studium

bedeutet ja, sich zumindest selbst gegenüber zu offenbaren, zu erkennen, warum ich wie handele und welche Auswirkungen dies hat. Dies in gewissen Anteilen auch im Kreise anderer zu tun ist eine große Herausforderung. Die Autorin dieses Kapitels macht im Rahmen ihrer Tätigkeit als Professorin in Pflegestudiengängen auch immer wieder die Erfahrung, dass es Pflegestudierenden nicht leicht fällt, im Rahmen von Reflexionsangeboten im Studium über berufsbezogene Probleme zu sprechen, wenn dabei persönliche Schwierigkeiten, z. B. hinsichtlich Beziehungsgestaltung, tangiert werden. Dabei geht es nicht darum aufzuzeigen, ob jemand etwas »falsch« gemacht hat, sondern die Chance zu ergreifen, z. B. eine Beziehungs-Situation aus einer anderen Perspektive als der eigenen zu betrachten und für künftige Begegnungen und damit für sich selbst einen Gewinn zu ziehen.

Die Ausführungen machen deutlich, dass auf der Grundlage eines professionellen Berufsverständnisses und fundierter Beziehungskonzepte, pflegerische Beziehungen mithilfe entsprechender pflegerischer Kompetenzen gestaltet werden können. Für eine systematische Realisierung bedarf es darüber hinaus bestimmter Rahmenbedingungen, welche im nächsten Kapitel genauer beleuchtet werden.

6.4 Rahmenbedingungen von Pflege in Gesellschaft und Institution

Die fachlich fundierte Gestaltung einer Beziehung zwischen den Nutzern und Nutzerinnen im Gesundheitssystem einerseits und den Leistungserbringern andererseits ist eine Herausforderung, der sich alle personenbezogenen Gesundheitsberufe stellen müssen. Sowohl Ärzte und Ärztinnen als auch Patienten beklagen in diesem Zusammenhang einen Mangel hinsichtlich Kommunikation (Mangel an Zeit und Mangel an Kommunikationskompetenzen) und es wird eine Stärkung der sogenannten »sprechenden Medizin« gefordert. Pflegende leiden aufgrund der Reduzierung auf ihre »handwerklich-technischen« Tätigkeiten darunter, dass Kommunikation und Beziehungsgestaltung nicht als eigenständige Aufgaben aufgefasst werden bzw. nebenbei zu erledigen seien (Bartholomeyczik 2007, Chant et al. 2002). Dies kann u. a. darauf zurück geführt werden, dass im Gesundheitssystem – zumindest im Hinblick auf die finanzielle Regulierung – nach wie vor ein biomedizinisches Paradigma vorherrscht, welches dazu führt, dass psychologische und soziale Aspekte von Gesundheit und Krankheit keine oder lediglich eine untergeordnete Rolle bei der Versorgung spielen (▶ Kap. 1.6, ▶ Kap. 3.4.1). Als eklatant erweist sich mittlerweile der hohe Arbeitsdruck in der Pflege: Während im Krankenhaus aufgrund der hohen Arbeitsverdichtung (sinkende Verweildauer und

Arbeitsdruck und Arbeitsverdichtung

steigende Fallzahlen der Patienten) das medizinische Personal aufgestockt wurde, erfolgte ein *Abbau des pflegerischen Personals*, was zu Einbußen in der pflegerischen Versorgung führt und somit unweigerlich auch die Beziehungsgestaltung mit den Patienten und Patientinnen tangiert (DIP 2010).

Des Weiteren spielen institutionelle Gegebenheiten, wie der Umgang mit Mitarbeiterinnen und Mitarbeitern eine entscheidende Rolle: Werden Pflegende nicht in ihrer Person, sondern lediglich als »Arbeitsmaterial« und »Kostenfaktor« wahrgenommen, besteht die Gefahr der Übertragung dieser negativen Erfahrungen auf die Art des Umgangs mit Patienten und Klientinnen. Das Erleben von Wertschätzung und echtem Interesse hingegen kann Engagement und Verantwortungsgefühl stärken (Müller & Hellweg 2013). Mittlerweile gibt es moderne Führungsansätze, die dies berücksichtigen, indem sie z. B. das Konzept der reflektierten »Achtsamkeit« in den Fokus stellen. Achtsamkeit bedeutet, sich des gegenwärtigen Momentes ganz bewusst zu sein und beinhaltet u. a. eine starke empathische Komponente (exemplarisch Amberg 2016). Neben einer wertschätzenden Personalführung benötigen Pflegefachpersonen Kompetenzen zur Beziehungsgesaltung (▶ Kap. 6.3). Dies muss der Rahmen in welchem sie qualifiziert werden und arbeiten auch beinhalten. D. h. es sind finanzielle und personelle Mittel vorzuhalten, damit es Angebote in der Aus-, Fort- und Weiterbildung sowie Supervision geben kann.

Mangelnde Wertschätzung auf instiutioneller Ebene

Eine weitere elementare Hürde in der Realisation einer professionellen pflegerischen Beziehung liegt in der hierarchischen Gestaltung der Beziehungen zwischen den Gesundheitsberufen und deren z. T. unterschiedlichen Handlungslogiken (Friesacher 2008, Käppeli 2005, Chant et al. 2002). Die Dominanz der Medizin, die Pflege oftmals immer noch als reinen Assistenzberuf betrachtet, an welchen sie delegiert, der aber keinen eigenen Auftrag hat (und schon gar nicht einen wie auch immer gearteten heilkundlichen oder therapeutischen), erschwert es der Pflege, sich auf eigene professionelle Beine zu stellen. Eine Erweiterung der Perspektive auf Gesundheit und Krankheit um psychische und soziale Aspekte ist aufgrund pflegefachlicher Erkenntnisse unabdingbar. Gerade bei diesen Aspekten können Patientinnen und Klienten eine effektive pflegerische Unterstützung erhalten, was die Gestaltung einer professionellen Beziehung voraussetzt bzw. beinhaltet. Allerdings fehlt es den Pflegeberufen sowohl an einer schlagkräftigen beruflichen Lobby und damit an politischer Macht um fachliche Interessen durchsetzen zu können (▶ Kap. 6.1). Zur Schaffung angemessener Rahmenbedingungen der gesundheitlichen Versorgung ist es daher notwendig, die Rolle und Bedeutung der Beziehung zum Patienten in seiner gesundheitlichen Versorgung sowie sich darauf beziehende Aufgaben der Pflegeberufe festzulegen. Dies schließt eine Reflexion und Klärung der Beziehungen der Gesundheitsberufe untereinander ein.

Hierarchisch geprägte Berufsbeziehungen

Darüber hinaus muss auf gesellschaftspolitischer Ebene diskutiert werden, wieviel Ökonomisierung für ein adäquates Gesundheitssystem sinnvoll ist. Unter rein marktwirtschaftlichen Aspekten müsste jede Arbeitsleistung einer Pflegefachperson ökonomisch erfasst werden (▶ Kap. 6.1). Doch

Ökonomisierung im Gesundheitssystem

inweit ist professionelle pflegerische Beziehungsarbeit erfassbar und ist dies sinnvoll? Im Sinne der Bündnisbeziehung ist dies eher zu verneinen:

Beziehungsarbeit als kostenpflichtige Dienstleistung *versus* Bündnisbeziehung in der Pflege

»Selbstinteressen auf der einen oder andern Seite und allfällige Kosten stehen dabei nicht zur Diskussion, *weil Bündnisleistungen nicht verrechnet, sondern nur anerkannt werden können* und weil eine Voraussetzung eines wirksamen Bündnisses ist, dass die Partner einander nicht missbrauchen. Die exakte Feststellung von Rechten und Pflichten, sowie der Gedanke an Gewinnmaximierung oder an Minimalismus sind dem Bündnis fremd [...]

Weil dem Vertrag kein humanistisches Motiv zugrunde liegt, sondern weil er von einer Gleichstellung der Vertragspartner ausgeht, *kann dieser Geschäftsbeziehung zugute gehalten werden, dass sie dem Paternalismus und der Gönnerhaftigkeit, die philanthropisch geleiteten Beziehungen innewohnen können, vorbeugt.* Eine weitere Stärke des Vertragsparadigmas ist, dass es in der Regel zu fokussierteren und spezifischeren Interaktionen führt als das Bündnisparadigma« Käppeli (2005, S. 192; Hervorhebungen JL).

Die Überlegung, dass eine berufsethisch fundierte Bündnisbeziehung nicht in eine ökonomische Logik überführt werden kann, sollte allerdings nicht zu dem Fazit führen, dass es sich eben doch um einen »Liebesdienst« handelt. Vielmehr könnte sich die gesellschaftliche Wertschätzung des Pflegeberufs nicht nur in einer ideellen Anerkennung zeigen, sondern auch in einer monetären. Wichtig wäre in diesem Zusammenhang auch eine veränderte Medienberichterstattung, die Pflege als professionellen Beruf mit seiner einzigartigen gesellschaftlichen Aufgabe angemessen darstellt (▶ Kap. 6.1).

6.5 Fazit

Abschließend werden die wichtigsten Erkenntnisse zusammengefasst, die als voraussetzend für eine professionelle Beziehungsgestaltung in der Pflege zu diskutieren sind. Entlang der zusammengeführten Schlussfolgerungen, welche dieses Kapitel ausmachen, werden die hauptsächlichen Herausforderungen und Lösungsansätze übersichtlich präsentiert (▶ Tab. 6.2).

Um den Kreis zu schließen, soll am Ende der Ausführungen noch einmal an den Ausgangspunkt erinnert werden: Sobald eine Pflegefachperson mit einem Patienten oder einer Klientin in Kontakt tritt, entsteht eine Beziehung

6.5 Fazit

Tab. 6.2: Zusammenfassende Voraussetzungen einer professionellen pflegerischen Beziehungsgestaltung – Herausforderungen und Lösungsansätze

Berufsverständnis und -ethik	
Herausforderungen	*Lösungsansätze*
• Beziehungsgestaltung selbstverständlicher, unsichtbarer »Liebesdienst« • Beziehungsgestaltung nicht ökonomisch fassbare Dienstleistung	• Caring als ethisch-theoretischer Kern professioneller Pflege • berufliche Autonomie anstreben • professionelle berufliche Haltung entwickeln und modernes Berufsbild nach außen vertreten

Pflegewissenschaftlich fundierte Beziehungskonzepte	
Herausforderungen	*Lösungsansätze*
• Mangel an pflegewissenschaftlicher Forschung und Entwicklung • Diversität und Individualität von Menschen und Situationen erschweren ein regelhaftes Vorgehen	• vorliegende Beziehungskonzepte prüfen • theoretische Grundlagen weiterentwickeln • Umsetzung in der Praxis evaluieren

Pflegerische Kompetenzentwicklung	
Herausforderungen	*Lösungsansätze*
• anspruchsvolle pflegerische Kompetenzen zur professionellen Beziehungsgestaltung erforderlich • kontinuierliche Reflexion notwendig	• wissenschaftlich fundierte Aus- und Weiterbildungskonzepte entwickeln und anbieten • Unterstützung und Begleitung im Rahmen von Supervision und anderen Reflexionsangeboten

Rahmenbedingungen in Gesellschaft und Institution	
Herausforderungen	*Lösungsansätze*
• Ökonomisierung gesundheitlicher Dienstleistungen • weniger Pflegepersonal bei steigender Arbeitsdichte • unterschiedliche Handlungslogiken der Gesundheitsberufe	• monetäre Wertschätzung pflegerischer Arbeit und Beziehungsarbeit • moderne Führungskonzepte und personelle Ausstattung anpassen • Reflexion und Klärung der Beziehungen der Gesundheitsberufe untereinander

und sei sie noch so kurz. Mithilfe einer professionellen Beziehungsgestaltung kann eine pflegerische Versorgung für Patienten wirkungsvoll und angemessen erfolgen. Dabei muss diese Tatsache nicht dazu führen, die pflegerische Beziehung als »Allheilmittel« zu überhöhen. Allerdings sollte sie aus der »Unsichtbarkeit« bzw. dem »Nebenher« ins rechte Licht gerückt werden und den Platz einnehmen, der notwendig ist und ihr daher zusteht.

Reflexionsaufgaben

1. Welche Argumente sprechen dafür, dass die Pflege ein professioneller Beziehungsberuf ist? Spricht etwas dagegen?
2. Welche Erkenntnisse aus Theorie und Praxis, die Sie bislang zur Gestaltung einer professionellen Pflegebeziehung gewonnen haben, erscheinen Ihnen besonders relevant? Was würden Sie in der Entwicklung eines Beziehungskonzeptes berücksichtigen?
3. Welche Kompetenzen sind notwendig, um professionell eine pflegerische Beziehung zu gestalten? Wie können diese Kompetenzen erlernt werden? Überlegen Sie, über welche Kompetenzen Sie selbst verfügen. Was möchten Sie noch erlernen und weiterentwickeln?
4. Was wären ideale Rahmenbedingungen zur professionellen pflegerischen Beziehungsgestaltung? Inwieweit kann bereits unter den gegebenen Umständen ein professioneller Umgang mit Patientinnen und Klienten realisiert werden?

Literatur

AK DQR – Arbeitskreis Deutscher Qualifikationsrahmen (2011). Deutscher Qualifikationsrahmen für lebenslanges Lernen. (https://www.dqr.de/media/content/Der_Deutsche_Qualifikationsrahmen_fue_lebenslanges_Lernen.pdf Zugriff 13.8.2018).

Amberg M (2016). Führungskompetenz Achtsamkeit. Eine Einführung für Führungskräfte und Personalverantwortliche. Wiesbaden: Springer.

Bartholomeyczik S (2007). Pflegezeitbemessung unter Berücksichtigung der Beziehungsarbeit. In: Pflege & Gesellschaft. 12. Jg., Heft 3, 240–248.

Bomball J & Niebuhr AMA (2016). Was hält Pflegende gesund? Der Beitrag personaler Kompetenz zur Gesunderhaltung von Pflegenden. Eine salutogenetische Analyse. Lage: Jacobs Verlag.

Büker C (2018). Pflegeorganisationen. In: Büker C, Lademann J & Müller K (Hrsg.). Moderne Pflege heute. Beruf und Profession zeitgemäß verstehen und leben. Stuttgart: Kohlhammer, S. 124–150.

Chant S, Jenkinson T, Randle J & Russell G (2002). Communication skills: some problems in nursing education and practice. In: Journal of Clinical Nursing. 11. Jg., Heft 1, 12–21.

Conradi E (2001). Take Care. Grundlagen einer Ethik der Achtsamkeit. Frankfurt a. M.: Campus.

Darmann-Finck I, Muths S & Partsch S (2017). Entwicklung eines Nationalen Mustercurriculums «Kommunikative Kompetenz in der Pflege». In: PADUA. 12. Jg., Heft 4, 265–274.

Deutscher Bundestag (2018). Ausbildungs- und Prüfungsverordnung für die Pflegeberufe (Pflegeberufe-Ausbildungs- und -Prüfungsverordnung – PflAPrV), Verordnung des Bundesministeriums für Familie, Senioren, Frauen und Jugend und des Bundesministeriums für Gesundheit. Drucksache 19/2707 19. Wahlperiode 13.06.2018. (https://www.bundesgesundheitsministerium.de/fileadmin/Dateien/3_Downloads/Gesetze_und_Verordnungen/GuV/P/PflAPrV_Bundestag-130618.pdf; Zugriff am 13.08.2018).

DIP – Deutsches Institut für angewandte Pflegeforschung e. V. (Hrsg.) (2010). Pflege-Thermometer 2009. Köln: DIP. (https://www.dip.de/fileadmin/data/pdf/material/dip_Pflege-Thermometer_2009.pdf Zugriff 13.8.2018).

DNQP – Deutsches Netzwerk für Qualitätsentwicklung in der Pflege (Hrsg.) (2018). Expertenstandard Beziehungsgestaltung in der Pflege von Menschen mit Demenz. Osnabrück: DNQP.

Doppelfeld S (2016). Das ABC der Selbstfürsorge für Lehrende und Lernende in den Pflegeberufen. Prävention von Mitgefühlserschöpfung durch professionellen Umgang mit Sekundärtraumatisierung. In: PADUA 11. Jg., Heft 3, 197–202.

Friesacher H (2008). Theorie und Praxis pflegerischen Handelns. Begründung und Entwurf einer kritischen Theorie der Pflegewissenschaft. Göttingen: V&R unipress.

Hülsken-Giesler M (2016). Körper und Leib als Ausgangspunkt eines mimetisch begründeten Pflegehandelns. In: Uschok A (Hrsg.). Köperbild und Körperbildstörungen. Handbuch für Pflege- und Gesundheitsberufe. Bern: Hogrefe, S. 55–67.

ICN – International Coucil of Nurses (2012). ICN-Ethik Codex für Pflegende in deutscher Übersetzung 2014. (https://www.pflege-charta.de/fileadmin/charta/Arbeitshilfe/Modul_5/M5-ICN-Ethikkodex-DBfK_.pdf; Zugriff am 13.08.2018).

Käppeli S (2005). Bündnis oder Vertrag? Eine Reflexion über zwei Paradigmen der pflegenden Beziehung. In: Pflege. 18. Jg., Heft 3, 187–195.

Koloroutis M (Hrsg.) (2011). Beziehungsbasierte Pflege. Ein Modell zur Veränderung der Pflegepraxis. Bern: Huber.

Lademann J (2018). Professionalisierung. In: Büker C, Lademann J & Müller K (Hrsg.). Moderne Pflege heute. Beruf und Profession zeitgemäß verstehen und leben. Stuttgart: Kohlhammer, S. 103–123.

Müller K (2018). Berufsverständnis. In: Büker C, Lademann J & Müller K (Hrsg.). In: Moderne Pflege heute. Beruf und Profession zeitgemäß verstehen und leben. Stuttgart: Kohlhammer, S. 79–100.

Müller K & Hellweg S (2013). Wertschätzungserleben von Mitarbeiterinnen und Mitarbeitern in der Pflege. Abschlussbericht zum Forschungsvorhaben ProWert – Produzentenstolz durch Wertschätzung, Teilvorhaben Pflegewissenschaft. Bielefeld, Fachhochschule der Diakonie. (https://www.fh-diakonie.de/obj/Bilder_und_Dokumente/ProWert/FH-D_ProWert_Bericht_2013_web.pdf; Zugriff am 13.08.2018).

Oelke U (2009). Szenisches Spiel. PADUA - Die Fachzeitschrift für Pflegepädagogik, Patientenedukation und –bildung 4(3), 13–19.

Pearlman LA & McKay L (2008). Understanding & addressing vicarious trauma. Pasadena: Headington Institute. (http://headington-institute.org/files/vtmodule template2_ready_v2_85791.pdf; Zugriff am 26.08.2018).

Reichwald R, Frenz M, Hermann S & Schipanski A (Hrsg) (2012). Zukunftsfeld Dienstleistungsarbeit. Professionalisierung – Wertschätzung – Interaktion. Wiesbaden: Springer.

Rößler M (2017). Empathische Kompetenz in der Pflegeausbildung. PPH: Die Zeitschrift für psychiatrische Pflege heute. 23. Jg., Heft 3, 142–145.

Roth M, Schönefeld V & Altmann T (Hrsg.) (2016). Trainings- und Interventionsprogramme zur Förderung von Empathie. Berlin: Springer.

Schmidbauer W (2002). Helfersyndrom und Burnout-Gefahr. München: Urban & Fischer.

Staudhammer M (2018). Prävention von Machtmissbrauch und Gewalt in der Pflege. Berlin: Springer.

Strauss A, Fagerhaugh S, Suczek B & Wiener C (1980). Gefühlsarbeit. Ein Beitrag zur Arbeits- und Berufssoziologie. In: Kölner Zeitschrift für Soziologie und Sozialpsychologie. 32. Jg., Heft 4, 629–651.

Zum Weiterlesen

Conradi E (2001). Take Care. Grundlagen einer Ethik der Achtsamkeit. Frankfurt a. M.: Campus.
Friesacher H (2008). Theorie und Praxis pflegerischen Handelns. Begründung und Entwurf einer kritischen Theorie der Pflegewissenschaft. Göttingen: V&R unipress.
Käppeli S (2005). Bündnis oder Vertrag? Eine Reflexion über zwei Paradigmen der pflegenden Beziehung. In: Pflege. 18. Jg., Heft 3, 187–195.

Register

A

Akademisierung 47, 165
Axiome nach Watzlawick 78

B

Babytalk 120
Basale Stimulation 149
berufliche Beziehung 20
Berührungen 82
Beziehungsbedürfnisse 127
Bezugspflege 21

C

Caring 63, 68, 164

D

Dienstleistung 46, 128–129, 162

E

Embodiment 91
Ethikkodex 109, 163
Expertenstandard 139, 167, 170

F

Fallverstehen 26
familienorientierte Pflege 157

G

Gefühlsarbeit 56, 59, 61, 66

Geschlechterrollen 56
Grenzüberschreitung 27, 29
Grenzverletzungen 130

I

Initialberührung 150

K

Kanaltheorie 76
Kommunikationsquadrat 80
Konstruktivismus 79
Kultursensibilität
Kundenbegriff 25, 50

L

Leiblichkeit 93
Leitbild 111

M

Monika Krohwinkel 24

N

Nähe und Distanz 35–36, 114
Nutzerbegriff 52

O

Ökonomie 97
Ökonomisierung 29, 37, 59, 175

P

Palliative Care   142
person-zentrierte Pflege   139
Pflegeprozess   18, 52, 85, 90, 121
Pflegetheorien   85
Primary Nursing   100–101
private Beziehung   19
professionelle Berührung   23, 123

Q

Qualität der Beziehung   19, 21

R

Reziprozität   31

S

Selbstbild der Pflege   46

Stereotypen   146
Sympathie und Antipathie   20, 28, 64, 128, 171

T

therapeutische Pflegebeziehung   22, 34, 86, 167

V

Vulnerabilität   31, 37

W

Wandel der Patientenrolle   48

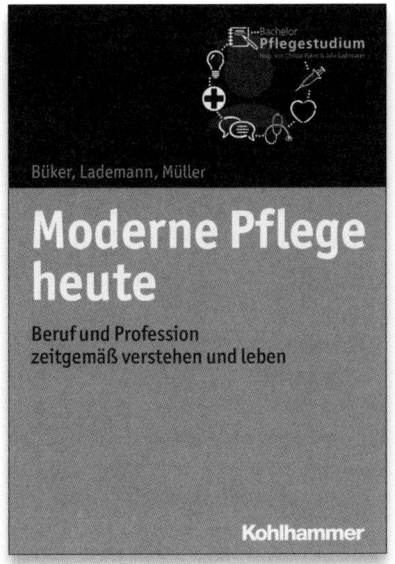

Christa Büker/Julia Lademann/
Klaus Müller

Moderne Pflege heute

Beruf und Profession zeitgemäß verstehen und leben

*2018. 189 Seiten, 17 Abb., 13 Tab. Kart. € 29,-
ISBN 978-3-17-032109-0*

auch als EBOOK

Bachelor Pflegestudium, Band 1

Der erste Band der Buchreihe „Bachelor Pflegestudium" zur akademischen Pflegeausbildung widmet sich dem Berufsbild der Pflege als einem modernen Gesundheitsberuf. Zentrale Themen sind die Entwicklung eines professionellen Berufsverständnisses, die Positionierung der Pflege im Gesundheitswesen, Pflegeorganisationen in Deutschland und weltweit sowie die Perspektiven einer akademischen Pflegeausbildung. Lern- und Reflexionsaufgaben helfen bei der Vertiefung der Inhalte und dienen zur Prüfungsvorbereitung. Praxisbeispiele veranschaulichen die Inhalte.

Prof. Dr. Christa Büker lehrt Pflegewissenschaft im dualen Bachelorstudiengang Gesundheits- und Krankenpflege (B.Sc.) an der Fachhochschule Bielefeld. **Prof. Dr. Julia Lademann** ist Professorin für Pflege- und Gesundheitswissenschaft sowie Studiengangsleitung Pflege (B.Sc.) an der Frankfurt University of Applied Sciences. **Prof. Dr. Klaus Müller** ist Professor mit dem Lehrgebiet „Pädagogische Aufgaben in der Pflege" an der Frankfurt University of Applied Sciences.

W. Kohlhammer GmbH
70549 Stuttgart

Kohlhammer

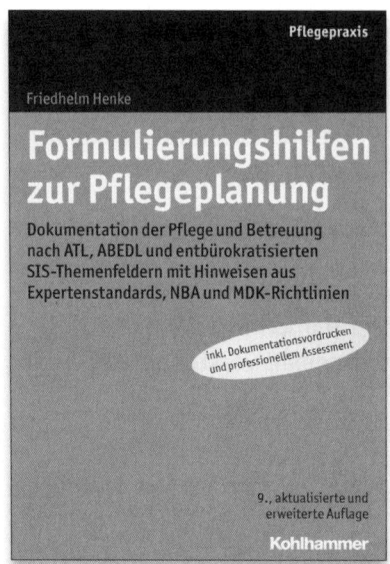

Friedhelm Henke

Formulierungshilfen zur Pflegeplanung

Dokumentation der Pflege und Betreuung nach ATL, ABEDL und entbürokratisierten SIS-Themenfeldern mit Hinweisen aus Expertenstandards, NBA und MDK-Richtlinien

9., aktualisierte und erweiterte Auflage 2017. 145 Seiten, 2 Abb., 15 Tab. Kart. € 20,–
ISBN 978-3-17-032833-4

auch als EBOOK

Durch alle Pflegebereiche hindurch lassen sich große Unsicherheiten hinsichtlich der gesetzlich vorgeschriebenen Pflegeplanung erkennen. Während in der Gesundheits- und Krankenpflege weiterhin der mindestens anfallende Pflegeaufwand zu erfassen ist, ergibt sich mit der derzeitigen Implementierung des Strukturmodells zur Entbürokratisierung der Pflegedokumentation seitens des Bundesministeriums für Gesundheit (BMG) für die Langzeitpflege (ambulante und teil-/stationäre Altenpflege) eine reduzierte Dokumentation der Pflege und Betreuung. In der 9. Auflage sind Dokumentationsvordrucke und Arbeitshilfen zur professionellen Risikoeinschätzung erweitert worden. Diese unterstützen den individuellen pflegefachlichen Ermessensspielraum bei der Pflegeplanung.

Friedhelm Henke, Gesundheits- und Krankenpfleger, Lehrer für Pflegeberufe, Dozent und Fachautor in der Aus-, Fort- und Weiterbildung, Verfahrenspfleger nach dem Werdenfelser Weg und Multiplikator der Bundesregierung zur Entbürokratisierung der Pflegedokumentation.

W. Kohlhammer GmbH
70549 Stuttgart

Kohlhammer